EXPOSÉ DES TRAVAUX

DES

CONSEILS D'HYGIÈNE PUBLIQUE

ET

DE SALUBRITÉ

DU DÉPARTEMENT DE LA COTE-D'OR

—

1860 A 1866

—

Par le Dr NOIROT

Secrétaire du Conseil de salubrité et Médecin des épidémies de l'arrondissement de Dijon, Chevalier de la Légion d'honneur, Membre de la Société impériale de médecine de Lyon, des Sociétés de médecine de Nancy, Poitiers, Metz, Besançon, Gand, Anvers, Zurich, etc.

DIJON

LAMARCHE, LIBRAIRE, PLACE SAINT-ÉTIENNE

1867

EXPOSÉ DES TRAVAUX

DES

CONSEILS D'HYGIÈNE PUBLIQUE

ET

DE SALUBRITÉ

du département de la Côte-d'Or

—

1860 A 1866

—

LISTE

DES

MEMBRES DES CONSEILS D'HYGIÈNE ET DE SALUBRITÉ

Du Département de la Côte-d'Or.

ARRONDISSEMENT DE DIJON

CONSEIL CENTRAL

M. Le PRÉFET, *Président*.
MM. SÉDILLOT, docteur en médecine, *Vice-Président*.
NOIROT, docteur en médecine, *Secrétaire*.
BAZIN, ingénieur.
BILLET, professeur à la Faculté des sciences.
CHANUT, docteur en médecine.
LADREY, professeur à la Faculté des sciences.
LÉPINE père, docteur en médecine.
MOYNE, docteur en médecine.
SUISSE, architecte du département.
TÈTARD, vétérinaire du département.
TOUSSAINT, ingénieur en chef.
VIALLANES père, professeur à l'École de Médecine.
VILLÉ, ingénieur des mines.

ARRONDISSEMENT DE BEAUNE

M. Le SOUS-PRÉFET, *Président*.
MM. VOILLOT, docteur en médecine, *Vice-Président*.
BAILLY, ancien pharmacien, *Secrétaire*.
MASSON, docteur en médecine.
PRUNAIRE, docteur en médecine.
POULET, docteur en médecine.
PESTE, docteur en médecine.
SAULGEOT, docteur en médecine.
GOIN, architecte.
PONCET, pharmacien.
ROGIER, ancien pharmacien.
GUY, professeur au collège.
ANDRÉ, vétérinaire.

ARRONDISSEMENT DE CHATILLON

M. Le SOUS-PRÉFET, *Président*.
MM. COUVREUX, maître de forges, *Vice-Président*.
MARIOTTE, maire de Châtillon.
BOURÉE, docteur en médecine.
BUZENET, docteur en médecine.
CAUSARD, docteur en médecine.
LEMONNIER, industriel.
MAITRE, propriétaire.
MONNIOT, architecte.
VEAUDEAU, vétérinaire de l'arrondissement.

ARRONDISSEMENT DE SEMUR

M. Le SOUS-PRÉFET, *Président.*
MM. BRUZARD, maire de Semur, *Vice-Président.*
JUDRIN, docteur en médecine, *Secrétaire.*
BOCHARD, docteur en médecine.
BOULLIÉ, docteur en médecine.
IGNARD, vétérinaire.
FOY, vétérinaire.
LIONNET, vétérinaire de l'arrondissement.
SÉBILLOTTE, pharmacien.
PLAQUET-HAREL, avocat.
SIMON, docteur en médecine.

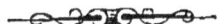

TRAVAUX
DES
CONSEILS D'HYGIÈNE PUBLIQUE
ET DE SALUBRITÉ
DU
DÉPARTEMENT DE LA CÔTE-D'OR

1860 — 1865

ABATTOIR.

Le Conseil d'hygiène de l'arrondissement de Beaune, après avoir examiné : 1° le projet de construction d'un abattoir public à Nolay; 2° les différentes pièces de l'enquête à laquelle il a été procédé;

Construction d'un abattoir à Nolay (Conseil d'hygiène de Beaune, 30 oct. 1862).

Considérant que, par sa position entre deux ruisseaux, sur un canal qui enlèvera rapidement les eaux de lavage et les débris, et à une assez grande distance des habitations, cet établissement ne peut être ni incommode ni insalubre;

Que, de plus, il est très utile pour la santé publique de pouvoir surveiller la qualité des viandes livrées à la consommation;

Que la création d'un abattoir public est le plus sûr moyen d'exercer cette surveillance;

Est d'avis que la construction de l'abattoir projeté soit autorisée.

ALIMENTAIRES (Denrées).

Vœu relatif à l'extension des attributions du Jury médical (Conseil d'hygiène de Châtillon, 2 janvier 1860).

Le Conseil d'hygiène de l'arrondissement de Châtillon pense que les attributions du jury médical auraient besoin d'être étendues à la vérification de toutes les denrées alimentaires, dans les communes rurales notamment.

La surveillance des autorités locales, retenues par mille considérations, est insuffisante. Les populations sont alimentées de produits de mauvaise qualité, dont le commerce déloyal tire de très gros bénéfices au détriment du commerce honnête et des consommateurs.

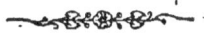

ALLUMETTES CHIMIQUES.

Demande du sieur Troly (Conseil d'hygiène de Dijon, 4 janvier 1862).

Le Conseil prend connaissance d'une pétition adressée à M. le Préfet de la Côte-d'Or par le sieur Troly, tendant à obtenir l'autorisation d'établir une fabriqué d'allumettes chimiques dans une maison située sur le territoire de Perrigny-sur-l'Ognon.

Le Conseil, après avoir examiné les pièces de l'enquête et notamment le plan des lieux, émet l'avis que l'autorisation soit accordée purement et simplement.

Le sieur Troly sera néanmoins invité à prendre des précautions pour préserver autant que possible les ouvriers des fâcheux effets que pourraient produire sur leur santé les émanations du phosphore.

Le secrétaire donne lecture d'une pétition par laquelle Mme Gauthier demande l'autorisation d'établir une fabrique d'allumettes chimiques rue de Longvic, à Dijon.

<small>Demande de la dame Gauthier (*Conseil d'hygiène de Dijon*, 20 oct. 1862).</small>

Le Conseil, après avoir pris connaissance des pièces de l'enquête, et considérant qu'aucune opposition n'a été faite à la demande dont il s'agit, émet l'avis que l'autorisation soit accordée, mais aux conditions suivantes :

1º Le dépôt des chlorates et du phosphore sera isolé des bâtiments par un mur de trente-cinq centimètres au moins d'épaisseur ;

2º Ce dépôt et les ateliers de travail ne pourront être surmontés d'un étage ;

3º Les résidus de la fabrique seront enfouis ou déposés dans des fosses, sans pouvoir jamais être jetés sur la voie publique ;

4º Les étagères des séchoirs devront être garnies en tôle ;

5° Toutes les précautions seront prises pour préserver autant que possible les ouvriers des effets délétères du phosphore.

Demande du sieur Girot (Conseil d'hygiène de Dijon, 10 juillet 1863). — Le sieur Claude Girot demande l'autorisation d'établir une fabrique d'allumettes chimiques à Perrigny-sur-l'Ognon, lieu dit *Aux Perches*, à deux cent trente mètres des premières maisons du village.

Le Conseil émet un avis favorable au pétitionnaire, mais à la condition qu'il se conformera aux prescriptions imposées ci-dessus à la dame Gauthier.

Demande des sieurs Bouchard et Javouhey (Conseil d'hygiène de Beaune, 15 mai 1862). — Les sieurs Bouchard et Javouhey demandent l'autorisation d'établir une fabrique d'allumettes chimiques à Seurre, ruelle des Capucins.

Le Conseil, après avoir examiné : 1° la pétition de ces industriels; 2° l'avis du Maire de Seurre, qui est favorable; 3° les différentes pièces de l'enquête, qui n'a soulevé aucune opposition; 4° le plan des lieux;

Considérant que l'établissement projeté ne peut nuire à la salubrité publique ni donner lieu à aucun danger d'incendie à raison de son isolement,

Est d'avis que l'autorisation soit accordée.

Demande du sieur Guyard-Laurent (Conseil d'hygiène de Semur, 27 janvier 1860). — Le sieur Guyard-Laurent, demeurant au hameau de Villeneuve, commune de Saulieu, demande l'autorisation d'établir une fabrique d'allumettes chimiques au lieu dit le *Pâtis-des-Machins*, territoire dudit hameau.

Le Conseil, considérant que la fabrique projetée devant être établie dans un endroit isolé, ne paraît devoir donner lieu à aucun inconvénient, propose d'accorder l'autorisation demandée.

Le sieur Bouriot, de Semur, sollicite l'autorisation d'établir une fabrique d'allumettes chimiques au lieu dit le *Champ-des-Carmes*, situé sur le territoire de Semur ;

Vu le décret du 15 octobre 1810 et l'ordonnance royale du 25 juin 1823 ;

Vu l'enquête du 25 juin 1860 et l'avis de M. le Maire de Semur, en date du 26 juillet suivant ;

Considérant que le bâtiment construit par le sieur Bouriot, au lieu dit le *Champ-des-Carmes*, est à une distance de près de quatre cents mètres de toute habitation, et que par conséquent il ne peut présenter aucun inconvénient au point de vue de la salubrité publique ;

Considérant toutefois que cette construction est insuffisante, quant à présent, pour permettre de procéder à toutes les opérations dangereuses que comporte la fabrication dont il s'agit, et qu'ainsi le sieur Bouriot est obligé d'exécuter dans sa maison, sise rue Impériale et attenant à d'autres habitations, le paquetage des allumettes préalablement soufrées ; que c'est là qu'il dépose ses marchandises confectionnées, et que ces deux faits constituent un danger

Demande du sieur Bouriot (Conseil d'hygiène de Semur, 1er août 1861).

d'autant plus grave que le sieur Bouriot, dans le même local, se livre aux opérations de menuiserie et de dessiccation que nécessite sa fabrication ;

Considérant que ces deux faits ont été relevés dans l'enquête par les voisins et qu'ils ont été l'objet d'une opposition vive et motivée, à laquelle M. le Maire de Semur s'est associé dans son avis précité.

Par tous ces motifs, le Conseil est d'avis que le sieur Bouriot soit autorisé à établir une fabrique d'allumettes chimiques au lieu dit *Champ-des-Carmes,* à la condition expresse qu'il sera tenu d'y confectionner le paquetage de ses allumettes et de les y emmagasiner.

En ce qui touche les opérations de découpage et de dessiccation des bois, le Conseil est d'avis que, ne présentant pas plus de danger que celles des menuisiers ou des boulangers, le sieur Bouriot soit autorisé à les continuer dans sa maison, sise rue Impériale, attendu que le danger ne naissait, au dire même des opposants, que de l'entrepôt des allumettes fabriquées et enduites de la matière fulminante dans le local destiné aux opérations de menuiserie et de dessiccation.

ASSAINISSEMENT.

Le Vice-Président donne lecture d'un rapport adressé à M. le Préfet en réponse à une lettre en date du 21 avril 1863, relative à une question de salubrité intéressant la commune de Saulon-la-Chapelle.

Assainissement de terrains à Saulon-la-Chapelle (Conseil d'hygiène de Dijon, 1ᵉʳ mai 1863).

« Pour éclairer la question soumise par M. le Préfet au Conseil central d'hygiène et de salubrité, celle de savoir si la salubrité de la commune de Saulon-la-Chapelle est réellement intéressée à l'assainissement des terrains marécageux qui font partie de son territoire, deux membres du Conseil, le Vice-Président et le Secrétaire, se sont rendus sur les lieux afin d'y prendre, à ce sujet, tous les renseignements dont ils avaient besoin. Des diverses informations qu'ils ont recueillies de l'instituteur et d'autres personnes du pays, il résulte que ni les fièvres intermittentes ni aucune autre maladie ne s'y montrent à l'état endémique, et que les premières même y sont assez rares. Cette déclaration des habitants de Saulon a d'ailleurs été pleinement confirmée par M. Cornemillot, médecin à Ouges, qui depuis plus de trente ans est appelé à soigner les habitants de cette commune. Un médecin de Gevrey-Chambertin, M. Démorey, également appelé de temps à autre à Saulon, fait une déclaration en tout semblable,

» Poussant plus loin leurs recherches, les membres du Conseil, soussignés, ont été visiter les deux parcelles de terres marécageuses. Ils ont trouvé la principale parcelle, appelée *le Vernois*, de la contenance de huit hectares environ, en bon état de culture et sans humidité dans la plus grande partie de son étendue. La portion la plus basse, seule, est en prairie et un peu molle en quelques endroits, mais elle n'exhale aucune odeur de marais. La terre du Vernois, d'ailleurs, est bordée de tous les côtés de fossés assez profonds qui en reçoivent les eaux et les conduisent dans la rivière de Sans-Fonds, qui en est très rapprochée.

» De cette disposition il résulte que l'eau descend habituellement à une profondeur suffisante au-dessous de la surface du sol pour qu'il n'y ait pas à craindre la décomposition des végétaux et, par suite, la production d'effluves délétères, et que si, parfois, après les inondations causées par les grandes pluies d'automne, il reste des flaques d'eau sur ce terrain, elles ne peuvent dans cette saison nuire en aucune manière à la pureté de l'air.

» Quant à la parcelle de terre dite *la Quinçonnière*, placée sur le bord d'un fossé dans lequel s'écoulent ses eaux, elle est également cultivée en très grande partie, plantée d'arbres dans la partie la plus basse, et d'ailleurs si petite qu'elle ne saurait exercer aucune influence sur la constitution de l'air atmosphérique.

» S'appuyant sur les considérations précédentes,

les membres du Conseil, soussignés, proposent de répondre à M. le Préfet que la salubrité de Saulon-la-Chapelle et des lieux voisins n'est pas essentiellement intéressée à l'assainissement des terrains marécageux du Vernois et de la Quinçonnière, et qu'il suffira, pour prévenir toute fâcheuse influence de l'humidité, d'obliger la commune à faire régulièrement curer les fossés qui bordent les terres dont il s'agit. »

Le Conseil adopte les conclusions de ce rapport.

Le Conseil, sur la demande de M. le Maire, qui assiste à la séance, décide qu'il adressera à M. le Préfet le rapport suivant :

Questions relatives à la salubrité de la ville de Dijon (Conseil d'hygiène de Dijon, 15 juin 1864.)

« Monsieur le Préfet, le retour des chaleurs pouvant rendre plus actives les diverses causes d'insalubrité que renferme la ville de Dijon et favoriser le développement de maladies épidémiques, le Conseil central d'hygiène a dû se préoccuper des moyens d'en atténuer les inconvénients dans l'intérêt de la santé publique.

» Les nombreux établissements industriels qui existent dans notre ville n'ont été autorisés qu'à des conditions spéciales destinées à en faire disparaître les inconvénients et les dangers. Or ces conditions, faute de surveillance, ne sont généralement remplies que d'une manière très incomplète, bien qu'en les formulant le Conseil d'hygiène ait toujours cherché à concilier, dans une juste mesure, les intérêts de l'industrie et ceux de la santé générale.

» D'un autre côté, les règlements qui ont pour but d'assurer la salubrité de certains établissements publics et des habitations particulières, ne sont pas toujours observés d'une manière rigoureuse.

» Le Conseil d'hygiène vous prie donc, M. le Préfet, de vouloir bien inviter l'autorité compétente à prendre les mesures nécessaires pour faire exécuter strictement, d'une part, les conditions imposées aux industriels, de l'autre, les arrêtés et règlements qui concernent d'une manière plus ou moins directe la salubrité de la ville. »

Rapport du docteur Masson à M. le Sous-Préfet de l'arrondissement de Beaune, sur les causes d'insalubrité qui existent dans cette ville et sur les moyens d'y remédier.

Assainissement de la ville de Beaune (*Conseil d'hygiène de Beaune*, 21 janvier 1860).

« M. le Sous-Préfet, la Commission nommée pour vous faire connaître les causes d'insalubrité qui existent dans la ville de Beaune et les moyens d'y remédier, m'a chargé de vous présenter les observations suivantes :

» Les causes d'insalubrité les plus grandes sont, d'abord, les chambres d'emprunt du chemin de fer. Il sera facile de faire disparaître celles-ci en favorisant l'écoulement des eaux et en élevant le fond au niveau nécessaire pour qu'il ne soit pas submergé. Celle des chambres qui est située à l'extrémité du faubourg Saint-Jean est environnée de déblais plus que suffisants pour atteindre ce résultat. Il suffirait d'y employer quelques journées de manœuvres. Cette opération est même nécessaire, car l'amoncellement de la terre sur les bords gêne la circulation et l'intercepterait bientôt complètement si on n'emploie pas ces divers dépôts. Si on tenait à niveler le terrain on pourrait faire disparaître la butte que forme la route, au moyen d'une pente qui partirait du sol du viaduc du faubourg St-Jean et aboutirait à celui de la route de Seurre. Ce moyen mettrait au niveau et la route, et toute la superficie de la chambre d'emprunt; il donnerait une surface d'un aspect agréable et dont on pourrait tirer un parti utile. Cette réparation serait peu coûteuse, car la route reposant sur un fond de gravier présenterait toujours toute la solidité désirable.

» Une autre cause d'insalubrité et d'incommodité bien plus grave, car elle est plus rapprochée du centre de la ville, existe dans le ruisseau qui coule du nord au levant et au midi de la ville dont il entoure les fossés et les murs. Le ruisseau part de la porte Saint-Nicolas et se jette dans la Bouzaize près la porte Neuve, en passant devant les portes Saint-Jean et Madeleine. Il reçoit au moyen d'un aqueduc les eaux pluviales du faubourg St-Nicolas, qui y entraînent nécessairement une grande quantité de détritus putrescibles, et par ce même aqueduc les résidus des brasseries Kilb et Moderet. Le cours de l'eau, déjà peu rapide à cause du peu de pente qui existe et de la largeur du canal, est encore retardé par divers barrages. Par toutes ces causes, l'eau qui est fournie par le trop plein du lavoir du faubourg St-Nicolas et les quelques sources qui sourdent dans son lit est à peine suffisante dans les grandes eaux pour entraîner toutes les immondices qui s'y sont accumulées dans l'été. Pendant les chaleurs et les sécheresses qui le mettent presqu'à sec, on voit un filet d'eau sale circuler péniblement à travers des masses de fange, de fucus et de plantes aquatiques, dont la décomposition altère naturellement l'air respirable, et exhale une odeur infecte qui rend pénible et insupportable par moments le parcours de la promenade nécessairement très fréquentée à cause du voisinage de la gare du chemin de fer.

» Pour détruire cette cause d'insalubrité, il faudrait supprimer entièrement le cours d'eau, ce qui ne serait peut-être pas possible à cause des eaux pluviales du faubourg St-Nicolas et des quelques sources qui s'ouvrent dans son lit; mais on pourrait augmenter sa rapidité en supprimant les barrages, en diminuant sa largeur, par deux murs éloignés seulement d'un mètre l'un de l'autre, recouverts au besoin par des pierres plates. Ce moyen ferait certainement disparaître toute incommodité et toute insalubrité. Si cet aqueduc était pavé de dalles, il serait d'un entretien plus facile. »

Plusieurs personnes se plaignent de la mauvaise odeur qui s'échappe d'une cour appartenant aux Sœurs de Saint-Vincent-de-Paul, et voisine de la prison. En effet, les jours où la température est élevée, on perçoit en passant dans la rue voisine une odeur infecte.

En conséquence, le Conseil de salubrité demande : 1° que toutes les substances en décomposition qui se trouvent dans cette cour soient enlevées avec soin ; 2° que la fosse d'aisances soit désinfectée avec le sulfate de fer.

Odeur infecte s'échappant d'une cour appartenant aux sœurs de Saint-Vincent-de-Paule (Conseil d'hygiène de Beaune, 20 août 1862).

Le Conseil d'hygiène de l'arrondissement de Châtillon-sur-Seine appelle l'attention de l'administration sur les vices de construction de l'égout récemment construit dans cette ville, sur la place du Marché, et dont la pente insuffisante laisse accumuler des dépôts dont la putréfaction compromet la salubrité publique.

Dans sa séance du 26 janvier de l'année suivante, le Conseil constate que l'égout dont il s'agit a été l'objet de travaux propres à faire disparaître les inconvénients dont on s'était plaint. Il remercie M. le Maire d'avoir provoqué l'initiative de cette mesure, et prend acte de sa promesse de compléter ce travail dans le cas où il ne produirait pas en l'état actuel tout le bien qu'il en attend.

Egout (Conseil d'hygiène de Châtillon-sur-Seine, 2 janvier 1860).

BOUGIES ET CHANDELLES (Fabrique de).

<small>Demande du sieur Royer-Bienaimé (Conseil d'hygiène de Dijon, 21 juillet 1860).</small>

M. Billet lit le rapport suivant sur la demande faite par le sieur Royer-Bienaimé, d'établir au faubourg d'Ouche, dans la maison Gagné, une fabrique de bougies et de chandelles.

« Dans l'établissement projeté, la fabrication de la chandelle ne sera qu'un accessoire, et peu développée. Celle de la bougie, autrement importante, s'élèvera à 750 kilogrammes par jour, et utilisera tous les progrès déjà réalisés par cette industrie si récente. Nous nous attacherons donc seulement à donner au Conseil une idée des opérations relatives à ce dernier produit.

M. Royer se propose d'employer dans sa fabrication et les suifs du commerce et ceux de la localité. Les premiers, venus de loin, ne sont expédiés qu'après avoir subi une fusion qui les débarrasse des produits putréfiables. Les autres, pris sur place, et constituant, quand ils n'ont pas été fondus par le producteur, ce qu'on nomme le suif en branches, devront subir dans l'usine de M. Royer cette première fusion, prélude indispensable de toutes les opérations sur le suif.

Jusqu'à ces derniers temps on ne savait effectuer qu'à feu nu la fusion des suifs en branches, et il en résultait pour le voisinage des émanations désagréables. Il n'en est plus ainsi maintenant, au moins dans les usines de quelque importance : c'est en vase clos et à l'aide de la vapeur qu'on procède à leur fusion, après les avoir additionnés d'une dissolution faiblement acide ou faiblement alcaline. L'opération devient ainsi non seulement inoffensive, mais encore plus productive. M. Royer emploiera comme liquide auxiliaire l'acide sulfurique très étendu.

Les suifs sont des mélanges, variables suivant leur origine, de certaines matières dites stéarine, margarine, oléine, dans lesquelles on peut voir autant de combinaisons des acides stéarique, margarique, oléique, avec une base organique dite glycérine. Comme les deux premiers acides, tout en conservant la combustibilité des graisses, sont bien moins fusibles quelles, la nouvelle industrie consiste précisément à les isoler et à les appliquer exclusivement à la fabrication des bougies. Le glycérine, se trouvant en trop petite quantité, ne se recueille pas et reste dans les eaux perdues. Quant à l'acide oléique qui, pour les suifs de bœuf, forme environ la moitié du poids total des acides, comme il est liquide, on le sépare par pression, et il devient le point de départ d'une autre industrie, à savoir, la fabrication des savons communs.

C'est à l'aide de la chaux que se fait l'extraction des acides ; c'est encore à la vapeur et dans de grandes cuves que s'opère cette réaction qui produit un mélange de stéarate, de margarate et d'oléate de chaux. La séparation des acides s'obtient en traitant ce mélange des trois sels calcaires, à chaud, par l'acide sulfurique étendu. Après divers lavages, on obtient des pains où l'acide oléique se trouve interposé entre les cristaux des deux acides solides. Portés sur la presse hydraulique, ils laissent écouler l'acide liquide qui ne sera pas converti à Dijon en savon soluble, mais sera expédié en barriques à des fabriques de savons, celle de Gray, par exemple.

Viennent ensuite les opérations dites moulages des bougies, blanchiment des bougies, polissage, mise en paquets, etc.

Pour terminer ce rapport, nous nous bornerons à dire que depuis longtemps ce n'est plus par l'acide arsénieux, mais par l'acide borique, que l'on communique aux mèches la propriété de se détruire en cendres impalpables, au fur et à mesure que la combustion s'opère.

Après ces détails qui permettent au Conseil d'apprécier l'état actuel de la fabrication des bougies stéariques, si l'on considère que cette fabrique s'est installée aux extrémités de l'un de nos faubourgs, précisément dans les conditions qu'on voudrait pouvoir imposer à d'autres industries moins inoffensives; qu'elle n'emploiera pas moins d'une trentaine d'ouvriers, et rendra ainsi un peu de vie à ce faubourg dont la prospérité a été si fortement atteinte par le chemin de fer; le Conseil n'hésitera pas, nous l'espérons, à donner un avis favorable sur la demande du sieur Royer-Bienaimé.

La fabrique produira trois sortes de résidus : 1° des liquides chargés de glycérine ; 2° des liquides sans glycérine, sensiblement neutres ; 3° du sulfate de chaux. L'expérience prouve que les premiers liquides, utiles à la culture, sont recherchés par les agriculteurs qui viennent les prendre et en débarrassent ainsi les fabriques. Le sulfate de chaux ne peut être d'aucun usage ; il n'est pas très abondant et M. Royer le fera jeter dans la fosse destinée par la municipalité à recevoir les décombres. Restent les liquides sans glycérine, dont il se produira chaque jour de 200 à 250 litres. M. Royer s'engage à les écouler dans un puits perdu qu'il établira profond et qu'il fera curer assez souvent pour en entretenir les facultés absorbantes. »

Les conclusions de ce rapport sont adoptées.

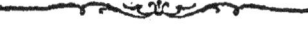

BRASSERIES.

Le Conseil central d'hygiène, appelé à se prononcer sur les obligations qu'il conviendrait d'imposer aux héritiers de M. Pingaud, brasseur, pour faire disparaître les inconvénients mentionnés dans une pétition signée de plusieurs habitants de la rue Sainte-Marguerite, émet l'avis suivant :

On peut parer de deux manières aux inconvénients en question, soit en faisant creuser dans

Brasserie Pingaud (Conseil d'hygiène de Dijon, 6 janvier 1860).

l'établissement même un ou plusieurs puits perdus d'une capacité suffisante pour recevoir les eaux qui font le sujet de la plainte, soit en conduisant celles-ci par un canal souterrain dans un réservoir qui serait situé sur le bord même de Suzon, et se viderait dans ce torrent aux époques de l'année où le courant aurait assez de force pour entraîner au loin les eaux dont il s'agit et les résidus dont elle serait chargée.

M. Perreau, gendre et successeur de M. Pingaud, ayant déclaré qu'il était prêt à faire exécuer tous les travaux que le Conseil jugerait à propos de lui imposer, le Conseil pense qu'il y a lieu de le laisser libre d'adopter l'une ou l'autre des mesures dont nous venons de parler, sauf à s'entendre à cet égard avec M. le Voyer de la ville.

Brasserie Muller (Conseil d'hygiène de Dijon, 30 mars 1863).

Le Conseil prend connaissance d'une pétition des sieurs Muller, tendant à obtenir l'autorisation d'établir une brasserie à Is-sur-Tille.

Il émet un avis favorable ; mais il pense, conformément à l'opinion de MM. Ladrey, Viallanes et Noirot, qui ont visité les lieux, qu'il conviendrait d'imposer aux sieurs Muller les conditions suivantes :

1° Le puits perdu de la cour destiné à recevoir les eaux de la brasserie aura 4 mètres de profondeur et sera parfaitement étanche. Une rigole placée à un mètre seulement de l'orifice du puits, le mettra en communication avec un second puits perdu dont les parois seront imperméables, et dont le fond devra se trouver à un mètre au moins au-dessous du niveau de la rivière.

2º Des manteaux devront être placés au-dessus des chaudières, de manière à diriger les buées soit dans une cheminée d'appel construite en maçonnerie et élevée au-dessus des toits du voisinage, soit dans la cheminée du foyer, qui devra dépasser de six mètres au moins le faîte des maisons environnantes.

3º Les sieurs Muller ne pourront laisser séjourner ni dans la cour, ni dans le jardin, les débris de l'ébullition du houblon ou de la germination de l'orge.

4º Ils ne pourront se servir de tuyaux de plomb, de zinc ou de cuivre.

5º Les planches, si l'on en pose sur les chaudières, seront solidement fixées pour prévenir la chute des ouvriers.

6º On établira un léger renouvellement de l'air dans le germoir, afin d'écarter pour les ouvriers forcés d'y entrer le danger d'asphyxie résultant de la grande quantité d'acide carbonique qui se dégage pendant l'acte de la germination.

M. Bailly, Vice-Président du Conseil d'hygiène de Beaune, donne lecture de la demande du sieur Alexandre Nebel, demeurant à Clomot, tendant à obtenir l'autorisation d'établir une brasserie à Pouilly-en-Montagne, et communique les pièces relatives à cette demande.

Brasserie Nebel (Conseil d'hygiène de Beaune, 25 septembre 1862).

Le Conseil, considérant que cette brasserie, vu l'éloignement des habitations, ne peut être ni insalubre ni incommode, est d'avis que l'autorisation soit accordée.

<small>Demande du sieur Décailly (*Conseil d'hygiène de Semur*, 1⁰ août 1861).</small>

Le sieur Décailly (François) demande à transférer une brasserie, sise à Vitteaux, rue des Cordiers, de cette dernière rue au lieu dit *la Ruelle des Tanneries*;

Vu le décret du 15 octobre 1810, le procès-verbal d'enquête clos le 6 juillet 1860;

Vu l'avis de M. le Maire de Vitteaux du 31 du même mois;

Considérant que l'emplacement qui fait l'objet de la demande précitée est situé au centre d'un quartier populeux, et qu'un grand nombre de propriétaires se sont présentés pour former opposition à cet établissement, en raison des inconvénients qu'ils supposent devoir résulter pour eux d'un pareil voisinage;

Considérant qu'il résulte de la nomenclature annexée au décret du 15 octobre 1810 que la brasserie est un établissement qui peut exister sans inconvénient auprès des habitations particulières, et qu'ainsi sont mises à néant toutes les oppositions formées;

Considérant en outre que les résidus de la brasserie qui pourraient s'écouler dans la rivière ne pourraient nuire en aucune manière, puisqu'ils servent à l'alimentation du bétail;

Considérant toutefois que si dans cette brasserie on devait chauffer à la houille, il serait nécessaire de donner à la cheminée une élévation suffisante pour que les habitations voisines ne pussent être incommodées par la fumée ;

Le Conseil est d'avis que l'autorisation soit accordée sous la réserve qui précède.

M. le Sous-Préfet de l'arrondissement de Semur soumet au Conseil une demande présentée par le sieur Mehl pour être autorisé à établir une brasserie à Semur, dans un local situé rue des Tanneries, et appartenant au sieur Cibaut-Theureau.

<small>Demande du sieur Mehl (Conseil d'hygiène de Semur 11 juillet 1862).</small>

Le Conseil, considérant que cette brasserie doit être placée dans une rue écartée de la ville et que son établissement n'a fait naître aucune réclamation,

Est d'avis qu'il soit fait droit à la demande du sieur Mehl.

CHANDELLES (Fabriques de)

La fabrication de la chandelle n'étant qu'un accessoire de l'établissement du sieur Royer-Bienaimé, voyez le mot BOUGIE.

<small>Demande du sieur Royer Bienaimé (Conseil d'hygiène de Dijon, 21 juillet 1860).</small>

Le sieur Perreau, confiseur à Nolay, demande l'autorisation d'établir une fonderie de suif brut et une fabrique de chandelles à Nolay.

<small>Demande du sieur Perreau (Conseil d'hygiène de Beaune, 15 déc. 1862).</small>

Le Conseil, après avoir examiné les différentes pièces du dossier, notamment les procès-verbaux des enquêtes qui n'ont donné lieu à aucune opposition,

Considérant que l'avis de tous les maires a été favorable ;

Que par sa position cet établissement ne peut être ni insalubre ni incommode,

Emet l'avis que l'autorisation sollicitée par le sieur Perreau lui soit accordée.

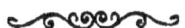

CHAPEAUX (Fabrique de).

Chapellerie Laurent (Conseil d'hygiène de Dijon, 21 mars 1862).

M. Viallanes donne lecture du rapport suivant :

« M. le docteur Sédillot et moi nous nous sommes transportés, le 13 courant, dans un vaste enclos où M. Laurent aîné demande l'autorisation d'établir une fabrique de chapeaux.

» Cet établissement, situé rue Devosges, 43, n'est encore qu'à l'état de projet, car, d'après ce qui a été dit à l'un de nous par M. Laurent, cet industriel ne compte fabriquer qu'au mois de novembre prochain, et il doit joindre à sa fabrication celle des chapeaux de soie.

» L'établissement dont il s'agit paraît réunir toutes les conditions désirables. Nous pensons que l'autorisation sollicitée par M. Laurent peut lui être accordée, s'il se conforme aux prescriptions suivantes : « La chaudière de teinture devra être surmontée d'une hotte en communication avec la cheminée. Celle-ci sera élevée de deux mètres au-dessus des toits voisins. Pendant le battage, toutes les ouvertures sur la voie publique devront être closes, la ventilation devant se faire sur la propriété même.

» Aucun écoulement de liquides ne pourra avoir lieu sur la voie publique, leur projection dans l'égout ne devant s'exécuter qu'après dépôt des matières en suspension opéré dans l'établissement.

« Pour la fabrication des chapeaux de soie, les vernis ne doivent pas être préparés dans l'établissement sans une autorisation spéciale. Les ateliers où l'on applique les vernis et où l'on emploie les résines à l'aide du fer chaud, doivent être munis d'une cheminée d'aérage s'élevant au-dessus des toits. Des ouvertures pratiquées à la partie inférieure des ateliers assureront le renouvellement de l'air. Les jours sur la voie publique ou très rapprochés des voisins seront munis de châssis dormants. Les portes s'ouvriront indirectement.

» La teinture des soies se fera également sous la hotte.

» Telles sont, Messieurs, les conditions de salubrité que nous jugeons nécessaires pour accorder à M. Laurent aîné l'autorisation qu'il sollicite. »

Les conclusions de ce rapport sont adoptées.

M. le Préfet adresse au Conseil une demande du sieur Audemard tendant à obtenir l'autorisation d'établir une foule pour feutrer les chapeaux, dans une

Chapellerie du sieur Audemard (*Conseil d'hygiène de Dijon*, 15 janv. 1863).

dépendance de la propriété de M. Luce-Villiard, au quartier Saint-Bernard.

Lorsque cette demande a été adressée à la Préfecture, l'établissement était à peu près achevé, et déjà on y travaillait.

Le vice-président du Conseil, qui a visité cet établissement dans tous ses détails, a donc pu constater qu'il ne comprend que deux parties de la fabrication des chapeaux : l'une, *l'arçonnage,* qui consiste à soumettre le poil tout préparé à l'action d'un instrument nommé arçon, pour former ce qu'on appelle *l'étoffe;* l'autre, *la foule,* qui se fait sur le bord de grandes chaudières contenant environ 45 litres d'eau aiguisée d'acide sulfurique, et maintenue à une température voisine de l'ébullition. De ces deux opérations, *la foule seule* pourrait avoir des inconvénients à raison des vapeurs qui s'échappent en abondance des chaudières, se répandent dans tout l'atelier et même au-dehors par toutes les ouvertures, si cet atelier n'était tout à fait isolé et presque dans la campagne.

Le Conseil central d'hygiène a, en conséquence, l'honneur de proposer à M. le Préfet d'accorder au sieur Audemard l'autorisation qu'il sollicite, à la condition expresse qu'il se bornera strictement, dans son établissement, aux deux opérations de l'arçonnage et de la foule, et que dans l'intérêt de la santé des ouvriers, l'atelier ne contiendra que les deux chaudières annoncées par M. Audemard, les droits des tiers étant d'ailleurs réservés.

CHARBON (Dépôts de).

Le sieur Déclume demande l'autorisation de transférer son dépôt de charbon de terre et de bois de la rue Sambin dans sa propriété située sur le chemin qui communique de la rue Devosge à l'avenue du Cimetière.

Le Conseil, considérant qu'aucune opposition n'a été faite sur cette demande et que l'avis de M. le Maire de Dijon est favorable au pétitionnaire, émet l'avis que l'autorisation soit accordée.

<small>Demande du sieur Déclume (*Conseil d'hygiène de Dijon*, 8 décembre 1860).</small>

Le sieur Lacour demande l'autorisation d'établir un dépôt de charbon de bois dans la propriété qu'il possède dans ladite ville, rue Saint-Philibert, 65 bis.

Même décision que dans la précédente affaire.

<small>Demande du sieur Lacour (*Conseil d'hygiène de Dijon*, 29 novembre 1861).</small>

Le Conseil prend connaissance d'une pétition par laquelle le sieur Duhot demande l'autorisation d'établir, rue d'Auxonne, 38, un magasin de charbon de bois et de houille pour la vente en détail.

Il émet l'avis que l'autorisation soit accordée, mais aux conditions suivantes :

1º Le magasin ne pourra être surmonté d'un étage ;

2º Le charbon de boulanger, ou braise, sera déposé dans une cave ayant une entrée particulière ;

3º Les charbons de bois nouvellement apportés

<small>Demande du sieur Duhot (*Conseil d'hygiène de Dijon*, 5 septembre 1862).</small>

seront divisés par petits tas séparés entre eux par la distance d'un mètre ;

4° Le dépôt sera séparé de tout foyer par un mur.

<small>Demande du sieur Delacour (*Conseil d'hygiène de Dijon*, 20 octobre 1862).</small>

Le sieur Delacour demande l'autorisation de continuer l'exploitation d'un dépôt de charbon de terre et de bois existant à Dijon, près la porte d'Ouche, dans la cour de la maison Prudent.

Même décision et même prescription que dans l'affaire qui précède.

<small>Demande du sieur Barraux (*Conseil d'hygiène de Dijon*, 5 janvier 1863).</small>

Le sieur Barraux sollicite de M. le Préfet l'autorisation d'établir un dépôt de charbon de terre et de bois dans sa maison située rue Magenta.

Même décision et mêmes prescriptions.

<small>Demande du sieur Delacour (*Conseil d'hygiène de Dijon*, 19 février 1864).</small>

Le Conseil prend connaissance d'une demande du sieur Delacour tendant à obtenir l'autorisation d'établir un dépôt de charbon de terre et de bois dans une propriété qui lui a été amodiée par M. Montagne, et qui est située à Dijon, faubourg Raines, sur le bord de la rivière d'Ouche.

Après avoir entendu le rapport verbal de M. le vice-président, le Conseil émet l'avis que l'autorisation soit accordée, mais aux conditions suivantes :

1° Les portes des magasins devront être assez larges et assez élevées pour donner passage aux bennes et aux voitures qui ne pourront être chargées ou déchargées que dans l'intérieur des magasins ;

2° Ces derniers ne pourront être éclairés que par des fenêtres à châssis dormants;

3° Les portes devront être fermées pendant la manipulation des charbons.

Le sieur Amiot demande l'autorisation d'établir un dépôt de charbon de bois dans la maison du sieur Verrière, située à Dijon, rue de la Gare, n° 1.

Demande du sieur Amiot (Conseil d'hygiène de Dijon, 17 février 1865).

Le Conseil émet l'avis que l'autorisation soit accordée, mais aux conditions suivantes :

1° Les portes du magasin devront être assez élevées pour donner passage aux bennes et aux voitures, qui ne pourront être chargées ou déchargées que dans l'intérieur du magasin;

2° Ce dernier ne pourra être éclairé que par des fenêtres à châssis dormants ;

3° Le pétitionnaire devra faire réparer la toiture, de manière qu'il n'y existe aucun interstice qui puisse donner passage à la poussière de charbon ;

4° Il sera pratiqué à la partie centrale du toit une ouverture surmontée d'une cheminée en bois ou en tôle de trois mètres au moins de hauteur ;

5° Les portes devront être fermées pendant la manipulation du charbon.

CHARBON (Fours à).

<small>Demande du sieur Beuchot (*Conseil d'hygiène de Dijon*, 1ᵉʳ août 1864).</small>

Le secrétaire donne lecture d'une pétition par laquelle le sieur Beuchot, négociant à Dijon, demande l'autorisation d'établir six fours à charbon dans sa propriété, située au faubourg d'Ouche de cette ville, lieu dit au Petit-Chantilly.

Le Conseil, après avoir pris connaissance des pièces de l'enquête et entendu le rapport verbal de M. le vice-président,

Considérant que la demande du sieur Beuchot tendant à obtenir l'autorisation d'établir six fours à charbon dans l'enceinte de la ville, d'après le procédé usité dans les forêts, peut être à juste titre qualifiée d'insolite, et que la création de ces fours pourrait avoir de graves inconvénients ;

Que les fours du genre de ceux dont il s'agit dégagent une fumée extrêmement abondante, le bois qui s'y trouve accumulé en quantité considérable perdant par l'effet de la carbonisation plus des deux tiers de son poids ;

Que cette fumée, à raison de sa densité, s'élève très difficilement dans l'atmosphère et se répand quelquefois, en rasant le sol, à une distance de plusieurs kilomètres ;

Que non seulement cette fumée est extrêmement incommode, mais qu'elle renferme des principes délétères, tels que divers acides, de l'oxyde de carbone, etc.;

Que le sieur Beuchot ne s'est probablement pas rendu un compte exact de ces inconvénients, qui, par suite de la fréquence du vent d'ouest, auraient certainement pour effet de rendre inhabitables les bâtiments situés à l'est des fours projetés;

Qu'il faut en outre tenir compte du danger d'incendie ;

Emet l'avis que l'autorisation sollicitée par le sieur Beuchot soit refusée.

CHARBONS AGGLOMÉRÉS.

La Société anonyme des houillères d'Epinac demande l'autorisation nécessaire pour fabriquer des charbons agglomérés au moyen d'une matière bitumineuse, dans un établissement construit pour cet usage à Pont-d'Ouche, commune de Thorey-sur-Ouche.

Demande de la Société des houillères d'Epinac (Conseil d'hygiène de Beaune 30 octobre 1860).

Le Conseil, après avoir examiné : 1° la pétition adressée à M. le Préfet par la Société des houillères et du chemin de fer d'Epinac; 2° les procès-verbaux des enquêtes *de commodo et incommodo*, et les oppositions auxquelles elles ont donné lieu; 3° l'avis des maires des communes; 4° le plan des lieux et le plan de la machine destinée à agglomérer le charbon ;

Ne croyant pas reconnaître dans cet établissement des causes réelles d'insalubrité, et regardant sa création comme utile au point de vue de l'industrie,

Malgré les oppositions nombreuses consignées dans l'enquête,

Emet l'avis que l'autorisation soit accordée.

CHARCUTERIE.

Rapport de M. O. Masson à M. le Sous-Préfet, concernant une plainte formulée dans une pétition en date du 28 juin 1860, contre le sieur Dorlin, charcutier, rue Monge.

Charcuterie du sieur Dorlin (*Conseil d'hygiène de Beaune,* 30 octobre et 30 novembre 1860).

« Monsieur le Sous-Préfet, la Commission nommée par vous, dans la séance du 30 octobre 1860, pour examiner si les plaintes formulées contre le sieur Dorlin étaient fondées, m'a chargé de vous transmettre les résultats de son enquête.

« Dans la pétition qu'ils ont adressée à M. le Maire de Beaune, les signataires, voisins du sieur Dorlin, signalaient les faits suivants :

« 1º Le sieur Dorlin envoie souvent par sa rigole
» (laquelle, en vertu d'une redevance, traverse la
» maison du sieur Lévy) du sang et des eaux cor-
» rompues, dont la vue et surtout l'odeur blessent
» et incommodent les voisins ;

» 2º Il jette dans ses fosses d'aisances, et par là
» dans des fosses d'aisances desservant les maisons

» voisines de celle qu'il habite, des eaux corrompues
» et des débris de charcuterie qui répandent dans
» les maisons des odeurs méphitiques. Il lui est
» même arrivé de jeter ses détritus dans des fosses
» d'aisances auxquelles il n'a pas droit, mais dont
» l'accès lui était facile. »

» Le 30 octobre 1860, nous sommes allés chez deux voisins du sieur Dorlin, tous deux signataires de la pétition, et leur avons demandé quelques détails sur les faits dont ils se sont plaints. Tous deux nous ont assuré que leurs plaintes n'étaient que l'expression de la vérité. Nous nous sommes faits conduire par eux dans les endroits de leurs maisons où, suivant eux, se font le plus souvent sentir les émanations dont ils se plaignent. Nous devons déclarer qu'aucun de nous n'y a perçu d'odeur méphitique. Nous avons reconnu seulement dans quelques endroits des odeurs semblables à celles qu'on perçoit dans une boutique de charcuterie.

» Nous sommes allés ensuite chez le sieur Dorlin : sa boutique nous a paru parfaitement propre, nous avons visité la cour dans laquelle macèrent les viandes et les intestins d'animaux, et d'où devaient surtout se dégager les émanations dont on se plaint. Là encore, nous avons trouvé tout dans un ordre parfait, et nous n'avons été offusqués par aucune mauvaise odeur. On a remué devant nous les baquets où macéraient dans l'eau les intestins d'animaux : cette eau, même après avoir été agitée, n'a point dégagé d'odeur.

» Les lieux d'aisances du sieur Dorlin sont au premier étage, au fond d'un long corridor, assez loin par conséquent de la cour où se font les macérations. Il nous a paru peu probable que l'on monte aussi haut les eaux de macération dont on veut se débarrasser. D'ailleurs, on ne pourrait le faire sans passer devant la porte d'un locataire de la même maison, qui se sert des mêmes lieux, et qui s'y opposerait certainement. Ce locataire, qui devrait plus que personne souffrir des émanations dont on se plaint, nous a déclaré en être très rarement incommodé (ce locataire est le sieur Guyon, huissier).

» Enfin, on nous a fait entrer dans une arrière-cour, sorte de ruelle sur laquelle donne la fenêtre d'un locataire d'une maison voisine (la maison de M. Perny-Grapin); nous avons trouvé cette ruelle assez propre et presque sans odeur. Il y a au fond de cette ruelle des lieux d'aisances auxquels ont droit seulement les habitants d'une maison voisine (la maison de M. Lévy). Le propriétaire de cette maison s'est plaint que le sieur Dorlin ait jeté dans les lieux en question des eaux infectes.

» Le sieur Dorlin avoue l'avoir fait quelquefois, mais avoir cessé de le faire dès qu'on le lui a interdit. Rien ne serait d'ailleurs plus facile au plaignant que de fermer à clef les lieux auxquels il a seul droit.

» Il résulte donc de notre enquête qu'au moment où nous l'avons faite, rien ne nous a paru justifier les plaintes contenues dans la pétition. Nous n'en concluons pas que les plaintes ne soient pas fondées. Notre enquête a été faite par un temps froid. Il est très probable que, sous certaines influences atmosphériques, et en l'absence surtout des conditions de propreté qui existaient au moment de notre visite, bien qu'elle fût imprévue, des odeurs nauséabondes se dégagent de la cour étroite où travaille le sieur Dorlin, et que ces odeurs doivent incommoder les voisins.

Cet inconvénient nous paraît inhérent à tout laboratoire analogue établi au centre d'une ville.

» Aussi en attendant que, conformément à un vœu déjà exprimé par ce Conseil (séance du 18 mai 1858), « un abattoir public, établi dans des
» conditions en rapport avec les exigences actuelles
» de la civilisation, réunisse dans la même enceinte
» toutes les industries relatives au commerce des
» viandes de boucherie, » votre Commission est d'avis qu'il n'y a rien à opposer aux inconvénients reprochés à l'établissement du sieur Dorlin que des moyens palliatifs.

» Ces moyens consistent dans l'emploi d'une propreté minutieuse : changer fréquemment les eaux de macération, porter à la rivière celles qui seraient trop fortement teintes de sang ou qui auraient contracté de l'odeur ; s'abstenir de jeter dans les lieux d'aisances aucune espèce de débris ou d'eau ayant servi aux préparations de charcuterie ; laver fréquemment le pavé de la cour.

» Le voisin, dans le corridor duquel le sieur Dorlin, en vertu d'une redevance, déverse des eaux grasses à travers une rigole, devra lui-même, par des lavages quotidiens, faire maintenir la rigole dans un état de propreté très grande (ce voisin est le sieur Lévy).

» Telles sont les recommandations que nous avons faites, et à l'exécution desquelles il serait utile que l'édilité veillât de près. »

CHAUX (Fours à) (1).

Demande du sieur Poitet (Conseil d'hygiène de Dijon, 29 avril 1861).

Le Conseil prend connaissance d'une demande par laquelle le sieur Poitet sollicite l'autorisation d'établir un four à chaux dans une propriété située sur le territoire de Bretigny, lieu dit *les Combes*.

Le Conseil, après avoir entendu les observations de MM. Ladrey et Noirot, qui se sont rendus sur les lieux;

Considérant qu'aucune opposition n'a été formée contre la demande du sieur Poitet, et que M. le Maire de Bretigny a donné un avis favorable au pétitionnaire ;

Que néanmoins l'établissement projeté se trouve dans le voisinage immédiat d'un vignoble assez considérable, et qu'il paraît résulter de recherches

(1) Voyez le mot FUMÉE.

récentes que la fumée peut avoir une influence fâcheuse sur la qualité des vins ;

Emet l'avis que l'autorisation soit accordée, mais à la condition que le sieur Poitet ne pourra chauffer son four à dater du 1er juin jusqu'après les vendanges.

Le sieur Garavillon, aubergiste à Longecourt, demande l'autorisation de construire un second four à chaux d'une capacité de 18 mètres cubes, dans une propriété qui lui appartient sur le finage de cette commune, lieu dit *au Petit-Pâquier*.

Le Conseil émet l'avis que l'autorisation soit accordée.

<small>Demande du sieur Garavillon (*Conseil d'hygiène de Dijon*, 9 mai 1862).</small>

Le secrétaire donne lecture d'une pétition par laquelle le sieur Viard demande l'autorisation d'établir un four à chaux sur le territoire de Pontailler-sur-Saône, lieu dit *en Lamargelle;*

Le Conseil, après avoir entendu le rapport verbal de M. le docteur Noirot qui a visité les lieux :

Considérant que l'établissement projeté ne se trouverait qu'à 40 mètres des maisons du faubourg Saint-Jean ; que la fumée qui s'en échapperait serait très incommode pour les habitants de cette partie de la commune, surtout par les vents de nord, d'est et d'ouest, et que la situation du four au pied du Mont-Ardoux contribuerait à rendre cette incommodité plus grande encore,

Emet l'avis que l'autorisation soit refusée.

<small>Demande du sieur Viard (*Conseil d'hygiène de Dijon*, 8 août 1862).</small>

CHAUX.

Demande du sieur Cordelier (*Conseil d'hygiène de Dijon*, 8 août 1862).

Le sieur Cordelier, marchand de bois à Mirebeau, demande l'autorisation d'établir un four à chaux sur le territoire de ladite commune, lieu dit *la Garenne*;

Le Conseil, après avoir entendu le rapport verbal de M. le docteur Noirot, qui a visité les lieux, émet l'avis que l'autorisation soit accordée, mais à la condition que le four dont il s'agit sera surmonté d'une cheminée de 10 mètres au moins de hauteur.

Réclamation du sieur Cordelier (*Conseil d'hygiène de Dijon*, 1ᵉʳ août 1864).

Le Conseil prend connaissance d'une lettre adressée à M. le Préfet par le sieur Cordelier, de Mirebeau, dans les circonstances suivantes :

Le 5 septembre 1862, M. le Préfet a rendu, suivant l'avis du Conseil d'hygiène, un arrêté d'après lequel M. Cordelier était autorisé à établir un four à chaux, à la condition que ce four serait surmonté d'une cheminée de 10 mètres au moins de hauteur.

Cet arrêté n'avait pas encore été exécuté par suite de la tolérance et du consentement des propriétaires riverains, lorsqu'il y a deux mois ces derniers déclarèrent à M. Cordelier leur intention de l'obliger à remplir la condition qui lui avait été imposée par l'arrêté de 1862.

M. Cordelier adressa alors à M. le Préfet une lettre qui est soumise au Conseil, dans laquelle il demande un sursis, en se fondant sur ces deux circonstances : 1° que le four, tel qu'il est établi et avec les détériorations survenues dans sa maçonnerie, ne pourrait supporter le poids d'une cheminée ; 2° que la carrière qu'il exploite est moins riche qu'il ne l'avait supposé, qu'elle sera très prochainement épuisée, et qu'il est dans l'intention d'établir un nouveau four dans un autre endroit de la commune de Mirebeau.

Le Conseil, prenant ces faits en considération et voulant en même temps sauvegarder autant que possible les intérêts des tiers, émet l'avis qu'il soit fait droit à la demande du sieur Cordelier, mais à la condition expresse qu'il suspendra l'exploitation de son four jusqu'après les vendanges, et qu'il la cessera complétement et définitivement le 15 mai 1865.

Le Conseil, en proposant à M. le Préfet d'imposer au sieur Cordelier la première de ces conditions, n'entend du reste préjuger en rien la question de savoir si la fumée peut causer un préjudice réel aux produits de la vigne.

Les autorisations sollicitées par les sieurs Fleury, de Foissy ; Bureau et Carré, de Bard-le-Régulier ; Truchot, de Savigny-les-Beaune ; Cottin, de Larochepot, sont accordées purement et simplement.

Il est fait droit aux autres demandes, mais diverses conditions sont imposées aux pétitionnaires.

Le four du sieur Meuley sera construit à une distance suffisante du chemin de desserte.

La propriété du terrain sur lequel le sieur Nicole doit élever son four étant contestée par la commune, l'autorisation ne sera délivrée qu'après la délimitation régulière du terrain litigieux.

Demandes des sieurs Fleury, Bureau et Carré, Germain-Mignot, Meuley, Nicole, Truchot, Mussy, Chapuzot, Bouley et Cottin (Conseil d'hygiène de Beaune, 6 février 1862, 13 mars 1862, 18 mars 1862 28 août 1862, 15 octobre 1863, 30 nov. 1864, 27 septembre 1865, 2 et 21 décembre 1865).

Le four du sieur Mussy, destiné à la cuisson de la chaux et de la brique, sera placé à une distance suffisante de la route, et l'ouverture disposée de manière que la flamme ne puisse effrayer les chevaux.

Celui du sieur Chapuzot ne pourra n'être chauffé qu'au coke, pendant les mois de juin, juillet, août et septembre, jusqu'à la vendange.

Le four du sieur Bouley sera placé à une distance plus considérable du chemin.

La demande du sieur Germain-Mignot a occupé le Conseil d'une manière spéciale.

Un arrêté de M. le Préfet, en date du 10 janvier 1862, avait ordonné qu'un four à chaux construit par cet industriel serait transféré dans sa propriété de la Louère, à l'est du chemin vicinal, à 25 mètres du chemin et à 50 mètres de la propriété de Madame David.

Le sieur Germain-Mignot a adressé une pétition à M. le Préfet pour le prier de rapporter son arrêté.

Le Conseil d'hygiène consulté, considérant que le four à chaux n'a pas été construit dans le local indiqué sur le plan joint à la demande du sieur Germain-Mignot; que le four à chaux, construit à proximité du chemin, non seulement peut causer des accidents, soit en effrayant les chevaux par la fumée qu'il répand, soit en projetant des étincelles, mais encore peut incommoder les passants par la fumée qui s'en échappe, émet l'avis que l'arrêté du 10 janvier 1862 soit maintenu.

Le sieur Bavouotte, propriétaire à Rochefort, demande l'autorisation d'établir un four à chaux dans une de ses propriétés sise sur le territoire de Saint-Germain.

Le Conseil, considérant qu'aucune opposition ne s'est produite; que l'établissement projeté sera établi au milieu des champs, à 50 mètres environ du chemin d'intérêt commun de Châtillon à Aignay; que dès lors il ne peut occasionner aucun dommage ni être une cause d'accidents,

Est d'avis que l'autorisation soit accordée.

Demande du sieur Bavouott (Conseil d'hygiène d Châtillon, 3 mai 1862).

Les sieurs Viardot et Sauvanet demandent l'autorisation d'établir sur le territoire de la commune de Bouix, au lieu dit *en Triolet,* et dans une propriété leur appartenant, des fours à chaux coulants ou à cuisson permanente.

Le Conseil, considérant qu'aucune observation n'a été produite à l'enquête, mais que néanmoins il importe de prescrire les mesures nécessaires pour prévenir les accidents que les voyageurs pourraient éprouver par suite de la proximité du chemin vicinal de Bouix aux Riceys,

Estime qu'il y a lieu d'autoriser l'exploitation des fours à chaux projetés, sous la condition : 1° qu'un mur d'une hauteur suffisante sera élevé sur l'arête antérieure du chemin, de façon à masquer la gueule du four et à interposer un milieu opaque entre le foyer et le voyageur; 2° que la cheminée sera édifiée à une hauteur de 10 à 12 mètres, dans le but de

Demandes des sieurs Viardo et Sauvanet (Conseil d'hy giène de Châtillon, 1 mars 1865).

prévenir les inconvénients pouvant résulter de l'émanation des gaz délétères, et de dissimuler les flammes qui pourraient être une cause d'accidents.

<small>Demande des sieurs Tribouillard, Naudot-Larmonnier, Dupin-Laurent, Saclier et Gaveau (*Conseil d'hygiène de Semur*, 31 janvier 1862, 3 avril 1863, 29 octobre 1864).</small>

Les sieurs Tribouillard, propriétaire à Aisy-sous-Thil; Naudot-Larmonnier, domicilié à Sincey-les-Rouvray; Dupin-Laurent, propriétaire à Saulieu; Saclier, ancien mineur à Lacharmée, commune de Montberthault, et Dominique Gaveau, demeurant au hameau de Vernois, commune de Thoisy-la-Berchère, sollicitent l'autorisation de construire des fours à chaux.

Le Conseil décide qu'il y a lieu de faire droit à leurs demandes.

<small>Réclamation du sieur Bocquin-Mignot (*Conseil d'hygiène de Semur*, 14 janvier 1863).</small>

M. le Sous-Préfet communique au Conseil une réclamation présentée par le sieur Bocquin-Mignot, propriétaire à Semur, dans le but d'obtenir la suppression du four à chaux établi par le sieur Grosley, à l'embranchement de la route départementale n° 1 avec le chemin rural de Semur à St-Euphrône, en vertu d'une autorisation du 27 avril 1858, ou tout au moins d'obliger ledit sieur Grosley à surmonter ce four d'une cheminée.

Le Conseil qui a une parfaite connaissance de l'état des lieux,

Considérant que la plainte dudit sieur Bocquin est empreinte d'une évidente exagération;

Qu'en exigeant du sieur Grosley la stricte exécution des clauses auxquelles il a été autorisé à établir son four, par l'arrêté de M. le Préfet en date du 27 avril 1858, ce four ne peut donner lieu à aucun inconvénient sérieux,

Est d'avis qu'aucune suite ne soit donnée à la plainte du sieur Bocquin-Mignot.

CHIFFONS (Dépôts de).

Le secrétaire du Conseil d'hygiène de l'arrondissement de Dijon donne lecture d'une demande du sieur Renard, tendant à obtenir l'autorisation de conserver le magasin qu'il possède en cette ville, rue de l'Arquebuse, et qui renferme des dépôts de chiffons et d'os.

Demande du sieur Renard (Conseil d'hygiène de Dijon, 6 janvier 1860).

Le Conseil, après avoir pris connaissance de l'enquête à laquelle il a été procédé, et de l'avis de M. le Maire de Dijon, et après avoir entendu Messieurs Sédillot et Noirot, qui se sont rendus sur les lieux, émet l'avis que l'autorisation sollicitée par le sieur Renard lui soit accordée, mais aux conditions suivantes :

1º Le sieur Renard ne pourra admettre dans son magasin que des os de cuisine, parfaitement dépouillés et desséchés. La quantité ne pourra en être accumulée au-delà de 500 kilogrammes ;

2º Il lui est formellement défendu de recevoir

d'autres matières osseuses provenant de l'équarrissage des animaux ou des tanneries ;

3° La partie du magasin affectée au dépôt des os sera entièrement vidée une fois au moins par semaine. Elle sera nettoyée avec soin après l'enlèvement des matières dont il s'agit ;

4° Il est expressément interdit au sieur Renard de déposer des peaux vertes dans son magasin, sauf celles de lièvres et de lapins ;

5° L'ouverture donnant sur la cour, à gauche de la porte d'entrée du magasin, devra être garnie d'un châssis vitré fixé à demeure ;

6° La porte qui existe actuellement et qui est dans un état de délabrement complet, devra être remplacée par une porte neuve fermant hermétiquement ;

7° La partie supérieure du magasin sera mise en communication avec une cheminée d'évaporation assez élevée pour que les odeurs et les miasmes qui s'en dégageront ne puissent incommoder les voisins.

Il sera bon de signaler ce magasin à la police et d'exiger qu'elle y fasse de fréquentes visites pour s'assurer si les conditions ci-dessus sont exactement remplies.

Nouvelle demande du sieur Renard (Conseil d'hygiène de Dijon, 9 mai 1862).

Le sieur Renard, marchand de chiffons et d'os, à Dijon, demande l'autorisation de transférer, rue du faubourg Rennes, 10 et 12, le magasin qu'il possédait rue de l'Arquebuse.

Le Conseil émet l'avis que cette autorisation soit accordée, mais aux conditions suivantes :

1° Le sieur Renard ne pourra recevoir dans son magasin que des os secs, dits os de cuisine. Tout dépôt de peaux fraîches, os d'équarrissage, en un mot de substances putrescibles, est expressément interdit ;

2° Les os secs dont il s'agit ne pourront séjourner plus de huit jours dans le magasin ;

3° Ils seront placés sous les deux cheminées qui se trouvent l'une à gauche, l'autre au fond du magasin ;

4° Le sieur Renard devra, pour établir une ventilation convenable, faire ouvrir une fenêtre du côté opposé à celui de la porte d'entrée.

Le sieur Louvot sollicite l'autorisation d'établir un magasin de chiffons rue d'Auxonne, 17. *Demande du sieur Louvot (Conseil d'hygiène de Dijon, 8 avril 1864).*

Le local choisi par le sieur Louvot ne réunissant et ne pouvant réunir les conditions indispensables pour en éloigner l'insalubrité et l'empêcher d'être incommode pour le voisinage, le Conseil est d'avis que l'autorisation soit refusée.

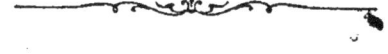

CHOLÉRA.

M. le Sous-Préfet donne lecture d'une lettre en date du 6 octobre courant, par laquelle M. le Préfet l'invite à examiner, de concert avec le conseil d'hy- *Mesures de salubrité relatives au choléra (Conseil d'hygiène de Semur, 10 octobre 1865).*

giène, s'il n'y aurait pas à prendre quelques mesures de salubrité, en vue de prévenir l'invasion du choléra, en ayant soin de ne pas inspirer aux populations des inquiétudes non motivées et souvent dangereuses.

Le Conseil, ouï la lecture de cette lettre et après en avoir délibéré :

Considérant qu'il est à sa connaissance que l'état sanitaire de la ville et de tout l'arrondissement de Semur ne laisse rien à désirer quant à présent;

Que l'époque avancée de la saison et d'autres circonstances donnent l'espoir fondé que le choléra n'envahira pas cette année l'arrondissement de Semur;

Et que toute mesure préventive portée à la connaissance du public, ne pourrait avoir que de fâcheux résultats en semant des inquiétudes que rien ne justifie en ce moment,

Emet, à l'unanimité, l'avis qu'il serait intempestif et plus nuisible qu'utile de recommander aujourd'hui aux populations des mesures hygiéniques, en vue de prévenir l'invasion du choléra.

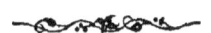

CIMENT (Fours à).

Le sieur Antoine Tripier, de Venarey, sollicite l'autorisation d'établir trois fours à ciment, au lieu dit *sur Perot,* territoire de ladite commune.

Demande du sieur Tripier (Conseil d'hygiène de Semur, 3 avril 1861).

Le Conseil, après avoir pris connaissance des pièces de cette affaire, considérant qu'il ne s'est élevé aucune opposition ni réclamation de la part des habitants de Venarey, et que d'ailleurs l'emplacement où ces fours doivent être construits est suffisamment éloigné des habitations,

Est d'avis que l'autorisation soit accordée.

M. Giffard, de Montbard, demande l'autorisation de construire deux fours à ciment dans l'intérieur de cette ville.

Demande du sieur Giffard (Conseil d'hygiène de Semur, 11 novembre 1864)

Le Conseil, après avoir pris connaissance des pièces relatives à cette affaire, et en particulier du plan des lieux et du procès-verbal d'enquête :

Considérant qu'aucune réclamation n'a été élevée contre la demande en question ;

Que M. le Maire de Montbard seul exprime la crainte que la fumée des fours à ciment à construire ne soit nuisible à l'hôpital qui n'en est distant que de 100 mètres ;

Considérant que cet établissement public et les usines se trouveront séparés par une vallée où règne habituellement un courant d'air qui entraînera la fumée ;

Que d'ailleurs les fours projetés doivent avoir cinq mètres d'élévation, et qu'en imposant la construction de cheminées de six mètres, on obtiendra une hauteur totale de onze mètres qui dépasse le niveau des ouvertures les plus élevées de l'hôpital;

Le Conseil est d'avis d'accorder l'autorisation demandée par M. Giffard, à la condition de surmonter ses fours de cheminées de six mètres d'élévation.

Demande des sieurs Cauzard et Bréon *(Conseil d'hygiène de Semur*, 31 janvier 1862).

Les sieurs Emile Cauzard et Jules Bréon, demeurant tous deux à Montbard, demandent l'autorisation d'établir trois fours à ciment dans la petite forge de Buffon, dont ils sont amodiataires.

Le Conseil, considérant que les fours dont il s'agit doivent être situés à une très grande distance du village de Buffon, et ne peuvent avoir aucun inconvénient, propose d'accorder l'autorisation demandée.

Demande des sieurs Lobereau et Meurgey *(Conseil d'hygiène de Semur*, 11 juillet 1862).

Les sieurs Lobereau et Meurgey demandent l'autorisation d'établir quatre nouveaux fours à ciment dans une propriété qu'ils possèdent sur le territoire de la commune de Venarey, au lieu dit *Champ-Lochez*.

Le Conseil, considérant que les fours projetés doivent être établis sur un point éloigné des habitations, et que ce projet n'a donné lieu à aucune plainte de la part des habitants, émet l'avis qu'il y a lieu d'accorder l'autorisation demandée.

Les sieurs Poirier et Ce sollicitent l'autorisation d'établir des fours à ciment aux abords de la ville de Montbard, au lieu dit *les Grandes-Planches.*

Demande des sieurs Poirier et Ce (Conseil d'hygiène de Semur, 14 mai 1864).

Le Conseil, considérant que le projet n'a donné lieu à aucune plainte de la part des habitants, et que les fours dont il s'agit doivent être placés à environ 500 mètres des habitations, d'où il suit qu'ils ne peuvent donner lieu à aucun inconvénient, émet l'avis que l'autorisation soit accordée.

M. le Sous-Préfet communique au Conseil les pièces relatives à la demande faite par les sieurs Lobereau et Meurgey, à l'effet d'être autorisés à établir des fours à ciment dans une propriété qui leur appartient, au lieu dit *sur Velars,* à proximité du cimetière de Venarey.

Nouvelle demande des sieurs Lobereau et Meurgey (Conseil d'hygiène de Semur 23 juillet 1864).

Le Conseil, après en avoir délibéré :

Vu lesdites pièces et notamment le plan des lieux, le registre d'enquête et l'avis du maire de la commune ;

Vu aussi le décret du 23 prairial an XII, sur la police des cimetières ;

Considérant que si les fours dont il s'agit étaient trop rapprochés du cimetière, il pourrait en résulter des inconvénients sérieux, au point de vue de la fumée, des explosions, etc. ;

Qu'il paraît convenable de les en éloigner de 35 mètres au moins, et de réserver ainsi une zone toujours libre et suffisante autour de ce cimetière ;

Est d'avis qu'il y a lieu d'accorder aux sieurs Lobereau et Meurgey l'autorisation qu'ils sollicitent, mais seulement à la condition expresse que leurs fours à ciment seront placés à 35 mètres au moins du parement extérieur du mur de clôture du cimetière de Venarey.

CIMETIÈRE.

Translation du cimetière de Selongey (Conseil d'hygiène de Dijon, 25 mai 1860).

M. Noirot donne lecture du rapport suivant, relatif à la translation du cimetière de Selongey :

« Monsieur le Préfet,

Par suite des réclamations qui vous sont parvenues, vous avez prescrit la translation du cimetière de Selongey. Cette mesure a rencontré une vive opposition de la part des habitants de cette commune et du Conseil municipal lui-même, à l'exception de M. le Maire qui, d'après l'autorisation que vous lui avez donnée, a traité provisoirement de l'acquisition d'un nouvel emplacement. Une enquête préalable a eu lieu à l'occasion de ce projet d'acquisition.

L'instruction de cette affaire devant être, suivant les instructions ministérielles, complétée par le rapport du médecin des épidémies de l'arrondissement et l'avis du Conseil d'hygiène, vous m'avez délégué pour faire une visite des lieux et examiner les points suivants :

1º Le cimetière de Selongey est-il insalubre eu égard à sa situation?

2º Est-il insuffisant pour les besoins du service?

3º Dans l'hypothèse de l'affirmative, les terrains acquis provisoirement par le Maire pour l'établissement du nouveau cimetière réunissent-ils les conditions exigées en pareil cas?

Première question. — Le cimetière de Selongey est-il insalubre? Rien dans les faits que nous avons recueillis ne nous a paru de nature à justifier une réponse affirmative Ce cimetière est situé sur la lisière des habitations agglomérées et dans un emplacement où la nature du sol permet de donner aux fosses la profondeur exigée par les règlements. Il est inexact qu'il s'en soit jamais exhalé d'émanations putrides. Le voisinage d'une boucherie mal tenue, et qui a été supprimée, a seul pu donner lieu à cette supposition. Enfin les maladies épidémiques qui ont régné à Selongey à diverses époques, n'ont pas été plus meurtrières dans les environs du cimetière que dans les autres parties de la commune.

Le second reproche qu'on a adressé au cimetière de Selongey, celui d'être *insuffisant,* ne nous paraît pas mieux fondé. On sait que, d'après le décret du 23 prairial an XII, les fosses doivent avoir 8 décimètres de largeur et être distantes les unes des autres de 3 à 4 décimètres sur les côtés, et de 3 à 5 décimètres à la tête et aux pieds. D'autre part, pour éviter le danger qu'entraînerait le renouvellement trop rapproché des fosses, l'ouverture de celles-ci, pour de nouvelles inhumations, ne peut avoir lieu que tous les cinq ans, de telle sorte que les terrains destinés à servir de sépulture doivent être cinq fois plus étendus que l'espace nécessaire pour y déposer le nombre présumé des morts qui peuvent y être enterrés chaque année. Or, un calcul bien simple démontre que le cimetière de Selongey est assez vaste pour satisfaire à ces exigences. Il est mort dans cette commune, pendant les cinq dernières années, 143 individus. Chaque fosse devant avoir, y compris le terrain qui la sépare des fosses voisines, 5 mètres 04 décimètres carrés, si l'on multiplie 143 par 504, on obtient le chiffre 720, c'est-à-dire que les 143 fosses occupent un espace de 7 ares 20 centiares. Quelle est l'étendue du cimetière de Selongey? Sa superficie, non compris le passage nécessaire pour conduire à l'église, était, il y a quelques années, de 11 ares 68 centiares. On en a distrait 53 centiares pour élargir la route départementale. Restent encore 11 ares 15 centiares, c'est-à-dire une surface qui excède de plus de moitié celle qui serait strictement nécessaire pour les besoins du service.

Il faut remarquer que l'excédant dont il s'agit serait beaucoup plus considérable si, au lieu d'adopter la superficie de 5 mètres 04 décimètres carrés pour toutes les fosses, on établissait une distinction entre les fosses des adultes et celles des enfants.

On a paru craindre que l'éventualité d'une épidémie ne rendît l'étendue du cimetière insuffisante; mais nous ferons observer qu'une mortalité, même considérable, quand elle est répartie sur un espace de cinq années, augmente peu le chiffre de la mortalité moyenne. On sait que lorsqu'un fléau a décimé pendant quelques mois une population, l'équilibre ne tarde pas à se rétablir par une diminution du nombre des décès pendant les années suivantes. D'ailleurs, la population de Selongey, loin d'augmenter, est depuis quelques années en voie de décroissance. Elle était de 1,650 habitants en 1846, de 1,621 en 1851, enfin, en 1856, elle est descendue au chiffre de 1,523, c'est-à-dire que dans les cinq années qui ont précédé le dernier recensement, il y a eu une diminution de 98 habitants.

Je pense donc, Monsieur le Préfet, que bien que vous ayiez décidé en principe la translation du cimetière de Selongey, la mise à exécution de cette mesure peut être ajournée sans qu'il en résulte aucun inconvénient pour la salubrité publique.

Le Conseil, après avoir entendu la lecture de ce rapport, émet l'avis suivant :

Le Conseil central de salubrité sera toujours heureux de prêter son concours à l'autorité dans une question qui intéresse aussi directement l'hygiène publique que celle de la translation des cimetières hors des villages. Néanmoins, après avoir pris connaissance du rapport de M. le docteur Noirot, relatif à la translation du cimetière de Selongey, il est d'avis que cette mesure, quoique excellente en elle-même, n'a rien d'urgent et peut être ajournée sans danger pour la santé publique.

Translation du cimetière de Genay (*Conseil d'hygiène de Semur*, 3 avril 1861).

Le Conseil d'hygiène de Semur est consulté sur le projet de translation du cimetière de la commune de Genay du lieu où il est actuellement, dans un pâtis communal appelé *Chaume-Morlot*.

Le Conseil, après avoir pris connaissance du plan et des autres pièces de cette affaire :

Considérant que, par sa situation au centre du village, ainsi que par l'imperméabilité de son sous-sol, le cimetière actuel de la commune de Genay peut présenter des inconvénients pour la salubrité publique ;

Considérant que l'emplacement choisi par la commune pour l'établissement du nouveau cimetière, bien que situé au sud-est du village, en est suffisamment éloigné ;

Considérant enfin que le terrain du nouveau cimetière présente les conditions les plus favorables pour l'établissement d'un cimetière en raison de sa complète perméabilité ;

Est d'avis que la commune de Genay soit autorisée à opérer la translation projetée, à la condition expresse, toutefois, que pour éviter les infiltrations des eaux pluviales dans les terrains situés en aval du cimetière, il sera pratiqué sur toute la circonférence de ce dernier des pierrées ou drainages profonds de deux mètres et dirigés dans le fossé du chemin vicinal.

M. le Sous-Préfet signale au Conseil un fait qui lui a paru assez grave sous le point de vue de la salubrité publique. Il s'agit de la manière vicieuse et tout à fait insalubre dont sont disposés certains caveaux au cimetière de Semur. Ainsi, tout récemment, à l'occasion de l'inhumation du corps de M. Noyon dans l'un de ces caveaux, trois cercueils ont été mis à découvert, baignés et surnageant en partie dans une eau putréfiée. Les exhalaisons fétides qui se dégageaient de ce caveau n'eussent pas permis aux fossoyeurs de terminer leur opération, si la concierge du cimetière n'eût eu la précaution de faire répandre dans ce caveau une grande quantité de chlorure de chaux.

Cimetière de Semur (*Conseil d'hygiène de Semur*, 10 octobre 1865).

Le Conseil, considérant qu'un pareil état de choses pourrait entraîner les conséquences les plus fâcheuses et compromettre très gravement la salubrité publique,

Est unanimement d'avis que l'attention de l'autorité municipale soit appelée sur le fait que vient de signaler M. le Sous-Préfet, et pense qu'il serait utile qu'à l'avenir les concessionnaires de caveaux fussent tenus de faire placer sur chaque cercueil, au fur et à mesure qu'ils seraient déposés dans ces caveaux, une pierre hermétiquement scellée et cimentée, afin que, lors des dépôts successifs qui y seraient faits, toute émanation fétide fût impossible.

COLLE (Fabrique de).

<small>Fabrique de colle claire de M. Weishardt (*Conseil d'hygiène de Dijon*, 5 janvier 1863).</small>

M. Peschart-d'Ambly donne lecture du rapport suivant :

« Le sieur Conrad Weisshardt a demandé, par une pétition en date du 4 septembre dernier, la permission de transférer, dans un clos de la contenance de cinquante ares, situé sur le bord de l'Ouche, au lieu dit *les Chartreux*, la fabrique de colle claire qu'il exploite au faubourg d'Ouche, dans un clos appartenant à M. Tardy, entre le chemin de fer et la rivière d'Ouche, et qui était établie autrefois dans le même faubourg, rue de l'Ile, dans une maison appartenant à M. Audiffred-Gillot, et joignant les Bains-Neufs, où elle avait été autorisée par un arrêté du 9 mars 1839.

La fabrique du sieur Weisshardt a été considérée comme un établissement de première classe, et sa demande en translation a été affichée pendant un mois dans les communes situées dans un rayon de cinq kilomètres.

Plusieurs oppositions ont été déposées à la Mairie de Dijon pendant l'enquête :

1° Une opposition formée par le sieur Jacquet, négociant, propriétaire de terrains importants près des Chartreux. Elle a pour motif les émanations infectes de ces sortes de fabriques ;

2° Une opposition formée par divers propriétaires, locataires et habitants du clos des Chartreux et du faubourg Rennes, au nombre de vingt-cinq. Les motifs de cette opposition sont : la mauvaise odeur et la fumée de la fabrique, les matières impures qui seront jetées dans la rivière et qui nuiront aux établissements de bains et de lavage en aval, le préjudice qui sera causé aux fruits et aux légumes;

3º Une opposition formée par divers chefs de services publics, propriétaires et habitants du voisinage, au nombre de cinquante, parmi lesquels on compte le directeur de l'Asile des aliénés, le directeur du Jardin botanique et le chef de la Gare du chemin de fer. Cette opposition est fondée sur la mauvaise odeur répandue par les matières employées à la fabrication de la colle et sur le danger résultant de la putréfaction de ces matières pour la santé publique.

Monsieur le Maire de Dijon, adoptant les motifs des opposants, a donné le 8 novembre un avis défavorable à la demande du sieur Weisshardt.

Ce dernier a produit le 25 octobre une déclaration de quatre-vingts propriétaires qui ont été ou qui sont encore voisins de sa fabrique actuelle, et qui attestent qu'elle ne leur a jamais causé aucune incommodité. Dans sa conviction que ses nouveaux voisins ne seront pas exposés à plus d'inconvénients que les anciens, il a pris l'engagement, par une lettre écrite le 4 novembre à M. le Maire, de cesser sa fabrication dès qu'il serait prouvé qu'elle est nuisible.

MM. Noirot, Billet et moi, avons visité le 29 décembre l'établissement du sieur Weisshardt, qui existe encore dans le clos de M. Tardy. La colle s'y fabrique exclusivement avec des rognures de peaux provenant des tanneries. Ces matières, dont nous avons vu une assez grande quantité en sacs, sont achetées toutes imprégnées de chaux et ne répandent absolument aucune odeur. Avant d'être employées, elles sont mises en digestion dans un bain de chaux, puis lavées dans la rivière. Elles sont ensuite soumises à l'ébullition pendant vingt-quatre heures dans des chaudières ouvertes et chauffées à feu nu. La gélatine liquide, ainsi obtenue, est coulée dans des formes, puis divisée en plaques et séchée à l'air sur des filets. Cette colle est très claire et sert uniquement à l'apprêt des étoffes.

Nous avons assisté à l'opération de la cuisson des peaux. Nous avons reconnu qu'elle ne dégage qu'une odeur insignifiante, qu'on éviterait facilement en recouvrant la chaudière d'une hotte communiquant avec la cheminée.

Le séchage de la colle doit lui-même développer très peu d'odeur. Les émanations infectes qu'on reproche généralement aux fabriques de colle forte proviennent des matières premières qu'on y emmagasine et qui entrent en putréfaction avant d'être employées. Mais il ne se produira rien de semblable ici, puisque les matières premières consisteront uniquement en rognures de peaux imprégnées de chaux et à peu près imputrescibles.

La quantité de colle que le sieur Weisshardt fabriquera annuellement sera de 12,500 kilogrammes. Elle ne dépassera pas notablement ce chiffre, parce qu'elle est limitée par les rognures de peaux qu'on peut se procurer chez les tanneurs. Le sieur Weisshardt et son frère, qui a monté récemment une fabrique à Montbard, achètent les déchets de toutes les tanneries du département.

La quantité de houille nécessaire pour cette fabrication sera très peu considérable et ne dépassera pas celle qu'on brûle dans plusieurs maisons particulières. La fumée ne sera donc pas une cause d'incommodité.

Le lavage des peaux à l'eau courante répandra une certaine quantité de chaux dans la rivière. Je ne pense pas qu'il en résulte des inconvénients sérieux ; car la chaux est employée quelquefois pour purifier les eaux, notamment celles des égouts ; mais s'il en était autrement, le sieur Weisshardt pourrait être astreint à laver ses peaux dans des réservoirs établis sur son terrain et dont l'eau ne retournerait à la rivière qu'après avoir déposé les matières tenues en suspension.

En définitive, la fabrique du sieur Weisshardt nous paraît être loin de comporter les graves inconvénients cités dans les oppositions. La meilleure preuve qu'on en puisse donner, c'est la déclaration des quatre-vingts personnes qui ont eu des propriétés voisines des emplacements où le sieur Weisshardt a déjà exercé deux fois son industrie, et qui attestent qu'elles n'ont jamais éprouvé aucune incommodité. Le grand nombre des oppositions présentées dans l'enquête s'explique par le motif qu'il existe déjà près du clos des Chartreux une fabrique de colle qui soulève des réclamations, et qu'on a cru que la nouvelle serait établie et fonctionnerait dans les mêmes conditions. Mais il n'en est rien ; la première ne se sert que d'os, et la seconde n'emploiera que des rognures de peaux.

En conséquence, nous sommes d'avis que l'autorisation sollicitée soit accordée sous les conditions suivantes :

1º Les matières premières employées pour la fabrication de la colle devront consister uniquement en rognures de peaux imprégnées de chaux ;

2º Les chaudières seront recouvertes d'une hotte mise en communication avec la cheminée ;

3º Les résidus solides de la fabrique seront enlevés quotidiennement et ne seront brûlés dans aucun cas ;

4º Le lavage des peaux à l'eau courante dans l'Ouche ne pourra se faire qu'autant qu'il ne nuira pas aux propriétés et aux établissements en aval. Dans le cas où il serait reconnu qu'il est nuisible, il devra s'opérer dans des réservoirs dont l'eau ne sera rendue à la rivière qu'après avoir déposé les matières tenues en suspension. »

Les conclusions de ce rapport sont adoptées.

Les sieurs Genglaire et Weisshardt sollicitent l'autorisation d'établir une fabrique de colle claire et de colle forte dans une propriété dite *le Battoir*, appartenant à M. Boursot père, située rue de la Colombière à Dijon.

Demande des sieurs Genglaire et Weishard (Conseil d'hygiène de Dijon, 30 novembre 1863).

Le Conseil, après avoir pris connaissance des pièces de l'enquête :

Considérant que les fabriques de colle forte ont été placées, par l'ordonnance du 15 octobre 1820, dans la première classe des établissements incommodes ou insalubres qui ne peuvent être autorisés qu'autant qu'ils seraient situés à une certaine distance des habitations environnantes;

Considérant que dans le cas particulier cette distance est insuffisante,

Emet l'avis que l'autorisation soit refusée.

M. Billet donne lecture du rapport suivant :

« Le sieur Chapuis-Bertrand est le propriétaire actuel de la fabrique de phosphore créée et autorisée il y a bientôt vingt ans au quartier du Chinois.

Fabrique de colle forte de M. Chapuis (Conseil d'hygiène de Dijon, 24 octobre 1864).

» Les os calcinés sont, on le sait, la matière première de cette industrie. Si dans le principe on livrait à la calcination les os tels que les recueille le commerce, perdant ainsi la matière organique qui s'y trouve contenue, il faut aujourd'hui en extraire d'abord la graisse et la gélatine qui, associées à l'élément minéral, en constituent la substance.

» Jusqu'à ces derniers temps, pour l'usine de

Dijon, cette double extraction qui précède comme auxiliaire celle du phosphore, s'exécutait dans l'usine de M. Bargy, contiguë à celle de M. Chapuis, qui recevait même ses os tout calcinés et ainsi tout prêts à subir les préparations spéciales à la fabrication du phosphore.

» Les circonstances actuelles obligent M. Chapuis à cumuler avec sa fabrication principale ces opérations accessoires. Il a donc dû réclamer l'autorisation de faire lui-même et chez lui ce qui, jusqu'à présent, se faisait à côté de son usine.

» Cette demande qui semble au premier abord toute simple et toute naturelle, puisqu'en supposant que le voisin diminue d'autant sa fabrication, elle consisterait à déplacer de quelques mètres et à pratiquer dans des engins probablement meilleurs une industrie déjà existante et autorisée, a cependant soulevé de nombreuses et graves oppositions qui tiennent, sans doute, et à l'importance qu'ont prise les quartiers avoisinants, et à ce que l'on connaît mieux, pour les avoir subis, les inconvénients que peuvent présenter, quand on n'y prend pas des soins extrêmes, ces sortes d'usines.

» Les principaux inconvénients à redouter, sont :

» 1° La mauvaise odeur des dépôts d'os ;

» 2° Les exhalaisons nauséabondes ou buées qui peuvent s'échapper soit des cuves où se fait successivement le départ de la graisse et de la gélatine, soit des os quand on les retire tout chauds de ces cuves ;

» 3º Les gaz infects de la calcination des os;

» 4º La production d'eaux grasses plus ou moins abondantes qu'on peut être tenté de laisser s'écouler à l'air libre, ou bien, dans le cas actuel, de jeter directement dans la rivière.

» Voici maintenant les moyens de conjurer, ou tout au moins d'atténuer grandement ces inconvénients

» 1º La mauvaise odeur est surtout à redouter de la part des os dits *verts,* qui, fournis par les boucheries et les équarrissoirs, sont accompagnés de lambeaux de chair crue aisément putréfiables. Elle est moins à craindre pour les os cuits et mieux dépouillés de chair qui se recueillent dans les ménages. Elle peut même disparaître chez ces derniers os quand ils sont bien secs, et, qu'évitant d'en faire de grandes provisions, on les place dans des hangars bien aérés. Or, le demandeur s'engage à n'employer que ces derniers os;

» 2º On se débarrasse des buées qui accompagneraient l'extraction de la graisse et celle de la gélatine, en pratiquant ces deux opérations en vases clos.

» Dans l'usine qui nous occupe, les os seront placés dans des cylindres à mailles, et ces cylindres reçus dans une grande caisse bien fermée où arrivera un jet de vapeur. Pendant que les os perdront ainsi leur graisse par fusion, les cylindres tourneront sur eux-mêmes de manière à subir un échauffement plus uniforme. On obtiendra au fond du vase la graisse, et au-dessous une eau de condensation. L'évacuation de cette eau et de la graisse surnageant, se fera rapidement sous l'impulsion de la vapeur, par un robinet inférieur. Enfin les os dégraissés extraits d'un seul coup de cette première caisse, passeront rapidement, quand on ouvrira les portes des cylindres, dans l'autoclave où, baignés dans une eau suffisante et portés par la vapeur à environ 150 degrés, ils fourniront leur gélatine à l'état de dissolution.

» On voit donc que les seules buées à craindre sont celles intermittentes qui accompagneront le passage des os du premier vase au second, et surtout celles plus durables qui se dégageront des os quand, sortis tout chauds de l'autoclave, ils auront à se refroidir. On les rendra inoffensives si ces opérations, et surtout la dernière, sont pratiquées sous une vaste hotte, s'embranchant sur la cheminée principale de l'usine, ou mieux encore si les os, à leur sortie de l'autoclave, sont desséchés rapidement dans une étuve ;

» 3° La calcination des os n'est infecte qu'à cause des matières organiques insolubles ou infusibles, distinctes de la graisse et de la gélatine, qu'ils conservent inévitablement. On peut la rendre inoffensive en versant les gaz qu'elle produit dans un foyer où leur combustion soit complète. Pour le moment, M. Chapuis se propose de l'effectuer loin de la ville, dans un lieu isolé, pour lequel, d'ailleurs, il aura à se pourvoir d'une autorisation ;

mais il ne désespère pas de pouvoir opérer la combustion de ces gaz dans les parties si chaudes que lui offre son fourneau d'extraction du phosphore, ce qui lui permettrait de réunir dans sa fabrique cette calcination aux autres opérations ;

» 4° En retirant la graisse pour ainsi dire à sec et par l'action seule de la vapeur, les eaux grasses sont peu abondantes. M. Chapuis n'évalue leur volume qu'à un mètre cube par jour. Quelque faible que soit ce chiffre, que d'ailleurs la Commission ne saurait garantir, il ne serait pas prudent, surtout l'été et aux basses eaux de la rivière, d'y jeter directement ces eaux grasses. Nous estimons qu'elles doivent n'y arriver qu'indirectement et après avoir été reçues dans un puits perdu assez distant de la rivière pour qu'elles n'y arrivent qu'épurées par la filtration à travers le sol.

» Le Conseil de salubrité était mis, par la demande du sieur Chapuis, dans une situation vraiment délicate, qui lui commandait un examen très attentif de cette affaire et qui expliquera l'étendue de ce rapport. Il ne s'agissait pas, en effet, d'une industrie qui se forme et qui vient s'installer de toutes pièces dans des lieux non encore envahis par des usines, mais bien d'une industrie toute fondée qui, compromise par le manque de ses matières premières, est obligée de les produire pour continuer à vivre, et qui demande à les produire à peu près à l'endroit où elles se produisaient jusqu'à ce jour. Il y avait là une situation industrielle digne d'intérêt et une occasion pour le Conseil de concilier par de prudentes prescriptions les deux intérêts presque toujours opposés qu'il a mission de concilier, à savoir, d'une part celui de l'industrie qui est une source de richesses pour le pays, et de l'autre celui de la salubrité publique qui est le premier intérêt d'une cité. Il espère que ce double but sera atteint, si la fabrication nouvelle qui vient se juxtaposer à celle du phosphore, est soumise aux prescriptions suivantes :

» 1º Les os employés par le demandeur consisteront uniquement en os secs ;

» 2º La quantité d'os emmagasinés ne devra pas dépasser 30,000 kilogrammes ;

» 3º Les os sortant de la chaudière autoclave devront être immédiatement enlevés de l'établissement, ou dans le cas où ils devraient y séjourner pour y être calcinés plus tard, on devra les dessécher rapidement dans une étuve après leur sortie des autoclaves, et faire passer la vapeur sortant de cette étuve dans le tuyau de la cheminée du four à carboniser ;

» 4º Les eaux grasses seront versées dans un puits perdu assez vaste, auquel le demandeur sera tenu de restituer les propriétés absorbantes, si par hasard il venait à s'engorger ;

» 5º L'endroit où la dissolution de gélatine sera concentrée par évaporation sera dallé avec une pente qui permette aux eaux versées dans une rigole d'aboutir dans le puits perdu ;

» 6° Aucun des résidus de l'évaporation de la gélatine ne sera brûlé dans l'établissement. »

Les conclusions de ce rapport sont adoptées.

Le Conseil d'hygiène de Semur réuni pour statuer définitivement sur la demande du sieur Weishardt, tendant à obtenir l'autorisation d'établir au lieu dit *la Ferme-de-Saint-Pierre*, territoire de Montbard, une fabrique de colle forte, entend la lecture du rapport de la Commission chargée de visiter les lieux.

Ce rapport est ainsi conçu :

Demande du sieur Weishardt (*Conseil d'hygiène de Seurre,* 19 nov. 1862).

« MESSIEURS,

» Conformément à votre délibération du 10 de ce mois, votre Commission s'est transportée le 14 à Montbard, à la ferme de Saint-Pierre, où, assistée de M. le Maire, et en présence du sieur Weishardt, elle a procédé à un examen attentif et minutieux des lieux, a pris, auprès du sieur Weishardt, les renseignements les plus détaillés, tant sur les divers procédés employés dans la fabrication de la colle forte que sur la nature des matériaux mis en usage, ainsi que sur les diverses préparations auxquelles ces matériaux sont soumis.

» Après un mûr examen, votre Commission est demeurée convaincue que ces diverses opérations ne pouvaient présenter le moindre danger pour la salubrité publique, lors même qu'elles auraient lieu au centre des habitations ; que, dans ce cas, elles ne pourraient être qu'incommodes par l'odeur qui s'exhale des chaudières ; mais qu'en raison de l'isolement complet où se trouve la ferme de Saint-Pierre, et surtout la grande distance qui la sépare des habitations les plus rapprochées de la ville de Montbard, la fabrique projetée ne peut, en aucune façon, présenter le plus léger inconvénient.

» Par ces motifs, votre Commission a été unanimement d'avis que l'autorisation demandée par le sieur Weishardt lui soit accordée. »

Le Conseil, adoptant à l'unanimité l'avis de sa Commission, adopte ses conclusions.

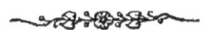

CORROIRIE. (Voyez Tannerie.)

CUIRS (Séchoirs pour les).

Demande du sieur Douge
(*Conseil d'hygiène de Dijon*, 21 mars 1862)

Le sieur Claude Douge, tanneur à Dijon, demande l'autorisation d'établir un séchoir pour les cuirs fabriqués au sel ou à l'alun, dans sa propriété située rue de l'Isle, sur le bord de la fausse rivière d'Ouche.

Le Conseil, après avoir entendu le rapport verbal de M. le docteur Sédillot qui s'est rendu sur les lieux et a recueilli les renseignements nécessaires, émet l'avis que l'autorisation soit accordée, mais à la condition : 1° que le séchoir sera clos ; 2° que le hangar sera dallé ou bitumé, avec une pente suffisante.

CURAGE

M. le Sous-Préfet communique au Conseil une lettre de M. le Maire de la ville de Beaune, demandant l'avis du Conseil d'hygiène sur l'opportunité du curage de la Bouzaize.

Curage de la Bouzaize (Conseil d'hygiène de Beaune, 30 août 1865).

Le Conseil, après mûre délibération, considérant : 1° que dans ce moment l'état sanitaire des habitants est excellent ; 2° que la température est peu élevée ; 3° que si on attendait, les eaux, en grandissant, pourraient gêner et peut-être rendre impossible un travail nécessaire et qui doit être promptement terminé, est d'avis que le curage de la Bouzaize peut se faire dans un bref délai, mais il croit utile de prendre certaines précautions :

1° Pour la partie de la rivière du fossé Saint-Martin au moulin de la ville, les boues seraient enlevées directement par les voitures ;

2° Sous aucun prétexte elles ne séjourneraient sur la place Fleuri ; elles seraient enlevées de suite ;

3° Les boues liquides de l'abattoir ne pourraient rester en dépôt plus de trois jours sur le fossé, elles seraient enlevées aussitôt que leur état de cohésion le permettrait;

4° Dans la partie qui s'étend de l'abattoir au chemin de fer, la rivière étant éloignée des habitations, le curage ne donne lieu à aucune considération particulière autre que la brièveté du délai.

DISTILLERIES.

Demande du sieur Quenot-Belin (Conseil d'hygiène de Dijon, 8 décemb. 1860).

Le sieur Quenot-Belin, domicilié à Auxonne, demande l'autorisation d'établir une distillerie agricole de betteraves d'après le système Champonnois, dans les propriétés qu'il exploite lieu dit au *Clair-Bois*, commune de Bressey-sur-Tille.

Le Conseil, après avoir examiné le plan et les autres pièces de l'enquête, et avoir entendu le rapport verbal de M. le docteur Noirot, qui s'est rendu sur les lieux avec M. Ladrey,

Considérant que l'établissement dont il s'agit est isolé et à un kilomètre au moins des habitations les plus voisines, et que, d'après le système de distillation adopté, aucun liquide ne s'écoule au dehors,

Emet l'avis que l'autorisation soit accordée.

Demande du sieur Muller et C⁰ (Conseil d'hygiène de Dijon, 4 janvier 1862).

Le sieur Muller et Cie sollicitent l'autorisation d'établir une distillerie en remplacement du battoir à blé qui existait à côté du moulin de Genlis, et qu'ils ont loué de M. Vérollot.

Le Conseil donne un avis favorable aux pétitionnaires.

Les sieurs Gaillard et Dessirier, négociants à Auxonne, ont demandé l'autorisation d'établir aux Granges, près d'Auxonne, sur un terrain qui leur appartient, une distillerie agricole, d'après le système Champonnois. *Demande des sieurs Gaillard et Dessirier (Conseil d'hygiène de Dijon, 21 octobre 1862).*

Le Conseil est d'avis que l'autorisation soit accordée.

M. Hippolyte Chagot, propriétaire à Paris, demande l'autorisation de transférer sur la commune d'Arc-sur-Tille, dans une propriété appelée *le Clos Menessard,* une des distilleries de betteraves qu'il possède à Couternon. *Demande de M. H. Chagot (Conseil d'hygiène de Dijon, 15 janvier 1863).*

Le Conseil émet l'avis que l'autorisation soit accordée, mais à la condition que la distillerie dont il s'agit sera établie d'après le système Champonnois.

M. Viallanes, au nom d'une commission composée de MM. Suisse, Ladrey, Peschart d'Ambly et Viallanes, donné lecture d'un rapport dans lequel il indique les moyens de faire cesser les plaintes qui ont été adressées à l'autorité au sujet de la distillerie Abel Bresson, actuellement exploitée par MM. Boillon, Blondeau et Cie. *Plaintes contre la distillerie Bresson (Conseil d'hygiène de Dijon, 30 mai 1863).*

En conséquence de ce rapport, le Conseil émet l'avis de répondre à M. le Préfet qu'on peut autoriser MM. Boillon, Blondeau et Cie à continuer les opérations de leur distillerie, mais aux conditions suivantes, qui mettront un terme aux justes plaintes qui s'étaient élevées contre cet établissement :

1º Les foudres dans lesquels les matières féculentes sont traitées par l'acide sulfurique pour être transformées en glucose, seront hermétiquement fermés à l'aide de couvercles auxquels seront adaptés des tuyaux destinés à conduire les vapeurs dans le foyer de la machine où elles seront brûlées;

2º La chaux carbonatée qui aura servi à la saturation de l'acide sulfurique en excès et tous les résidus des matières organiques qui auront servi à la production de la matière sucrée, seront versés avec les vinasses dans de vastes bassins en maçonnerie où on les laissera déposer;

3º Les vinasses seront enlevées de ces bassins à l'aide de pompes et transportées dans des foudres pour servir ainsi indéfiniment à de nouvelles opérations;

4º Les dépôts égouttés seront chargés sur le canal et envoyés, comme engrais, à une ferme dont MM. Boillon et Blondeau sont amodiataires.

Demande des sieurs Lagoutte aîné et Lejay (Conseil d'hygiène de Dijon, 11 septembre 1853).

Le secrétaire donne lecture d'une pétition par laquelle MM. Lagoutte aîné et Lejay demandent l'autorisation de continuer d'exploiter la fabrique de liqueurs qu'ils ont établie à Dijon, rue Saint-Nicolas, 102, et rue Saint-Martin, 6, sans être pourvus de l'autorisation nécessaire

Le Conseil, après avoir pris connaissance du plan des lieux et des pièces de l'enquête :

Considérant que les distilleries et les fabriques de liqueurs présentent des dangers permanents d'incendie, principalement lorsqu'elles sont établies dans des maisons qui n'ont pas été construites pour cette destination;

Que l'incendie de la distillerie Abel Bresson, renouvelé cette année, et divers accidents survenus chez des fabricants de liqueurs de cette ville, sont des avertissements que le Conseil doit prendre en sérieuse considération;

Qu'au danger d'incendie se joignent les inconvénients qui résultent des odeurs dégagées par les matières distillées ou par les résidus, inconvénients auxquels il est presque impossible de parer d'une manière complète dans l'intérieur d'une ville et au centre d'un quartier populeux,

Est d'avis, à l'unanimité des membres présents, que l'autorisation sollicitée par les sieurs Lagoutte et Lejay soit refusée.

M. Ladrey rend compte de la visite qu'il a faite avec M. le docteur Noirot de la distillerie établie à Varanges (canton de Genlis), par M. Bonault Cette usine, destinée à la préparation de l'alcool au moyen de la betterave, fonctionne depuis deux années. Elle est établie au centre de la propriété de M. Bonault, loin du village et dans le voisinage d'un cours d'eau assez considérable. Elle est montée dans d'excel-

Demande des sieurs Jourdhuy et Bonault (Conseil d'hygiène de Dijon, 17 février 1865).

lentes conditions et ne peut donner lieu, d'après le système suivi pour la fermentation, la distillation des flegmes et l'emploi des résidus, à aucun inconvénient. La Commission est d'avis que l'autorisation sollicitée par M. Bonault lui soit accordée.

Cette proposition est adoptée.

M. Ladrey fait connaître ensuite les résultats de la visite qu'il a également faite avec M. le docteur Noirot de la distillerie établie à Genlis, sous la direction de M. Jourdhuy.

L'usine de M. Jourdhuy est plus considérable que la précédente. Les constructions nécessitées par son installation ne sont pas encore terminées. Cependant, pour utiliser la campagne actuelle, on a commencé dès le 15 janvier à faire fermenter des betteraves et à distiller le produit de cette fermentation. M. Jourdhuy nous a déclaré qu'il pensait également utiliser pour la fabrication de l'alcool d'autres matières, et en particulier des pommes de terre.

Il est difficile d'apprécier, dans l'état où se trouve actuellement l'établissement, ce qu'il sera après son complet achèvement. Cependant il est possible d'imposer dès maintenant à M. Jourdhuy des conditions dont il faudra vérifier l'exécution après l'achèvement des constructions.

M. Jourdhuy nous a dit qu'il était dans l'intention de faire construire une citerne assez vaste pour recueillir tous les résidus solides et liquides provenant de son usine. Cette citerne doit être disposée de manière à permettre la facile séparation des parties solides et des parties liquides.

Ces différentes parties seront extraites de la citerne à mesure des besoins pour être utilisées comme engrais.

L'exécution de ces travaux obvierait à tous les inconvénients que peut présenter l'accumulation des résidus, et il est urgent qu'ils soient promptement achevés, si le fonctionnement de l'usine doit continuer après l'achèvement de la fermentation des betteraves.

Votre Commission vous propose donc de décider que l'établissement de M. Jourdhuy peut être autorisé, mais à la condition qu'il fera exécuter, *dans le plus bref délai,* les travaux nécessaires pour recevoir les résidus solides et liquides provenant des opérations. Il lui sera absolument interdit de faire écouler directement, même d'une manière intermittente, ces résidus sur les terres avoisinant la distillerie.

Une Commission ira visiter les constructions projetées, dès qu'elles seront terminées, afin de constater si elles remplissent convenablement l'objet auquel elles sont destinées.

Ces conclusions sont adoptées.

M. Ladrey donne lecture du rapport suivant :

« Conformément à la lettre de M. le Préfet en date du 25 avril dernier, une Commission composée de MM. Billet, Suisse et Ladrey, s'est rendue chez M. Lagoutte, liquoriste, rue Saint-Nicolas, 102, à

Distillerie du sieur Lagoutte (*Conseil d'hygiène de Dijon,* 25 août 1865).

Dijon, à l'effet de visiter cet établissement, de vérifier l'état dans lequel sont construits les fourneaux et cheminées, et de fixer les conditions qui doivent être imposées.

» Nous avons examiné avec le plus grand soin la disposition générale des lieux, les alambics servant à la distillation, et la cheminée qui dessert les fourneaux.

» Cet examen nous a montré que la cheminée et les fourneaux étaient construits et établis dans de bonnes conditions.

» Les résidus sont reçus dans un puisard étanche, situé au milieu de la cour, et que l'on vide chaque fois que cette opération est nécessaire.

» La chambre où l'on distille est séparée des magasins d'alcool. Ceux-ci ont des ouvertures et des portes de dégagement tout à fait indépendantes.

» Les seules modifications que nous croyons devoir être prescrites sont les suivantes :

» 1° Le récipient oblong qui sert de réfrigérant sera déplacé et disposé de telle sorte que son plus grand diamètre soit parallèle à la direction des fourneaux. Le tube d'écoulement de l'alcool se trouvant à l'opposé desdits fourneaux et vis-à-vis la porte de la distillerie ;

» 2° Un œil-de-bœuf sera pratiqué dans la cloison qui donne sur le corridor séparant le laboratoire des bureaux. L'éclairage de ce laboratoire ne pourra être fait que par une lampe placée dans cet œil-de-bœuf, lequel sera, du côté de la distillerie, fermé par une vitre.

» Le sieur Lagoutte devra informer immédiatement l'administration des changements et agrandissements qu'il pourrait introduire dans son établissement. »

Les conclusions de ce rapport sont adoptées.

Demande des frères Samuel, négociants à Saint-Jean-de-Losne, relative à l'établissement d'une distillerie à vapeur, à la ferme de l'Abbayotte, commune de Saint-Usage.

Le Conseil d'hygiène, après avoir examiné :

1° La pétition par laquelle les frères Samuel demandent à M. le Préfet de la Côte-d'Or l'autorisation d'établir une distillerie à la ferme de l'Abbayotte ;

2° Le procès-verbal de l'enquête *de commodo et incommodo*, ouverte le 30 septembre et fermée le 30 octobre 1860, qui ne contient aucune opposition ;

3° L'avis du maire de Saint-Usage, qui est favorable ;

4° Le plan des lieux ;

Considérant que cette distillerie ne peut causer ni insalubrité ni incommodité, est d'avis que l'autorisation demandée par les frères Samuel leur soit accordée.

Distillerie à vapeur des frères Samuel (Conseil d'hygiène de Beaune, 30 octobre 1860).

Le sieur Glantenay demande à établir une distillerie de marcs de raisins à Auxey-le-Grand,

Demande du sieur Glantenay (Conseil d'hygiène de Beaune, 7 octobre 1861).

Le Conseil, après avoir examiné le dossier :

Considérant que l'avis du Maire est favorable, et que la distillerie dont il s'agit ne peut être une cause ni d'insalubrité ni d'incommodité, est d'avis que l'autorisation soit accordée.

Demande du sieur Riget (*Conseil d'hygiène de Beaune,* 20 août 1862).

M. le Sous-Préfet donne lecture des pièces concernant la pétition du sieur Adam-Riget (Jean-Baptiste), domicilié à Chassagne, demandant l'autorisation d'établir une distillerie de marcs de raisins dans la propriété du sieur Rateau, portant le n° 65 de la section A du plan cadastral.

Le Conseil, ayant examiné :

1° La demande du sieur Adam-Riget (Jean-Baptiste) ;

2° Le procès-verbal de l'enquête *de commodo et incommodo*, ne relatant que l'opposition du sieur Bligny-Marinot (Jean), s'appuyant sur ce que :

« 1° Le ruisseau venant de Gamay lui amène des
» eaux dont il a le plus grand besoin, attendu qu'il
» n'en a pas d'autre à sa disposition, et que si la dis-
» tillerie est établie sur le cours du ruisseau, il lui
» sera impossible de se servir de l'eau ;

» 2° Que sa maison d'habitation étant assez rap-
» prochée de l'endroit où l'on veut établir la distil-
» lerie, il pourrait fort bien arriver que la mauvaise
» odeur répandue par cet établissement fût nuisible
» à la santé de sa famille. »

3° Le certificat d'affiche de cette enquête, ouverte le 22 juin et close le 15 juillet 1863 ;

4° Le plan des lieux ;

Considérant que, avec certaines précautions, cet établissement ne peut être ni insalubre ni incommode, est d'avis que l'autorisation demandée par le sieur Adam-Riget soit accordée, en réservant les droits des tiers ; de plus, le demandeur ne jettera pas ses résidus dans le cours du ruisseau, et élèvera sa cheminée à 5 mètres plus haut que la maison la plus rapprochée.

M. le Sous-Préfet soumet au Conseil les pétitions de plusieurs industriels qui demandent l'autorisation d'établir des distilleries de marcs de raisins, savoir : le sieur Sirugues, à Argilly ; le sieur Latour-Lécheneau, à Pommard ; le sieur Patin, à Auxey-le-Grand ; le sieur Ribault, au hameau de Melin ; et le sieur Lochardet, à Volnay.

Demandes des sieurs Sirugues, Latour-Lécheneau, Patin, Ribault, Lochardet (*Conseil d'hygiène de Beaune*, 3 décembre 1861, 13 mars 1862, 5 juin 1862, 24 juillet 1862, 15 octobre 1863).

Le Conseil émet l'avis que ces différents établissements soient autorisés purement et simplement.

Il est seulement enjoint au sieur Ribault de construire une cheminée dépassant de 5 mètres la hauteur du toit.

Le Conseil, après avoir examiné :

1° La pétition du sieur Champion (Pierre), demandant l'autorisation d'établir une distillerie de marcs de raisins à Saint-Romain ;

2° Le procès-verbal de l'enquête *de commodo et incommodo*, ouverte le 13 septembre 1863 et close le 3 octobre, renfermant trois oppositions basées :

Distillerie Champion (*Conseil d'hygiène de Beaune*, 15 octobre 1863).

1° Sur la mauvaise odeur répandue par l'usine ;

2° Sur l'encombrement de la voie publique par les résidus de la distillerie ; 3° enfin sur ce que tous les résidus, eaux, marcs, etc., ont corrompu l'eau de la fontaine voisine ;

3° L'avis du maire opposé au maintien d'une distillerie qui ne possède aucun emplacement pour déposer ses résidus ;

4° Le plan des lieux ;

Considérant que par sa position cette distillerie est une cause d'incommodité et d'insalubrité, est d'avis que l'autorisation de continuer son travail soit retirée au sieur Champion.

DRAINAGE.

Du drainage au point de vue de l'hygiène (*Conseil d'hygiène de Châtillon*, 2 janvier 1861).

Le Conseil d'hygiène de Châtillon pense que le drainage, encouragé au point de vue de l'agriculture, pourrait être recommandé pour l'assainissement d'une foule de contrées où les fièvres paludéennes sont endémiques, et dont les populations sont la proie d'épidémies périodiques On pourrait citer en première ligne les territoires de Villers-Patras, Riel-les-Eaux, Autricourt, Grancey-sur-Ource, etc.

DROGUISTES.

M. Couvreux, vice-président du Conseil d'hygiène de Châtillon, appelle l'attention de l'assemblée sur la vente par les droguistes de certaines substances toxiques dont l'emploi est dangereux, et expose qu'il serait désirable que les droguistes fussent astreints à l'accomplissement des formalités imposées aux pharmaciens pour la vente de ces mêmes substances.

Vœu relatif à la vente des substances toxiques par les droguistes (Conseil d'hygiène de Châtillon, 12 juillet 1862).

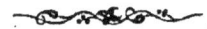

EAU DE JAVELLE (Fabrique d').

M. Ladrey donne lecture du rapport suivant :

« Le sieur Viaux (Edouard), demeurant à Dijon, a demandé à M. le Préfet l'autorisation d'établir une fabrique d'eau de javelle dans une propriété appartenant au sieur Beuchot, et située *au Chinois*.

Demande du sieur Viaux (Conseil d'hygiène de Dijon, 25 août 1865).

Les établissements de cette nature sont, par suite d'une décision récente, placés, quelle que soit leur importance, dans la seconde classe ; mais à l'époque de la pétition du sieur Viaux, les fabriques d'eau de javelle étaient rangées dans la première classe, lorsque la fabrication s'opérait en grand.

Par suite de cette circonstance, il a été procédé,

sur la demande du sieur Viaux, à une enquête d'un mois à Dijon et dans les communes voisines. Aucune opposition n'a été formée pendant cette enquête; seulement plusieurs habitants de la commune de Longvic ont exprimé le désir qu'il fût interdit au pétitionnaire de jeter ou verser dans la rivière d'Ouche aucune matière pouvant nuire à la conservation et à la multiplication du poisson, et en même temps compromettre la salubrité publique.

En présentant cette observation, appuyée par M. le Maire de Longvic, les habitants de cette commune étaient surtout préoccupés des conséquences d'autres faits sur lesquels le Conseil d'hygiène a plusieurs fois appelé l'attention de l'administration. Du reste, ils ne formulent aucune opposition contre la demande elle-même; et, comme nous l'avons constaté, les intérêts qu'ils désirent sauvegarder ne seront nullement compromis par la nouvelle fabrique.

J'ai visité, avec M. le docteur Sédillot, le local dans lequel le sieur Viaux se propose de s'installer. Les travaux de cette installation sont presque achevés, et les appareils ont déjà fonctionné à titre d'essai.

L'opération qui s'y pratique a pour but la préparation de l'eau de javelle. Elle est très simple et exige peu de place. Nous ne voyons pas qu'il y ait lieu de faire aucune objection contre l'établissement de cette industrie nouvelle pour notre ville.

Il résulte de nos observations qu'en autorisant le sieur Viaux, on doit lui faire les injonctions suivantes :

1° La pièce dans laquelle sont placés les appareils à chlore et la cuve contenant la dissolution alcaline, sera dallée, afin de pouvoir être facilement lavée et entretenue en bon état de propreté;

2° Dans cette pièce il sera établi, au-dessus desdits appareils et de la cuve, une hotte surmontée d'une cheminée d'appel assez élevée pour dominer l'habitation du préposé à l'octroi, située dans le voisinage ;

3° Lorsqu'il achèvera de clore cette pièce, le sieur Viaux ménagera, à la partie inférieure de la cloison située en face des appareils, des ouvertures fermant par des trappes mobiles et devant servir à produire un appel de l'air extérieur, et à favoriser le renouvellement de l'atmosphère de la pièce;

4° Les résidus provenant de la préparation du chlore seront, à mesure de leur extraction, transportés hors de la fabrique. Le sieur Viaux s'engage à les faire conduire, comme il a déjà fait pour les premières opérations, dans un terrain à lui appartenant, loin de la ville, au milieu de carrières abandonnées. Il ne devra, en aucun cas, les déposer sur la voie publique, et s'il cherche à les utiliser plus tard, ou s'il les fait porter ailleurs, il devra en informer immédiatement l'autorité supérieure.

Nous croyons donc devoir proposer au Conseil de décider qu'il y a lieu d'accorder l'autorisation demandée par le sieur Viaux, en lui imposant les conditions que nous venons d'indiquer. »

Les conclusions de ce rapport sont adoptées.

EAU SULFUREUSE ARTIFICIELLE.

Demande du sieur Pouillet (*Conseil d'hygiène de Dijon*, 25 mai 1860).

Le secrétaire donne lecture d'une circulaire par laquelle M. le Ministre de l'agriculture et du commerce annonce que l'Académie de médecine a revêtu de son approbation une formule concernant une poudre au sulfure de calcium destinée à la préparation de l'eau sulfureuse artificielle.

Le Conseil décide que cette circulaire sera portée à la connaissance des membres composant la commission d'inspection des pharmacies, et qu'elle sera déposée dans ses archives.

Même sujet (*Conseil d'hygiène de Beaune*, 17 avril 1860).

M. le Président du Conseil d'hygiène de l'arrondissement de Beaune communique à cette assemblée la demande du sieur Marcellin Pouillet, de Paris, réclamant l'application du décret du 3 mai 1850 sur les remèdes nouveaux et utiles, à la formule d'une poudre de sa composition destinée à la préparation instantanée de l'eau sulfureuse artificielle. La base de cette poudre est le sulfure de calcium. D'après la déclaration de l'Académie de médecine, qui a reconnu que cette poudre réunissait les conditions d'utilité et de nouveauté prescrites par le décret précité, M. le Ministre de l'agriculture et du commerce a, par arrêté du 7 mars dernier, approuvé la formule qui sera publiée dans le bulletin de l'académie, en attendant qu'elle soit insérée dans la nouvelle édition du *Codex*. En conséquence, à partir de cette publication provisoire, la poudre de sulfure de calcium de M. Pouillet sera librement vendue par les pharmaciens sur la prescription des médecins et à titre de préparation officinale.

M. le Sous-Préfet donne connaissance à l'Assemblée d'une lettre en date du 5 avril courant par laquelle M. le Préfet fait connaître que, par arrêté du 7 mars précédent, M. le Ministre de l'agriculture a approuvé la formule d'une poudre de la composition de M. Marcellin Pouillet, dont la base est le sulfure de calcium, et qui est destinée à la préparation instantanée de l'eau sulfureuse artificielle.

Même sujet (*Conseil d'hygiène de Semur*, 17 avril 1860).

Cette formule sera publiée dans le bulletin de l'Académie impériale de médecine, en attendant qu'elle puisse être insérée dans une nouvelle édition du *Codex*; et, à partir de cette publication provisoire, la poudre au sulfure de calcium, pour eau sulfureuse artificielle destinée à être prise en boisson, sera librement vendue par les pharmaciens, à titre de préparation officinale, sur les prescriptions des médecins.

EAUX.

Eaux de Pernant (Conseil d'hygiène de Beaune, 17 novembre 1862).

M. Henri de Chalonges, propriétaire à Pernant, ayant adressé à M. le Sous-Préfet des observations relatives à la mauvaise qualité des eaux de Pernant qui, suivant lui, aurait été la cause d'une épidémie de fièvre typhoïde qui avait régné peu de temps auparavant dans cette commune, le Conseil d'hygiène a nommé une commission chargée d'étudier cette question.

Cette Commission a présenté le rapport suivant :

« La Commission chargée d'examiner l'état des eaux de la commune de Pernant et de rechercher l'influence qu'elles peuvent avoir sur l'état sanitaire général de la localité, s'est transportée le 7 novembre 1862 au village de Pernant, pour étudier l'état des choses et répondre aux diverses questions qui lui ont été posées.

Cette Commission a vu une fontaine dont l'eau est excellente, mais en faible quantité; un lavoir public placé au-dessous de cette fontaine, qui ne lui donne qu'un maigre filet d'eau.

L'eau, dans le lavoir, prend une odeur savonneuse désagréable, et est blanchie par le savon. De là, elle s'écoule par des conduits souterrains, vient de temps en temps se montrer au dehors et alimenter des auges ou des lavoirs.

Au milieu du village, près de l'église, la quantité

de liquide qui coule dans le conduit est à peu près double de ce qu'elle était au sortir de la fontaine supérieure. D'où cela vient-il? Peut-être les travaux recevant l'eau qui s'écoule de la montagne (car il n'y a pas de source proprement dite) sont-ils insuffisants; ou bien le niveau de l'eau dans la fontaine est-il trop élevé pour que toute l'eau débitée par le canal puisse arriver à l'extérieur, ce qui la forcerait à se déverser latéralement? Peut-être encore le canal qui emmène l'eau provenant du lavoir supérieur rencontre-t-il dans son parcours de nouvelles infiltrations qui viennent augmenter le volume d'eau qu'il renferme? Que ce soit l'une ou l'autre de ces causes, ou plusieurs d'entre elles qui fassent varier la quantité d'eau qui s'écoule au dehors, ce n'est que par des recherches bien conduites, en étudiant ce qui se passe quand on hausse ou baisse le niveau de la fontaine, qu'un habile ingénieur hydraulique arrivera à une solution.

Il est certain que si la fontaine donnait une veine liquide plus considérable, l'eau séjournerait moins dans les lavoirs, débarrasserait les conduits des débris qui s'attachent à leurs parois, et la mauvaise odeur serait de beaucoup diminuée, mais elle ne disparaîtra jamais complétement. Si une pluie venait augmenter le débit de la source, elle agirait de la même manière.

La rue principale du village offre une pente considérable; la chaussée, bombée au centre, est formée de pierres cassées. Des deux côtés une rigole pavée sert à l'écoulement des eaux pluviales. Si les débris tirés du lavoir sont jetés sur ce pavé, ils s'écoulent en répandant une mauvaise odeur qu'un simple lavage fera facilement disparaître.

La population du village est vivement émue, et craint une épidémie de fièvre typhoïde : d'où vient cette panique? Dernièrement, dans l'espace de trois semaines environ, il est mort six personnes à Pernant. Voilà certainement une assez grande mortalité pour un temps aussi court. Mais si on examine les décès qui se sont produits depuis le commencement de l'année, on n'en trouve qu'un seul antérieurement. Pernant n'a donc que sept cas de mort dans le courant de l'année. Si maintenant on recherche les maladies qui ont amené la mort dans les six derniers cas, on trouve deux cas de vieillesse très avancée, deux maladies indéterminées, et seulement deux fièvres typhoïdes. Il serait assez difficile de dire d'une manière certaine quelle est la cause de ces maladies; cependant, on peut, au moins pour la fièvre typhoïde, répondre avec certitude que les eaux de Pernant ne sont pour rien dans son apparition, car un village voisin, Aloxe, a présenté une égale proportion de cas de maladie et de mort, par la fièvre typhoïde, et cependant il n'y a pas là de lavoirs pour corrompre l'air et répandre l'infection.

En somme, Pernant nous semble, tel qu'il est, un village très salubre, et les quelques cas de mort survenus dernièrement ne doivent nullement émouvoir la population C'est plutôt l'indice d'une bonne situation hygiénique, les cas de mort ayant pour ainsi dire attendu pour se produire le moment où la saison offre le plus de chances de mortalité. »

Le Conseil, après avoir discuté les divers points traités dans ce rapport, émet l'avis suivant :

1° L'état actuel des eaux dans la commune de Pernant, n'est nullement cause des maladies qui ont sévi dans cette localité. Tel qu'il est, le village est très salubre.

2° Cependant on pourrait faire disparaître les émanations dues au lavoir et aux résidus qu'on en retire, soit en le nettoyant plus souvent, soit, mieux encore, en joignant à des lavages fréquents les travaux qui pourraient augmenter le débit de la fontaine, si ces travaux sont jugés praticables, et en transportant les lavoirs dans une partie du village éloignée des habitations.

EAUX MINÉRALES.

Le secrétaire donne lecture d'une demande adressée à M. le Préfet de la Côte-d'Or, par le sieur Antoine Chanteret, propriétaire des sources minérales de Renaison (Loire), à l'effet d'obtenir l'autorisation d'établir à Dijon des dépôts de vente des eaux de cette provenance.

<small>Eaux minérales de Renaison (Conseil d'hygiène de Dijon, 21 juillet 1860).</small>

Le Conseil, après avoir examiné des échantillons

de l'eau dont il s'agit, émet l'avis que le sieur Chanteret soit autorisé à en établir des dépôts à Dijon, et à la débiter dans ces dépôts.

Rapport sur l'état et sur les propriétés médicinales de la fontaine salée de Santenay.

Fontaine salée de Santenay (*Conseil d'hygiène de Beaune*, 17 février 1863).

MM. Bailly, Poncet, Rogier et Saulgeot, se sont réunis en commission pour répondre aux questions posées au Conseil d'hygiène dans une note de M. le Sous-Préfet en date du 18 janvier 1863, relative à l'état de captage, à l'aménagement et aux propriétés médicinales de la fontaine salée de Santenay.

Le 12 février, la Commission s'est transportée à Santenay, et est allée visiter la source d'eaux minérales.

Situation. — C'est au fond d'une dépression de terrain, que traverse le ruisseau venant de la partie haute du village, que se trouve la source, à quatre ou cinq cents mètres au sud ouest de Santenay-le-Bas, à côté du chemin de fer de Chagny au Bourbonnais. Les terrains humides et marécageux qui l'environnaient autrefois, ont été assainis et transformés en jardins. Un pavillon nouvellement construit sert d'habitation au locataire du sol. Un puits donne, à vingt pas de la source, de l'eau parfaitement douce.

Captage et aménagement. — La source qui n'était qu'une flaque d'eau de quelques pieds de large, placée à une faible distance du ruisseau, et un peu plus haut que lui, a été dégagée, le terrain nivelé. On a creusé le sol, cherché l'origine de la source, et pour la préserver des infiltrations d'eau douce, des éboulements, on a construit, en pierres réunies par du ciment romain, un puits circulaire qui renferme l'eau minérale, la contient, de sorte que le trop plein s'échappe à 6 ou 8 centimètres au-dessus du sol, par une rigole que rougissent des sels de fer.

Le puits, à ce qu'il paraîtrait, renferme quarante hectolitres de liquide, et, mis à sec au mois de décembre dernier, se serait rempli en 24 heures.

L'eau très limpide se puise facilement à la main.

Propriétés médicinales. — Les eaux de la fontaine salée de Santenay se boivent facilement, ne causent, même prises en grande quantité, ni malaise, ni dégoût. Elles sont légèrement purgatives.

Afin d'obtenir une purgation complète, les vignerons des pays voisins (qui, après les forts travaux de l'été, viennent se purger à la source, pour faire disparaître un état saburral ordinaire chez eux à cette époque de l'année, et reprendre appétit) absorbent trois, quatre et même un plus grand nombre de litres de liquide, en une seule séance, et s'en trouvent bien.

Ces eaux, prises en moins grande quantité, un ou deux verres, sont utilement employées comme laxatives, et légèrement stimulantes dans la constipation, les dyspepsies, comme fondantes dans les engorgements du foie et de la rate. A haute dose, elles peuvent être utiles, dans l'embarras gastrique, comme purgatives.

Observations. — L'eau que nous avons goûtée à la source n'est pas désagréable à boire, bien que laissant dans la bouche la saveur du sel marin.

Il y a une douzaine d'années, et plus, elle avait une saveur amère que nous ne lui avons pas retrouvée. M. Rogier a reconnu dans les eaux de Santenay toutes les substances indiquées par Barruel dans son analyse du 28 août 1823. Mais il n'a fait qu'une analyse qualitative.

Depuis longtemps on remarque que ces eaux à certaines époques présentent un goût salin moins fort, et ont une action purgative moins marquée.

La source paraît avoir perdu une certaine proportion de sels minéralisateurs ; mais cela peut provenir de la profondeur à laquelle on est allé prendre l'eau, les sels dissous tendant toujours à gagner le fond, lorsque le liquide est saturé.

Le 12 février, pour savoir si la composition était la même que lors de l'analyse de Barruel, nous avons pris à la surface, là où elle est puisée journellement, une certaine quantité d'eau, et M. Poncet s'est chargé de rechercher la quantité totale des sels qu'elle renferme.

Lors de l'analyse de Barruel, l'eau minérale de Santenay renfermait 18 grammes 348 milligrammes de sels desséchés, par litre.

M. Poncet a trouvé, le 15 février 1863, que les

eaux de la fontaine salée de Santenay ne renfermaient plus que 11 grammes de sels desséchés, par litre d'eau

D'où peut provenir cette différence? Ce ne peut être de la hauteur à laquelle on a puisé l'eau analysée, car elle est bien loin de son point de saturation. Ne serait-ce pas plutôt de l'abondance de la source à ce moment? Des eaux douces ne pourraient-elles pas se mélanger aux eaux minérales?

Le fermier nous a bien assuré que l'écoulement était toujours le même, été comme hiver; mais le père du Maire de Santenay qui nous accompagnait, trouvait l'écoulement du trop plein plus fort qu'à l'ordinaire.

En résumé :

1° La fontaine salée de Santenay fournit aujourd'hui environ 40 hectolitres en 24 heures;

2° Cette eau chlorurée sodique est laxative à faible dose, et ne purge qu'à la condition d'être prise en très grande quantité, par exemple à la dose de trois ou quatre litres. Elle est surtout employée dans l'embarras gastrique, plus rarement dans les engorgements du foie et de la rate.

3° La composition des eaux paraît varier, si on compare les 18 grammes trouvés par Barruel, le 28 août 1823, aux 11 grammes recueillis par M. Poncet, le 15 novembre 1865.

ETANGS.

Etang de Saint-Seine-en-Bâche (Conseil d'hygiène de Beaune, 24 janvier 1860).

Le Conseil, après avoir entendu la lecture d'une pétition adressée à Sa Majesté l'Empereur, par les habitants de Saint-Seine-en-Bâche, ainsi que le rapport de l'ingénieur ordinaire, rappelle que, dans la séance du 2 novembre 1858, après la lecture d'un rapport de M. le docteur Masson-Gonnet, médecin des épidémies de l'arrondissement de Beaune qui signalait l'étang de Beau-Séjour, appartenant à la famille Portalis, comme cause de l'épidémie de fièvres intermittentes qui règne encore dans les communes de Saint-Seine-en-Bâche, Laperrière et autres localités voisines, il avait adopté à l'unanimité les moyens proposés par le docteur Masson.

Ces moyens étaient ainsi formulés :

« Je crois, Monsieur le Sous-Préfet, que l'unique moyen de faire cesser cette épidémie et d'en empêcher le retour, serait l'interdiction absolue de la mise en eau de l'étang. L'aspect des lieux suffit pour faire voir que tous les procédés usités en pareil cas, ne pourraient dans celui-ci atteindre le but qu'on se propose.

Cet étang est très plat, le sol en est argilo-siliceux, par conséquent peu perméable, de sorte que les eaux en abandonnent promptement et facilement une très grande surface ; ce dessèchement rapide n'est pas le résultat de fuites ou de pertes d'eau, mais celui de la chaleur et des vents, enfin de la vaporisation.

Des digues destinées à encaisser l'étang laisseraient toujours entre elles une vaste étendue alternativement immergée et desséchée, et l'inconvénient serait le même ; des plantations arrêteraient peut être les effluves, mais il faudrait beaucoup de temps pour qu'elles pussent produire un heureux effet, et le succès de ce moyen serait très douteux dans les circonstances où nous nous trouvons maintenant. »

En conséquence, le Conseil, à l'unanimité, maintient son avis et adopte les conclusions ci-dessus rapportées.

D'une seconde lettre de M. le Préfet de la Côte-d'Or, relative à la demande en suppression des étangs de Saint-Seine-en-Bâche, pour cause d'insalubrité, demande faite par le maire de Saint-Seine-en-Bâche, il résulte que l'étang situé sur la commune de Saint-Seine est à sec depuis le mois de mars 1860 et restera en culture jusqu'au 1er novembre 1864 ; qu'il est nécessaire de nommer une commission prise dans le sein du Conseil d'hygiène, pour étudier comparativement le nombre, l'intensité et la nature des cas de maladie qui se déclareront pendant que l'étang sera à sec ; Commission qui, pendant le même temps, étudiera quelle influence peut avoir sur la santé des habitants de Laperrière et de Saint-Seine l'existence des étangs dits

Même sujet (Conseil d'hygiène de Beaune, 2 août 1861).

du Milieu et de l'Aillon, etc., et transmettra à M. le Préfet à la fin de 1864, les résultats de ses observations et de ses études.

Une Commission composée de MM. Peste, Poulet et Saulgeot, est nommée pour faire ce travail.

Même sujet (*Conseil d'hygiène de Beaune*, 5 novembre 1861).

M. le Vice-Président communique au Conseil une lettre du Maire de Saint-Seine-en-Bâche, demandant au nom du Conseil municipal ce que peut faire la Commission nommée pour étudier l'état sanitaire de cette commune, pendant que l'étang de Beau-Séjour est à sec. Le Conseil d'hygiène, partageant les idées de la Commission, est d'avis de demander à M. le Maire de Saint-Seine-en-Bâche et aux Maires des communes avoisinant l'étang desséché un relevé statistique des cas de mort arrivés dans la commune depuis 1857, relevé indiquant, d'après les registres de l'état civil, le nom de la maladie qui a amené la mort. De plus, la Commission priera M. Clopin, son correspondant à Saint-Jean-de-Losne, de lui donner tous les autres renseignements dont elle pourra avoir besoin.

Etang de Villarmon (*Conseil d'hygiène de Châtillon*, 26 janvier 1861).

M. le Vice-Président du Conseil d'hygiène de Châtillon-sur-Seine communique à cette assemblée les pièces relatives au règlement d'eau de la retenue de l'étang de Villarmon, sis sur les territoires de Montmoyen et Saint-Broing, puis il l'invite à satisfaire à la demande de M. le Préfet et à émettre son avis sur la question de savoir s'il n'y aurait pas lieu de prescrire, dans l'intérêt de la salubrité, des dispositions spéciales à M. de Boulois dans le cas où son étang donnerait lieu à des exhalaisons dangereuses.

Le Conseil d'hygiène pense qu'il n'y a pas lieu de prescrire au propriétaire des dispositions spéciales, attendu que l'étang qui est situé au milieu d'un bois, n'exhale pas de miasmes pernicieux, qu'il est éloigné au surplus des communes de Saint-Broing et de Montmoyen de deux kilomètres environ, et qu'enfin les travaux prescrits par les ingénieurs du service hydraulique paraissent assurer un écoulement suffisant pour les eaux.

M. le Sous-Préfet de l'arrondissement de Semur soumet au Conseil un projet présenté par MM. les Ingénieurs du service hydraulique pour le règlement de la retenue des eaux de l'étang de Chamonin, situé sur le territoire de Saulieu, en invitant l'Assemblée à examiner s'il n'y aurait pas lieu de prescrire, à l'égard de cet étang, des dispositions spéciales dans l'intérêt de la santé publique.

Etang de Chamonin (Conseil d'hygiène de Semur, 17 avril 1860).

Le Conseil, après avoir examiné sérieusement toutes les pièces de cette affaire, et notamment les délibérations des Conseils municipaux des quatre communes intéressées :

Considérant que le projet présenté par MM. les Ingénieurs n'a donné lieu à aucune plainte et paraît convenablement étudié,

Est d'avis qu'il n'y a aucune mesure spéciale à prescrire au point de vue de la salubrité publique.

EXHUMATION.

Exhumation du corps de la femme Terrier (Conseil d'hygiène de Beaune, 17 novembre 1862).

M. le Sous-Préfet fait connaître la demande du sieur Terrier (Simon), cantonnier du canal de Bourgogne, port du canal, maison Pidancet, 14, à Dijon, exposant qu'il désirerait faire transporter le corps de sa mère, Françoise Rogier, femme Terrier, du cimetière de Nuits où il a été inhumé le 14 juin 1862 au cimetière de Gerland, éloigné de quatre kilomètres.

Le Conseil pense que cette translation de corps n'offre aucun inconvénient, si on prend les précautions suivantes, sous la surveillance de la police.

On aura soin, lorsqu'en creusant le sol on arrivera près du cercueil, de verser dans la fosse une quantité de chlorure de chaux liquide suffisante pour empêcher le dégagement des gaz délétères. Le cercueil, retiré de la fosse, sera placé dans une bière en chêne préparée d'avance et enveloppé de poudre de charbon mêlée de sulfate de fer, puis transporté de suite au cimetière de Gerland.

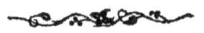

FÉCULERIE.

M. Viallanes donne lecture du rapport suivant :

« Messieurs, vous avez bien voulu nous charger, M. le docteur Noirot et moi, d'examiner si la fabrique de fécule de pommes de terre de MM. Bouvet, pouvait donner lieu à de justes réclamations de la part des habitants du village de Brazey-en-Plaine.

Plaintes contre la féculerie de MM. Bouvet, d'Aiserey (Conseil d'hygiène de Dijon, 20 octobre 1862).

En conséquence, nous nous sommes transportés le 18 octobre à l'usine de ces Messieurs qui est située sur les bords du canal de Bourgogne (rive droite) et à deux kilomètres environ du village d'Aiserey.

Nous avons été reçus par M. Bouvet qui s'est mis immédiatement à notre disposition et nous a montré en détail toute sa fabrication.

Nous avons remarqué que les eaux de lavage de la féculerie étaient envoyées dans un canal en maçonnerie, parfaitement cimenté et d'une longueur de 3 à 400 mètres; que ces eaux s'échappent latéralement à l'aide de petites vannes pour s'écouler dans des rigoles destinées à l'irrigation des terres du voisinage appartenant presque en totalité à M. Bouvet. Ces eaux étant absorbées et servant d'engrais ne peuvent donner lieu à aucune plainte fondée.

Seulement il existe entre le canal de Bourgogne et le canal d'irrigation dont nous venons de parler, un ruisseau de trois mètres de large, dont les eaux, très basses en ce moment, se déchargent dans l'Oucherotte, petite rivière qui passe à Brazey.

Nous nous sommes aperçus que le fond et les bords du ruisseau étaient garnis d'une couche de boue assez épaisse et de laquelle s'échappaient constamment, et surtout par l'agitation, des bulles de gaz provenant, comme nous le verrons tout à l'heure, de la décomposition de matières végétales. Quelques très petits poissons du genre véron, morts çà et là, nous ont démontré qu'en effet ces eaux pouvaient avoir quelques propriétés nuisibles ; cependant nous pouvons dire qu'elles ne sont pas sensiblement troublées.

M. Bouvet s'est empressé de nous donner toutes les explications que nous pouvions désirer, au sujet de l'observation qui précède.

La terre déposée et qui doit contenir des matières végétales en décomposition, provient du lavage auquel on soumet les tubercules.

Ce lavage se fait à l'aide d'un appareil mécanique muni de bras en fer qui agitent les tubercules. L'eau entraîne la terre et des fragments de tubercules qui sont d'autant plus considérables, cette année surtout, que la maladie sévit plus fortement sur les pommes de terre. De là, formation de matières gazeuses résultant de la décomposition de substances organiques.

L'écume dont on se plaint, aux environs du moulin principalement, paraît être le résultat d'une solution de saponine contenue dans les jeunes pousses de pommes de terre, laquelle, fortement agitée, produit ce phénomène qui est sans importance.

Nous croyons que pour atténuer autant que possible les effets dont se plaignent les signataires de la pétition, il faudrait qu'un curage fût pratiqué tous les ans dans le ruisseau, sur une longueur de 800 à 1,000 mètres. M. Bouvet n'hésiterait pas à le commander. Les boues et les matières organiques qu'elles contiennent étant enlevées, on établirait, à cette distance à peu près, un barrage en planche ou mieux en maçonnerie bien cimentée, de manière à ce que les eaux eussent le temps de laisser déposer la terre et les matières organiques qui nuisent à sa pureté.

Nous ferons observer aussi que la féculerie de MM. Bouvet ne fonctionne guère que pendant deux ou trois mois de l'année ; que les inconvénients dont se plaignent les habitants de Brazey doivent cesser, du moins en grande partie, lorsque la saison des pluies est arrivée ; enfin, que cet établissement, qui occupe plus de 300 ouvriers, est une source de prospérité pour le pays. »

Les conclusions de ce rapport sont adoptées.

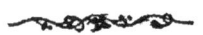

FONDERIES.

Demande du sieur Mutin (Conseil d'hygiène de Dijon, 15 juin 1864).

Le sieur Mutin, rue de la Gare, n° 12, à Dijon, demande l'autorisation d'établir, dans une propriété qu'il a acquise au faubourg Saint-Michel, une fonderie en seconde fusion, dans le genre de celle qui existe dans la maison Roch, près la Porte-d'Ouche.

Le Conseil, après avoir entendu le rapport verbal de M. le Vice-Président, émet l'avis que l'autorisation soit accordée, à la condition que le sieur Mutin ne pourra établir qu'un seul cubilot, et que la cheminée dépassera de deux mètres le faîte des maisons les plus élevées du voisinage.

M. Billet communique le rapport suivant :

Demande du sieur Cavin (Conseil d'hygiène de Dijon, 15 février 1865).

« L'établissement du sieur Cavin est une fonderie de bronze au creuset qui n'est rangée que dans la troisième classe des établissements incommodes ou insalubres. D'ailleurs, il est installé dans un quartier essentiellement industriel, et où l'industrie est si bien acceptée qu'aucune opposition ne s'est produite.

L'atelier du fondeur de bronze est au reste des plus simples et à peu près inoffensif pour les voisins. Il comporte un four où se sèchent les moules, un petit fourneau où se fond la matière dans des creusets d'une capacité de 2 à 3 litres. Les températures à atteindre sont peu élevées, et avec la cheminée montée déjà par M. Cavin, il faut, par un registre, modérer les températures.

L'alliage fondu est versé dans des moules qui ont été préparés dans un local contigu ; mais nous devons dire que M. Cavin n'accepte pas comme définitive l'installation qu'il nous a montrée. Il songerait à déplacer et les fourneaux et l'atelier du moulage ; mais nous nous hâtons d'ajouter que dans le local qu'il occupe, quel que soit le lieu où il les reporte, ils continueront de présenter des conditions satisfaisantes.

Nous croyons devoir ajouter qu'à Dijon l'art du fondeur laisse beaucoup à désirer ; que les fondeurs déjà établis ne suivent pas d'assez près la forme des objets et laissent trop à dégrossir. Nous avons appris que M. Cavin était beaucoup plus habile.

En conséquence, nous estimons que le Conseil devra émettre un avis favorable sur la demande du sieur Cavin. »

Ces conclusions sont adoptées.

Les sieurs Bonnot frères demandent l'autorisation d'établir une fonderie avec un fourneau à la Wilkinson et une machine à vapeur, dans une propriété située sur le territoire de la commune de Châtillon-sur-Seine.

Le Conseil, après avoir pris connaissance du dossier de l'affaire :

Considérant qu'aucune réclamation n'a été pro-

Demande des sieurs Bonnot (onseil d'hygiène de Châtillon, 14 mars 1865)

duite aux enquêtes; qu'un mur de hauteur suffisante sépare l'établissement projeté de la voie publique; qu'enfin les habitations les plus rapprochées ne peuvent, en aucun cas, éprouver le moindre inconvénient, par suite des accidents qui viendraient à se produire;

Considérant que les proportions de la machine sont convenables, que l'aménagement intérieur de l'établissement est bien entendu,

Estime qu'il y a lieu de faire droit à la double demande formée par les frères Bonnot.

FONTAINES PUBLIQUES.

Etablissement de fontaines publiques à Vic-de-Chassenay (Conseil d'hygiène de Semur, 11 juil. 1862).

M. le docteur Judrin expose ensuite les résultats des investigations auxquelles il a procédé, avec deux de ses collègues, dans la commune de Vic-de-Chassenay, en vertu d'une mission du Conseil, sur l'utilité d'un projet d'établissement de fontaines publiques, avec lavoirs, etc., tant à Vic-de-Chassenay qu'au hameau de Chassenay.

Il fait connaître qu'après une visite attentive et minutieuse de la localité, la Commission a reconnu qu'à Vic-de-Chassenay l'utilité des fontaines publiques dont il est parlé ci-dessus ne pouvait être contestée; qu'en effet, l'insuffisance des puits et des mares qui servent actuellement à l'alimentation du village est avérée, notamment dans les années de sécheresse ; que la qualité des eaux y laisse, en tous temps, à désirer ; et qu'au point de vue de l'alimentation des habitants et du bétail, aussi bien que de l'hygiène publique, l'établissement des fontaines dont il s'agit est de nature à réaliser une très sérieuse amélioration, en dotant le village d'une eau potable et salubre en toutes saisons.

Que si les considérations qui précèdent ne s'appliquent pas, au même degré, au hameau de Chassenay, qui manque rarement d'eau, ainsi que la Commission s'en est assurée, il faut néanmoins reconnaître que les conduites d'eau destinées à alimenter Vic-de-Chassenay doivent nécessairement traverser Chassenay, et que dès lors il est facile et peu dispendieux d'établir audit hameau la fontaine et le lavoir qui y sont projetés, et de réaliser ainsi une sensible amélioration que les circonstances rendent si naturelle et si facile.

Le Conseil, après avoir entendu les explications qui précèdent et en avoir délibéré :

Considérant qu'il résulte des renseignements fournis par la commission qui a procédé à la visite des lieux, aussi bien que de la connaissance personnelle que les autres membres du Conseil ont de la localité, que les fontaines projetées à Vic-de-Chassenay sont de nature à réaliser une incontestable amélioration, au point de vue de l'amélioration et de l'hygiène publiques ; que, sans présenter le même degré d'urgence, la fontaine et le lavoir à établir au

FROMAGES (Dépôts de).

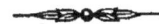

Demandes des sieurs Millot, Maret - Diénay. Passard, Bourgin, Véry-Guillemin et Diénay-Bourceret (Conseil d'hygiène de Châtillon, 3 mai 1862).

Les sieurs Millot-Grados, Maret-Diénay, Passard, Bourgin, Véry-Guillemin et Diénay-Bourceret demandent le maintien, dans l'intérieur de la ville de Châtillon, des dépôts de fromages qu'ils y ont établis.

Le Conseil, considérant que ces demandes ont provoqué, pendant l'enquête à laquelle elles ont été soumises, de vives protestations de la part des propriétaires ou locataires des habitations voisines ;

Que ces protestations sont fondées ; qu'il est de notoriété publique que les prénommés se livrent à l'industrie des fromages, qu'ils en reçoivent des quantités considérables qu'ils placent dans des caves ayant ouverture sur la voie publique, et que là ils les façonnent pour les livrer ensuite au commerce ;

Que ces soi-disant dépôts de fromages constituent, dès lors, de véritables fromageries qui répandent une odeur insupportable pour les habitations voisines dont elle rend le séjour presque impossible, en même temps qu'elles sont, pour la rue de Chaumont un foyer d'infection pendant plusieurs mois de l'année;

A l'égard de la demande Passard :

Considérant que l'établissement du sieur Passard est situé derrière sa maison d'habitation dans une cour ; que les fromages qu'il livre au commerce sont préparés, il est vrai, par lui, mais seulement pour les besoins de sa clientèle composée en majeure partie des habitants de la ville ; que son commerce est par conséquent fort restreint, et que lors de la visite des lieux qui en a été faite par des membres du Conseil d'hygiène délégués, ceux-ci ont reconnu que dans les conditions présentes, et en raison de ce que le sieur Passard recueillait les eaux et le petit lait provenant des fromages dans des vases destinés à cet effet, il ne pouvait incommoder ses voisins ;

Considérant au surplus que les réclamations produites à l'enquête ont été suggérées par la crainte de voir Passard augmenter son commerce, et non contre l'état actuel des choses ;

En ce qui touche les demandes des sieurs Bourgin, Véry-Guillemin et Diénay-Bourceret :

Considérant que ces demandes n'ont pas rencontré d'opposition; que dès lors l'incommodité n'a pas été constatée,

Est d'avis

Que les autorisations sollicitées par les sieurs Millot-Grados et Maret-Diénay leur soient refusées;

Que le sieur Passard soit autorisé à continuer son

dépôt de fromages, mais dans les conditions actuelles.

Le Conseil, tout en réservant les droits des tiers, estime qu'il y a lieu d'autoriser les établissements des sieurs Bourgin, Véry-Guillemin et Diénay-Bourceret, sous la condition de maintenir régulièrement l'écoulement des eaux sales et du petit lait, et d'observer toutes les conditions de propreté auxquelles la police locale peut être chargée de veiller.

Réclamation des sieurs Maret-Diénay et Millot-Grados (Conseil d'hygiène de Châtillon, 12 juillet 1862.)

M. le Président expose au Conseil que M. le Préfet désire connaître si les dépôts de fromages établis dans l'intérieur de la ville de Châtillon, rue de Chaumont, par les sieurs Maret-Diénay et Millot-Grados, épiciers, ne pourraient pas être maintenus, en imposant aux permissionnaires des conditions qui seraient de nature à faire disparaître les inconvénients qui ont provoqué la décision du Conseil prise à la date du 3 juin dernier, pour prescrire la fermeture de ces établissements.

Puis il prie le Conseil de vouloir bien émettre son avis.

Le Conseil, après avoir procédé à la visite des lieux,

Est d'avis que les autorisations en maintien des dépôts peuvent être accordées, mais à la condition que les permissionnaires se conformeront aux obligations ci-après.

En ce qui concerne l'établissement Maret, cet industriel devra :

1° Ne pas passer de fromages pendant l'été à partir du mois de mai au 15 septembre ;

2° Boucher le soupirail donnant sur la voie publique et le remplacer par une cheminée d'appel descendante et correspondante à une cheminée d'appel, ascendante à l'est, laquelle sera élevée au moins jusqu'au toit ;

3° Maintenir constamment fermée la porte d'entrée, sauf pour les besoins de l'exploitation.

4° Recueillir soit au moyen d'un creuset particulier, soit sur une plaque en zinc le petit lait provenant de l'écoulement des fromages.

5° Et enfin laver à grande eau et ne pas laisser séjourner le petit lait recueilli.

En ce qui concerne l'établissement Maret, cet industriel devra :

1° Interdire la cave qui se trouve sous la maison Duseuil et la séparer par une porte de la cave où le dépôt des fromages serait autorisé ;

2° Boucher le soupirail sur la rue, le remplacer par une cheminée d'appel descendante et correspondante avec une cheminée d'appel ascendante avec un corps de cheminée ;

3° Ne pas passer de fromages pendant l'été à partir du 1er mai au 15 septembre ;

4° Maintenir constamment fermée la porte d'entrée, sauf pour les besoins de l'exportation ;

5° Tenir la cave avec propreté, recueillir le petit lait et avoir soin de ne pas le laisser séjourner dans le vase où il serait recueilli.

FUMÉE.

Plainte contre M. Tamiset, à Plombières (Conseil d'hygiène de Dijon, 25 janvier 1864).

M. d'Ambly donne lecture du rapport suivant :

« 38 habitants de Plombières, exerçant pour la plupart la profession de buandiers, se sont plaints du préjudice que leur cause la fumée des appareils établis par M. Tamiset (Charles), dans cette commune, pour le séchage des fèves.

Cette plainte a été envoyée le 18 décembre par M. le Préfet à l'examen du Conseil d'hygiène.

M. Noirot et moi nous nous sommes rendus le 17 de ce mois à Plombières pour visiter l'usine de M. Tamiset et nous avons reconnu qu'elle renferme deux fourneaux servant à chauffer de l'air que des ventilateurs envoient à travers des couches de fèves pour les dessécher. Le plus grand de ces fourneaux est complètement semblable aux calorifères Chaussenot qui existent dans plusieurs maisons de Dijon pour le chauffage des appartements. L'autre est de même forme que les fours employés pour chauffer l'air des souffleries dans les usines métallurgiques. On brûle en 24 heures environ 200 kilog. de houille dans le premier, et 100 kilog. dans le second. Les deux cheminées par lesquelles la fumée s'échappe ont environ 12 mètres d'élévation et atteignent à peine le faîte des bâtiments de l'usine.

M. Tamiset nous a dit que la construction de ses fourneaux date de 15 ans, et qu'il ne les emploie que dans les années humides, comme celle de 1860, lorsque les fèves contiennent trop d'eau pour être immédiatement concassées. Il y brûle ordinairement de la houille d'Epinac ; mais il a aussi fait usage, pendant quelques jours, cette année, de briquettes ou de houille moulée, et il n'y a renoncé que parce qu'il n'a plus trouvé à en acheter. Les auteurs de la plainte prétendent, ce qui est très probable, que les briquettes répandent plus de fumée que la houille ordinaire d'Epinac.

Au moment de notre visite, les deux fourneaux étaient allumés. Nous avons vu s'échapper de la cheminée du plus grand fourneau, à certains instants, une fumée noire entraînant des flocons de suie, et nous avons distingué une grande quantité de flocons à la surface de la terre dans le voisinage de l'usine. Le linge d'un blanchisseur dont le lavoir est situé au pied même de la cheminée, était tout taché. Des femmes occupées à laver nous ont montré que ces taches s'enlevaient difficilement, et seulement au moyen du savon. Ce blanchisseur a beaucoup à souffrir de l'usine de M. Tamiset, en tout temps, mais les blanchisseurs plus éloignés n'ont à s'en plaindre que lorsque le vent souffle dans leur direction. Dans ce cas, la fumée salit le linge étendu en plein air, et même celui qu'on fait sécher dans les greniers.

La plainte portée contre M. Tamiset est donc entièrement fondée. Pour faire cesser le dommage causé aux blanchisseurs, il faudrait que M. Tamiset brûlât du coke au lieu de houille dans ses fourneaux. Toutefois, comme ce combustible lui reviendrait probablement à un prix plus élevé que la houille, il pourrait se contenter d'exhausser sa cheminée d'au moins 5 mètres au-dessus du faîte de son usine, et d'enlever le chapeau qui recouvre l'une d'elles et qui a l'inconvénient de rabattre la fumée sur les maisons voisines, au lieu de la laisser s'élever dans l'air. Il aurait encore à prendre une précaution qui ne manque peut-être pas d'importance : il procède au nettoyage du fourneau Chaussenot en y faisant flamber chaque matin de la paille qui brûle la suie attachée aux parois des cloches en fonte ; mais je crois qu'une partie de cette suie est entraînée dans la cheminée avec la paille carbonisée, et que c'est ce qui produit ces flocons que nous avons remarqués autour de l'usine en plus grande quantité qu'on ne les voit ordinairement dans les autres établissements. M. Tamiset devrait employer un autre moyen pour nettoyer ses fourneaux, ou tout au moins ne faire cette opération que la nuit, lorsqu'il n'y a plus de linge étendu en plein air.

Mais avant de proposer aucune mesure à prendre contre M. Tamiset, il convient de se demander si son établissement rentre dans une des classes des ateliers insalubres ou incommodes, et si l'autorité administrative a le droit de le réglementer. Les recherches que j'ai faites à ce sujet m'ont démontré que cet établissement, qui est situé au milieu d'un village, et qui se compose d'un moulin pour concasser les fèves et de fourneaux pour les dessécher préalablement, ne fait pas partie des ateliers regardés comme insalubres ou incommodes. M le Préfet n'est donc pas autorisé à en modifier l'existence, même dans un intérêt public. Il ne reste, dans l'état des choses, aux blanchisseurs lésés que la ressource de s'adresser aux tribunaux civils pour faire cesser le dommage qu'ils éprouvent. »

Les conclusions de ce rapport sont adoptées.

Rapport de M. le docteur Peste sur les effets produits par la fumée des fours à chaux de la Champagne de Beaune.

« Messieurs,

Le Conseil se trouve de nouveau consulté sur la nocuité de l'établissement des fours à chaux de M. Verrier et Devevey, situés dans la Champagne de Beaune. Une réclamation pressante attribue à la fumée le mauvais goût des produits des vignes environnantes, et l'on nous a présenté sept ou huit échantillons de vins à l'appui de cette opinion. Le Conseil a donc nommé une Commission chargée d'examiner si les plaintes sont fondées, et si l'on doit réellement attribuer à la fumée la mauvaise qualité des vignes voisines des fours à chaux. Nous venons donc aujourd'hui vous présenter le résultat de notre enquête.

Le Conseil a déjà été saisi de cette question en

Fours à chaux de MM. Vernier et Devevey (*Conseil d'hygiène de Beaune 20 août 1862*).

1856, et après un mûr examen, il avait conclu que la fumée ne pouvait en aucune manière altérer la qualité des vins. Cependant à cette époque, on n'avait pu nous présenter aucun vin pour appuyer la réclamation qui avait été faite. Aujourd'hui nous pouvons statuer avec plus de connaissance de cause.

Et d'abord nous nous sommes rendus chez tous les propriétaires qui avaient signé la pétition qui nous a été remise ; aucun d'eux ne nous a remis de vins altérés par la fumée, à l'exception de madame Laligant-Chameroy. Tous nous ont dit qu'ils *croyaient* que la fumée *devait* altérer le vin, *devait produire un goût de fumée ;* mais ils ajoutaient qu'ils ne possédaient que des parcelles de vignes exposées à la fumée, que les raisins récoltés dans ces parcelles étaient jetés dans une cuve avec un grand nombre d'autres provenant de vignes saines ; que par suite, le mauvais goût qu'ils *devaient* avoir était absorbé et n'était plus perceptible.

Cette opinion nous semble devoir être contestée, et nous croyons que, même dans ce cas, il devrait exister dans les cuvées un goût particulier.

Cependant il fallait rechercher un propriétaire possédant une parcelle de vigne atteinte par la fumée des fours et assez étendue pour pouvoir donner une cuvée séparée. Madame Laligant et M. Lavirotte possèdent de vignes dans ces conditions. Madame Laligant nous a offert des vins d'un très mauvais goût dans lesquels nous n'avons pas positivement reconnu un goût de fumée, et dont nous avons pris un échantillon pour le soumettre à des dégustateurs experts. M. Lavirotte était absent, nous avons demandé à son tonnelier si le vin récolté par M. Lavirotte dans ces dernières années, présentait le goût de fumée. Il nous a répondu que *jamais* il ne l'avait constaté, que leurs vins, cette année, avaient en effet une saveur particulière, mauvaise, mais que celle-ci se rencontrait dans un grand nombre de celliers, et qu'il pensait qu'on devait l'attribuer à la nature du vin de 1862, et non à une autre cause. Ici donc le goût de fumée n'existe pas.

En conséquence nous devons dès maintenant mettre hors de cause les vins fins de la Côte, car jusqu'à ce jour pas un seul n'a contracté le goût de fumée que l'on nous a accusé.

Nous avons questionné plusieurs des premiers négociants de la Bourgogne, à l'effet de savoir si, dans leur opinion, il fallait attribuer le goût de fumée à la nature du terrain produisant le vin ou bien à la fumée. Ils ont tous répondu que cette question était fort incertaine, et qu'ils ne pouvaient la résoudre.

Quant à nous, nous n'hésitons pas à dire que le goût de fumée, que de temps immémorial on attribue aux produits de certaines parcelles de terrain, tient précisément au terroir. Ainsi, prenons pour exemple le village de Pommard : deux clos ont, dit-on, *le goût de fumée*, l'un placé au nord, l'autre au levant des habitations.

Le village occupe une étendue considérable ; une portion seulement de ces clos, deux hectares dans l'un, trois hectares dans l'autre environ, produit des vins ayant le goût de fumée. Or, la fumée des habitations se répand également sur les clos qui avoisinent ceux dont nous parlons. Comment expliquera-t-on qu'elle réserve ses qualités nuisibles pour les uns, à l'exclusion des autres, et qu'il en soit ainsi tous les ans? Comment se fait-il, en outre, que le produit des vignes placées au sud-ouest du village et constamment exposées à la fumée par les vents du nord-est, lesquels règnent habituellement dans le pays, ne contractent jamais le goût dont nous nous occupons? Ceci serait inexplicable. Il nous semble donc évident que le *goût dit de fumée* est un goût de terroir particulier aux produits de ces parcelles de vignes.

Il nous reste à examiner la nature des vins qui nous ont été soumis. Ce sont tous, à l'exception de ceux de madame Laligant, des vins communs. Nous avons dû les déguster nous-mêmes, et pour plus de certitude, nous nous sommes adjoint deux des premiers tonneliers dégustateurs du pays. Tous ces vins ont été examinés avec le plus grand soin. Il a été reconnu que tous possédaient une saveur plus ou moins détestable, mais qu'aucun d'eux n'offrait un goût de fumée. Dans le dessein de n'avoir pas d'opinion préconçue, nous avons fait déguster ces échantillons sans prévenir nos experts de ce que nous attendions d'eux : ni l'un ni l'autre n'a reconnu le *goût de fumée,* quoique nous eussions ensuite fortement insisté sur cette question ; mais ils ont trouvé les vins fort mauvais. Sur l'indication de leur origine, les experts ont déclaré que de tout temps les vins récoltés dans ces terrains avaient été d'une vente difficile, précisément parce qu'ils avaient fréquemment un goût de *méfranchise*.

Autrefois, tous ces terrains de la Champagne n'étaient que de mauvais champs ; on les a plantés en nature de vigne ; leurs produits sont souvent de mauvaise qualité. La faute en est sans doute à la constitution du sol, non aux fours à chaux, ni aux usines à vapeur.

Nous n'avons pas cru devoir procéder à l'analyse chimique des vins qui nous ont été envoyés, car celle-ci ne nous aurait offert aucun élément de solution.

De tout ce qui précède, nous devons conclure que, selon toute probabilité, la fumée n'a aucune influence sur les produits de la vigne, et qu'il n'existe pas de motifs pour retirer aux possesseurs des fours à chaux l'autorisation d'exercer leur industrie.

Les auteurs de la pétition demandent subsidiairement que l'on ne tolère la fabrication de la chaux, pendant les mois de juin, juillet, août et septembre, que par l'emploi du coke. L'usage de la houille serait interdit pendant ces quatre mois. Le coke est employé toute l'année dans l'établissement des sieurs Vernier et Rogier. Le sieur Devevey fabrique avec la houille. La chaux fabriquée avec le coke est d'une qualité supérieure.

Nous pensons donc qu'il y aurait avantage à imposer aux fabricants de chaux l'obligation de ne se servir que de coke pendant les quatre mois dont nous avons parlé, d'autant plus que cette mesure semble satisfaire les pétitionnaires.

Cependant il reste encore une difficulté à résoudre, car il existe en outre deux fours à briques, tuiles, etc. Ceux-ci ne sont en activité que durant l'été, et ne peuvent fonctionner que par l'usage du bois et de la houille. Toutefois nous ferons observer qu'ils ne sont chauffés que trois fois par mois, et trois jours chaque fois. La houille est d'ailleurs convertie en coke au plus dans 24 heures et dès lors n'occasionne plus de fumée. Il nous paraît donc qu'il n'y aurait pas grand inconvénient à maintenir l'autorisation qui a été accordée. »

Le Conseil, après avoir entendu la lecture de ce rapport, admet à l'unanimité que les inconvénients signalés dans la pétition n'existent pas. Néanmoins il est d'avis que le chauffage au coke soit obligatoire pour les cinq fours à chaux pendant les mois de juin, juillet, août et septembre. Il approuve complètement les conclusions du rapport.

Four à chaux des sieurs Vernier et Rogier (Conseil d'hygiène de Beaune, 11 juillet 1861).

Une pétition de quatorze propriétaires de vignes et terres demande que le four à chaux des sieurs Vernier et Rogier, situé sur la route de Seurre, à un kilomètre du faubourg Saint-Jean, soit, comme les autres fours à chaux situés sur le territoire de la commune de Beaune, soumis à l'obligation de chauffer au coke pendant les mois de juin, juillet, août et septembre.

Le Conseil, considérant : 1° que la réclamation des propriétaires voisins des fours à chaux des sieurs Vernier et Rogier est fondée ; 2° que ce four doit supporter les mêmes charges que les autres,

Se reporte, pour statuer, à la délibération du 20 août 1863, et pense que le chauffage au coke doit être obligatoire pour le four susdit, pendant les mois de juin, juillet, août et septembre.

HOSPICE.

Etablissement d'un hospice au château de la Rochette (onseil d'hygi-ne de ;
mur, 29 janvier 1861).

M. le Sous-Préfet informe le Conseil que le Conseil d'Etat est saisi en ce moment d'une demande en acceptation du legs qui a été fait par M. Guyard aux communes de Rouvray, Sincey-les-Rouvray et Saint-André-en-Terre-Pleine, pour la fondation d'un hospice dans le château de la Rochette, situé sur le territoire de la commune de Sincey ; qu'avant de statuer sur cette affaire, le Conseil d'Etat désire être éclairé sur plusieurs points, et désire notamment connaître si la localité est marécageuse et insalubre ;

Qu'en conséquence de ce désir, il a chargé MM. les docteurs Bochard et Judrin, membres du Conseil d'hygiène, de se rendre sur place pour s'assurer de l'état des lieux, et prie ces Messieurs de faire leur rapport.

M. Judrin, rapporteur, déclare qu'il résulte de l'examen minutieux qu'ils ont fait des lieux, en présence de M. le Maire de Rouvray qui les accompagnait : 1° que le local qui leur a été désigné comme devant être affecté au logement des vieillards est parfaitement sain et nullement humide, malgré l'état d'abandon momentané dans lequel il se trouve ;

2° Que l'eau qui est abondante est d'excellente qualité, ce dont ils se sont assurés au moyen de l'analyse ;

3° Que le château qui pourra servir d'habitation, soit aux sœurs, soit aux gens de service, est lui-même parfaitement sain ;

4° Que le terrain sur lequel sont assis le château et ses dépendances, est suffisamment perméable et nullement marécageux, qu'il serait plutôt granitique ;

5° Que la ferme, elle-même, quoique placée sur un point plus rapproché d'un ruisseau, est également très saine ; que les fermiers qui l'habitent et ceux qui l'ont habitée précédemment se sont toujours parfaitement bien portés ;

6° Que le petit vallon dans lequel est situé le château est des mieux disposés pour l'hygiène et parfaitement à l'abri des vents du nord et du nord-ouest ;

7° Enfin que cet emplacement et ce château conviennent sous tous les rapports à l'établissement projeté d'un hospice.

L'un des membres présents, qui connaît parfaitement la localité, appuie tous ces faits.

En conséquence, le Conseil s'empresse de s'associer à l'opinion et aux conclusions proposées par le docteur Judrin, de concert avec le docteur Bochard, et émet l'avis que le château de la Rochette réunit toutes les conditions de salubrité nécessaires.

LIQUEURS (Fabrique de).

M. Noirot donne lecture du rapport suivant :

« M. Th. Regnier a présenté à M. le Préfet de la Côte-d'Or une pétition tendant à obtenir l'autorisation d'établir une fabrique de liqueurs dans une maison située rue Vannerie, n° 16 bis, à Dijon.

Demande du sieur Regnier (Conseil d'hygiène de Dijon, 21 juillet 1860).

Par suite de l'enquête à laquelle il a été procédé, plusieurs oppositions se sont produites de la part des propriétaires des maisons voisines de celle où doit être établie la fabrique de liqueurs du sieur Regnier. Elles sont motivées sur le danger d'incendies qui, suivant les opposants, serait d'autant plus à craindre que les maisons dont il s'agit sont très vieilles et construites en grande partie en bois.

M. Moyne, M. Peschart d'Ambly et moi, nous nous sommes rendus sur les lieux, et nous avons constaté que les appréhensions des opposants n'étaient pas sans fondements ; car, non seulement la cheminée et le fourneau que M. Regnier voulait utiliser pour l'établissement de son appareil à distiller sont en très mauvais état et presque en ruines, mais M. Regnier avait l'intention d'établir son alambic dans le local même qui devait lui servir de magasin pour ses eaux-de-vie et ses liqueurs.

Le pétitionnaire nous a, du reste, déclaré qu'il comptait borner ses opérations à la fabrication des eaux distillées.

D'après les observations que nous lui avons adressées, M. Regnier s'est décidé à amodier, pour établir sa distillerie, un autre emplacement dépendant de la même maison, mais s'ouvrant sur la rue Saint-Nicolas, de telle sorte que son alambic sera maintenant complètement isolé de son magasin de spiritueux.

Nous pensons qu'il y a lieu d'accorder à M. Regnier l'autorisation qu'il sollicite, mais aux conditions suivantes :

1º M. Regnier ne pourra se livrer qu'à la fabrication des eaux distillées ;

2º Il devra faire plafonner le local où il compte établir son alambic ;

3º Il alimentera son fourneau exclusivement avec du coke, du bois ou du charbon de bois ; sinon, il sera tenu d'exhausser sa cheminée de telle sorte qu'elle dépasse de 3 mètres les maisons les plus élevées du voisinage ;

4º Il sera expressément interdit à M. Regnier de

laisser écouler ses eaux de lavage et de distillation sur la voie publique. »

Les conclusions de ce rapport sont adoptées.

M. Viallanes adresse au Conseil le rapport suivant : <small>Demande des s·e·rs Couquaux et Joly (*,onseil d'hygiène de Dijon*, 8 décembre 1861).</small>

« M. le docteur Noirot et moi nous nous sommes transportés, le jeudi 13 septembre 1860, rue Odebert, n° 1, dans l'établissement fondé par MM. Couquaux et Joly, pour la fabrication des liqueurs.

La salle d'entrée, donnant sur la rue, est destinée principalement à la fabrication de la liqueur dite de cassis. Elle renferme un assez grand nombre de fûts peints et cerclés en fer, dans lesquels sont enfermés les sucs additionnés d'une faible quantité d'alcool suffisante pour leur conservation. Il n'y a dans cette pièce aucun danger pour l'incendie. La pièce qui suit, que nous appellerons le laboratoire, a 10 m. 40 centimètres de longueur sur 3 mètres 50 cent. de largeur et 3 mètres de hauteur. Elle communique par une porte avec la pièce d'entrée dont nous venons de parler, et elle est, comme cette dernière, parfaitement voûtée. Les fenêtres et une porte du laboratoire donnent sur une cour assez vaste. Dans cette salle se trouve un alambic adossé au mur qui sépare les deux pièces.

Cet alambic, de la capacité d'un hectolitre environ, est monté dans un fourneau en maçonnerie qui nous a paru bien établi. Une porte située au fond de cette pièce, du côté du nord, communique avec un cellier où les fabricants placent l'alcool dont ils ont besoin. Quoiqu'il y ait entre ce cellier et l'alambic un espace de 5 à 6 mètres, nous croyons qu'il serait prudent de faire garnir en tôle et sur ses deux faces la porte de communication.

Sauf cette modification, nous pensons que l'autorisation sollicitée par MM. Couquaux et Joly peut leur être accordée sans inconvénient. »

Le Conseil adopte les conclusions de ce rapport.

Nouvelle demande du sieur Regnier (*Conseil d'hygiène de Dijon*, 13 mars 1853).

Le secrétaire donne lecture d'une demande de M. Th. Regnier, tendant à obtenir l'autorisation de transférer sa fabrique de liqueurs, actuellement située rue Saint-Nicolas, dans la maison, n° 8, de la rue Sainte-Catherine.

M. le Vice-Président et le secrétaire s'étant rendus dans ladite maison, rue Sainte-Catherine, l'ont trouvée déjà appropriée à sa nouvelle destination. Ils ont reconnu qu'un vaste magasin destiné à recevoir l'alcool nécessaire à la fabrication des liqueurs, occupait les bâtiments de l'un des côtés d'une cour assez large, tandis que l'atelier de distillation où se préparent les alcools aromatiques pour la composition des liqueurs, se trouve dans les bâtiments opposés de la même cour, disposition qui éloigne, jusqu'à un certain point, le danger d'incendie.

Le Conseil cependant propose à M. le Préfet de

n'accorder au sieur Regnier l'autorisation qu'il sollicite qu'aux conditions suivantes :

1° Le magasin d'alcool et de liqueurs, ainsi que l'atelier de distillation maintenant éclairés par de simples becs de gaz, sans verres, le seront désormais par des lampes de sûreté ou par des lumières placées derrière des châssis à verres dormants;

2° Les portes, les pièces de bois, poutres, etc., seront revêtues de tôle ou de mortier ;

3° Le fourneau de la distillerie sera chauffé au bois ou au coke;

4° La cheminée de ce fourneau sera assez élevée pour dominer les bâtiments les plus hauts du voisinage.

M. Billet donne lecture d'un rapport sur la demande du sieur Lagoute, tendant à obtenir l'autorisation de continuer la fabrication des liqueurs dans son établissement de la rue Devosges.

Demande du sieur Lagoute (Conseil d'hygiène de Dijon, 17 février 1865).

« Ce que se propose et a déjà réalisé le sieur Lagoute, c'est de faire des liqueurs, du cassis, par exemple, et de retirer par distillation des divers marcs qu'il obtient l'alcool qu'ils conservent.

Son établissement comprend un cellier où se trouvent les alcools qu'il emploiera et les produits fabriqués, une cuverie où nous avons vu deux immenses cuves fermées contenant les jus de cassis qui ne sont transformés en liqueurs, par l'addition du sirop, qu'au fur et à mesure des besoins de la vente, et enfin une pièce où l'on distille et où se trouve à cet effet une générateur de vapeur d'eau. Le cellier et la cuverie sont éloignés et bien isolés de l'atelier de distillation, et ne laissent rien à désirer à cet égard. Il nous reste donc à parler plus amplement de l'atelier.

Le générateur à vapeur, estampillé pour trois atmosphères, est cylindrique, à foyer intérieur, et de la force d'environ 4 chevaux. Des tubes armés de robinets lui permettent d'envoyer sa vapeur soit directement dans des cylindres métalliques chargés de marcs, soit dans un bain-marie qui entoure et échauffe une chaudière sphérique. L'alcool des marcs ainsi chauffés se rend par des tubes aux réfrigérants et aux rectificateurs auxquels une pompe donne l'eau froide nécessaire. Finalement, l'alcool rectifié et refroidi s'écoule dans un vase où flotte un alcoomètre qui permet d'en apprécier le degré. On se propose d'appliquer bientôt à la chaudière un appareil fumivore. Le tout paraît bien installé, sauf toutefois que le foyer de la chaudière ouvre directement dans l'atelier, et que la lampe qu'on allume pour le travail du soir, au lieu d'être en dehors de ce local, et d'y projeter seulement sa lumière au travers d'une vitre, se trouve en dedans, circonstances qui favoriseraient le développement d'un incendie, dans le cas où, par accident, le vase qui recueille l'alcool viendrait à se renverser.

Nous estimons que le Conseil fera bien de recommander, comme devant accompagner l'autorisation, les prescriptions suivantes ;

1° Déplacer le générateur et le disposer de manière que son foyer débouche dans une pièce distincte de celle où l'alcool est recueilli ;

2° Séparer par une vitre, de cette même pièce, les lampes qui éclairent le travail du soir ;

3° Recouvrir de métal ou d'une couche de mortier les divers bois, poutres, solives ou autres qui peuvent se trouver à nu dans l'atelier.

Enfin, et surtout, veiller à ce que le sieur Lagoute se renferme strictement dans les limites de l'autorisation demandée et accordée, et se borne à distiller les marcs des liqueurs qu'il fabrique, sans jamais aborder la fabrication des alcools, de manière à préserver la cité des graves inconvénients que présente la fabrique voisine de M. Boillon, depuis que, dépassant les limites de son autorisation, elle fabrique des alcools. »

Les conclusions de ce rapport sont adoptées.

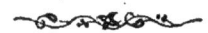

MATIÈRES FÉCALES (Dépôts de).

Le Conseil prend connaissance d'une pétition par laquelle le sieur Thevenin, demeurant à Dijon, rue du Chapeau-Rouge, sollicite l'autorisation d'établir un dépôt de matières fécales sur un terrain situé sur le territoire de cette ville, lieu dit au *Plein de Pouilly*.

Considérant que plusieurs dépôts de matières

Demande du sieur Thevenin (Conseil d'hygiène de Dijon, 29 novembre 1861).

fécales existent déjà à proximité de l'emplacement choisi par le sieur Thevenin ;

Qu'il existe, en outre, dans le voisinage de l'atelier projeté, plusieurs établissements insalubres ou incommodes, tels qu'une fabrique de noir animal, un atelier d'équarrissage, un dépôt de boues de la ville, etc. ;

Que ces établissements constituent un foyer d'infection qu'il importe d'autant plus de restreindre que les vents de N.-O.-N. et de N.-E. soufflent très fréquemment à Dijon, et envoient des émanations insalubres sur le faubourg Saint-Nicolas, où il existe une caserne, et sur tout le reste de la ville ;

Que le vent d'est ne règne au contraire que rarement et n'a qu'une courte durée ;

Le Conseil est d'avis que l'autorisation sollicitée par le sieur Thevenin soit refusée, et qu'à l'avenir tous les établissements du même genre que celui qu'il se propose de créer soient relégués dans la campagne au côté est de la ville.

M. le Vice-Président donne lecture du rapport suivant :

Nouvelle demande du sieur Thevenin (Conseil d'hygiène de Dijon, 19 février 1864)

« Le sieur Thevenin, entrepreneur *de vidanges inodores* à Dijon, possesseur d'appareils particuliers qu'il a importés dans cette ville et à l'aide desquels il extrait des fosses d'aisance toutes les matières liquides, sans dégagement d'aucune odeur ; désirant agrandir son industrie, et en faire profiter l'agriculture, a fait à M. le Préfet une demande tendant à obtenir l'autorisation de transporter *de la plaine de Pouilly, au lieu dit Vers la Chapelle Saint-Martin*, son atelier de fabrication de poudrette.

Le sieur Thevenin se proposait de réunir dans ce lieu, et ledit atelier où seraient déposées les matières fécales solides pour y être converties en poudrette, et une citerne de 4 à 500 mètres cubes pour recevoir les matières liquides, et les livrer ensuite aux agriculteurs au fur et à mesure de leurs besoins.

L'établissement projeté du sieur Thevenin est de première classe; il avait soulevé de nombreuses oppositions : il devait donc être examiné avec soin.

Une Commission composée de MM. Lépine, Chanut, Viallanes et du Vice-Président, fut chargée de ce soin.

Il résulte des recherches de cette Commission :

1° Que le lieu choisi par le sieur Thevenin ne réunissait pas les conditions d'éloignement des routes et des habitations prescrites pour les établissements de première classe (Décret du 15 octobre 1810);

2° Que le mode de couverture qui devait être employé pour la citerne ne pouvait pas préserver suffisamment le voisinage des émanations incommodes ou dangereuses de ce dépôt, et, qu'en conséquence, il n'y avait pas lieu d'accorder au sieur Thevenin, l'autorisation qu'il sollicitait.

Mais, considérant, d'ailleurs, de quelle utilité peut être pour la salubrité de la ville de Dijon le procédé de vidange actuellement exploité par le sieur Thevenin, et pour l'agriculture le nouvel établissement qu'il projette, la Commission a l'honneur de vous proposer d'informer M. le Préfet qu'elle estime qu'il y aurait un véritable avantage à autoriser le sieur Thevenin : à construire, *ainsi qu'il le demande actuellement*, une citerne de la contenance de 4 à 500 mètres cubes, parfaitement étanche, en bonne maçonnerie, et voûtée également en maçonnerie, dans une propriété qu'il a acquise à cet effet près de la Maladière, en dehors du faubourg Saint-Nicolas, propriété entièrement close de murs.

Les conditions à imposer au sieur Thevenin pour cet établissement seraient : 1° de transvaser les matières liquides des tonneaux dans la citerne, à l'aide de tuyaux, et de les sortir de la citerne avec une pompe pour les livrer aux agriculteurs de manière qu'il ne puisse y avoir dans ces différentes opérations aucun épanchement de ces liquides sur le sol ; 2° à autoriser également le demandeur à continuer de déposer les matières solides destinées à être converties en poudrette, dans le lieu où, depuis deux ans, il se livre à cette industrie, dans la plaine de Pouilly, à la condition *expresse* que ce chantier sera entièrement entouré d'un mur de 2 mètres 40 cent. de hauteur, fermé par une porte charretière, et que, sous aucun prétexte, on ne déposera hors de cette enceinte des produits fabriqués, des tonneaux servant à l'exploitation, ni autres ustensiles de vidanges. Des arbres seront plantés tout autour du mur de clôture.

Le sieur Thevenin devra, en outre, se soumettre strictement à la condition, déjà imposée, *de la désinfection préalable des matières solides dans les fosses*, à l'aide du sulfate de fer, du sulfate de zinc, ou d'autres substances désinfectantes, avant de les mettre dans les petites tonnes.

Enfin, ces petites tonnes seront transportées dans des charrettes exactement fermées, avec couvercle, suivant la proposition du demandeur, de manière à ne laisser échapper aucune vapeur, et à éviter l'infection insupportable qui suit d'ordinaire les charrettes des vidangeurs.

En terminant, la Commission croit devoir exprimer à M. le Préfet les vœux suivants : 1° qu'on oblige à l'avenir tous les entrepreneurs de vidanges à se servir des mêmes appareils inodores que le sieur Thevenin, des mêmes charrettes pour transporter les tonnes, et qu'ils soient, d'ailleurs, soumis à toutes les conditions imposées à cet industriel ; 2° qu'on transporte désormais tous les dépôts de matières fécales dans la plaine de la Boudronnée, à droite de la route de Ruffey et à la distance de 250 mètres de cette route et des habitations, pour éviter, autant que possible, les inconvénients attachés à ces sortes de dépôts.

La Commission, enfin, invite M. le Préfet à faire exercer sur tous ces établissements, par la police locale, une stricte surveillance, seul moyen de faire cesser une infinité d'abus très préjudiciables à la salubrité publique et fort incommodes. »

M. Viallanes donne lecture du rapport suivant :

Demande de M. Lacomme (Conseil d'hygiène de Dijon, 8 avril 1864).

« Messieurs, dans votre réunion du mois dernier, vous m'avez chargé d'examiner un projet d'établissement d'une citerne voûtée que M. Lacomme, professeur à l'Ecole de droit, se propose de faire construire dans sa propriété dite *la Charmette*, située à 4 ou 5 kilomètres au nord de Dijon, sur les routes de Langres et d'Is-sur-Tille. Cette citerne sera destinée à recevoir les eaux provenant des fosses d'aisances de la ville.

A cet effet, je me suis transporté sur les lieux avec M. Lacomme. Aucun travail n'était encore commencé ; mais, d'après les explications qui m'ont été fournies par ce propriétaire qui veut établir à environ 15 mètres de la route de Langres et parallèlement à cette voie de communication, une citerne voûtée et hermétiquement fermée ; d'après le plan que j'ai l'honneur de vous soumettre, je ne vois aucun inconvénient à lui accorder la permission de construire cette citerne qui ne présentera pas plus d'inconvénients qu'une fosse d'aisances ordinaire. »

Les conclusions de ce rapport sont adoptées.

OS (Dépôts d'). — Voyez CHIFFONS.

OUCHE (Rivière d').

M. Ladrey donne lecture du rapport suivant :

« M. le Préfet nous a transmis deux réclamations du maire de Longvic au sujet de l'empoisonnement des eaux de l'Ouche sur le territoire de sa commune.

Le maire de Longvic attribue ce résultat à l'action des matières versées dans la rivière par les propriétaires d'usines situées à Dijon, et il signale les nombreux inconvénients observés depuis quelque temps, surtout pendant les saisons chaudes, par suite de l'emploi des eaux de l'Ouche, jusqu'alors très salubres.

Le poisson est devenu tellement rare, que le droit de pêche ne peut plus être affermé. Le bétail refuse, la plupart du temps, de s'abreuver dans les lieux où on le conduisait d'ordinaire. Des habitants de la commune ont même été indisposés, soit pour avoir bu de l'eau, soit pour avoir séjourné sur les bords de la rivière dans le parcours du village.

Les faits signalés par M. le Maire de Longvic s'accordent parfaitement avec les plaintes formulées à Dijon par plusieurs propriétaires riverains des bords de l'Ouche, et même avec les observations fai-

Réclamations du maire de Longvic (Conseil d'hygiène de Dijon, 8 avril 1864).

tes en d'autres points de la ville au sujet des émanations produites par certaines usines, ou par les matières circulant dans les aqueducs qui vont aboutir à la rivière.

J'ai dû m'occuper de ces différentes questions par suite d'une expertise ordonnée, à la requête des parties intéressées, par M. le Juge de Paix du canton ouest de Dijon, et j'ai l'honneur de vous soumettre les faits que j'ai observés, ainsi que les résultats auxquels ce travail m'a conduit.

Comme conséquence de l'ensemble de toutes ces observations, je viens vous proposer les conclusions suivantes, dont la mise en exécution doit amener dans un très bref délai l'amélioration des eaux de l'Ouche, et par conséquent permettra de remédier aux inconvénients dont se plaint M. le Maire de Longvic.

Tous les accidents signalés sur les bords de l'Ouche, tant sur le territoire de Dijon que sur celui de la commune de Longvic, ont en effet pour cause le régime des eaux de l'un des bras de l'Ouche qui qui n'est qu'un bief et qui reçoit, dans ces conditions, par les aqueducs de Suzon, les immondices venant des différents quartiers de la ville et les résidus versés dans ces mêmes aqueducs par plusieurs établissements publics et par des usines particulières.

Voici les mesures qui peuvent dès maintenant diminuer considérablement ces inconvénients :

1° Suppression de l'envoi dans la rivière des résidus de la distillerie Boillon, qui ne subissent avant leur entrée dans l'aqueduc aucune épuration. L'autorisation préfectorale nécessaire pour que cet envoi puisse avoir lieu légalement, n'a jamais été accordée, ou du moins le Conseil d'hygiène n'en a jamais eu connaissance ;

2° Suppression des foyers d'infection existant de temps en temps ou même sur certains points d'une manière permanente, sur le parcours des aqueducs de Suzon. L'existence de ces foyers est due à un défaut d'entretien ou bien au manque d'une quantité d'eau suffisante ;

3° Exécution des règlements existants pour l'envoi dans les cours d'eau des résidus de toute nature provenant d'établissements publics ou privés Ce résultat s'obtiendrait facilement si on surveillait, comme le Conseil d'hygiène le demande depuis longtemps, l'exécution des mesures prescrites dans les arrêtés d'autorisation, et si les demandes de modifications aux prescriptions de ces arrêtés étaient toujours soumises à M. le Préfet.

Le projet d'établissement d'un égout collecteur, partant de la porte d'Ouche et allant aboutir dans le second bras de la rivière, aurait pour résultat l'assainissement du bief ; mais l'état actuel ne serait nullement modifié pour les parties de la rivière situées au-dessous de Dijon, et notamment pour la commune de Longvic. Ce projet ne nous semble praticable que s'il était accompagné d'un ensemble de mesures dont le détail n'a pas encore été étudié et sur lesquelles nous ne pouvons pas nous prononcer.

L'accomplissement des mesures que nous venons d'énumérer produira, sans aucun doute, une grande amélioration. Il est bien entendu, toutefois, que pour en faire apprécier les bons effets, leur application devrait être précédée d'une mise en état de propreté du bief de l'Ouche encombré par les matières altérées déjà ou très altérables qui ont été envoyées dans cette partie de la rivière depuis l'établissement de la distillerie existant près la porte Guillaume. »

Les conclusions de ce rapport sont adoptées.

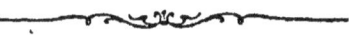

PARFUMEURS.

Vœu relatif à la vente de substances toxiques par les parfumeurs (Conseil d'hygiène de Châtillon, 12 juillet 1862).

Le Conseil exprime le vœu que le débit des articles de parfumerie qui renferment des substances dangereuses pour l'hygiène publique soit réglementé, ainsi qu'il est fait pour la vente des substances toxiques par les pharmaciens.

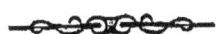

PHOSPHORE.

M. Bailly rappelle le vœu émis par le Conseil d'hygiène de Beaune, le 17 juin 1856, relativement à la substitution du phosphore rouge au phosphore ordinaire dans la fabrication des allumettes chimiques.

Vœu (Conseil d'hygiène Beaune, 15 mai 1862).

PLATRE (Fours à).

Le Conseil, statuant sur une demande formée par le sieur Charretier, à l'effet d'obtenir l'autorisation d'établir un four à plâtre sur le territoire de Lemeix, est d'avis que l'autorisation soit accordée aux conditions suivantes :

1º La bouche des foyers sera disposée de manière que le feu ne puisse être aperçu depuis la route ;

2º L'établissement sera complètement entouré d'un mur de 2 mètres 33 centimètres de hauteur.

Demande du sieur Charretier (Conseil d'hygiène de Dijon, 6 janvier 1860).

Le sieur Latreille demande l'autorisation d'établir un four à plâtre à Sombernon.

Le Conseil, après avoir pris connaissance du plan des lieux et des pièces de l'enquête, émet l'avis que l'autorisation soit accordée, mais aux conditions suivantes :

Demande du sieur Latreille (Conseil d'hygiène de Dijon, 28 septemb. 1860).

1° L'établissement sera complétement entouré de murs de 2 mètres au moins de hauteur ;

2° La cheminée dépassera de 5 mètres au moins les maisons les plus élevées du voisinage ;

3° La bouche du four sera tournée du côté de la cour, de manière que le feu ne puisse être aperçu depuis la route ;

4° Le four ne pourra être adossé à un mur mitoyen.

Demande du sieur Cohas (*Conseil d'hygiène de Dijon*, 14 juin 1861).

Le sieur Cohas demande l'autorisation d'établir deux fours à plâtre sur le territoire de Mâlain, lieu dit *les Herbeux*.

Le Conseil, après avoir entendu les observations de MM. Ladrey et Noirot, qui ont visité les lieux, émet l'avis que l'autorisation soit accordée aux conditions suivantes :

1° Le sieur Cohas fera surmonter ses fours d'une cheminée de 4 mètres au moins de hauteur ;

2° Ces fours ne pourront être chauffés qu'au bois, du 1er mai au 1er novembre.

Demande du sieur Lemoine (*Conseil d'hygiène de Dijon*, 21 mars 1862).

Le sieur Lemoine, désirant joindre un four à plâtre à une petite usine qu'il possède à Pluvault, et dans laquelle existent une chaudière à vapeur et une machine de la force de 12 chevaux, servant de moteur à un battoir public, sollicite l'autorisation d'établir le four dont il s'agit.

Le Conseil émet un avis favorable au pétitionnaire, mais aux conditions suivantes :

1° La bouche du four sera disposée de manière que le feu ne puisse être aperçu depuis la route ;

2° L'établissement sera complètement entouré d'un mur de 2 mètres 33 centimètres ;

3° La cheminée dépassera de deux mètres au moins les bâtiments les plus élevés du voisinage.

Le sieur Guala-Fleurot, demeurant rue Audra, à Dijon, demande l'autorisation de remettre en activité, pour la fabrication du plâtre, l'ancien four à chaux et à briques, situé au faubourg Saint-Nicolas, à l'entrée du chemin d'Ahuy.

Le Conseil, prenant en considération l'avis favorable de M. le Maire de Dijon, et après avoir entendu le rapport verbal de M. le docteur Noirot, émet l'avis que l'autorisation soit accordée.

Demande du sieur Guala-Fleurot (Conseil d'hygiène de Dijon, 25 août 1865).

M. le Président du Conseil d'hygiène de Châtillon-sur-Seine dépose sur le bureau les pièces relatives à une demande formée par M. Alexandre Montenot, négociant à Laignes, tendant à obtenir l'autorisation d'établir un four à plâtre dans le moulin dit des Grilles, sis commune de Laignes

Le Conseil, après avoir pris connaissance de cette demande, du plan qui l'accompagne et de l'enquête à laquelle elle a été soumise :

Considérant que l'établissement projeté est situé à 100 mètres environ des habitations ; que, dès lors, il est impossible que la fabrication puisse incommoder

Demande du sieur Montenot (Conseil d'hygiène de Châtillon, 11 mai 1861)

les propriétaires du voisinage et leur causer des dommages,

Est d'avis :

Qu'il y a lieu d'autoriser le sieur Montenot à établir un four à plâtre dans le moulin des Grilles et dans la commune de Laignes.

Demande du sieur Lavoignat-Meuriot (Conseil d'hygiène de Semur, 7 janvier 1861).

M. le Sous-Préfet de Semur soumet au Conseil la demande présentée par le sieur Lavoignat-Meuriot, marchand de blé demeurant à Epoisses, dans le but d'obtenir l'autorisation d'établir un four à plâtre sur le territoire de cette commune, au lieu dit *Champ d'Epoisses.*

Le Conseil, après avoir pris connaissance de toutes les pièces de l'affaire, notamment du plan des lieux et du procès-verbal de l'enquête à laquelle le projet a été soumis, et qui n'a été suivie d'aucune opposition de la part des habitants :

Considérant que l'établissement projeté ne paraît devoir donner lieu à aucun inconvénient, et qu'il doit être placé à une distance suffisante des habitations les plus voisines (plus de 100 mètres),

Est d'avis que l'autorisation demandée par le sieur Lavoignat-Meuriot lui soit accordée.

Demande des sieurs Jacoillot et Debussy (Conseil d'hygiène de Semur, 27 mai 1861).

M. le Sous-Préfet communique au Conseil toutes les pièces relatives à une demande présentée par les sieurs Jacoillot et Debussy, propriétaires à Montbard, à l'effet d'être autorisés : 1° à mettre en activité un four à plâtre, depuis longtemps en chômage, et dont l'établissement a été autorisé par arrêté du

28 mai 1847 ; 2° à construire deux fours à ciment qui seraient adossés au four à plâtre ci-dessus mentionné.

Le Conseil, après avoir pris une connaissance attentive desdites pièces, et notamment du plan des lieux et des réclamations consignées au procès-verbal d'enquête, au nom de trois propriétaires de bâtiments situés à peu de distance de l'établissement projeté :

Considérant que le seul inconvénient sérieux qui puisse résulter dudit établissement, consiste dans la fumée des fours projetés qui, notamment par les vents d'ouest, pourrait incommoder les habitants des maisons les plus voisines, et surtout celles des réclamants ;

Qu'il est indispensable de prescrire les mesures nécessaires pour parer à cet inconvénient ;

Est d'avis que l'autorisation demandée soit accordée, à la condition que les fours à construire par les sieurs Jacoillot et Debussy seront surmontés de cheminées dépassant de 4 mètres le faîtage de la maison la plus élevée parmi celles qui appartiennent aux réclamants.

POTERIE (Fours à cuire la).

Demande du sieur Bientz (Conseil d'hygiène de Dijon, 6 janvier 1860).

Le secrétaire donne lecture d'une pétition adressée à M. le Préfet de la Côte-d'Or, par le sieur Bientz, maréchal à Bourberain, tendant à obtenir l'autorisation d'établir un four à poterie dans cette commune.

Le Conseil, après avoir pris connaissance des pièces et du plan qui accompagnent cette demande, émet l'avis que l'autorisation sollicitée soit accordée, mais aux conditions suivantes :

1° Le four sera construit comme il est expliqué dans la demande du 27 novembre 1859 ;

2° La cheminée du four devra dépasser de quatre mètres les maisons les plus élevées du voisinage ;

3° Le magasin de bois de chauffage devra être assez éloigné du four pour qu'il n'y ait aucun danger d'incendie ;

4° L'établissement devra être entouré d'un mur de 2 mètres 33 centimètres de hauteur, et la bouche du four disposée de manière que le feu ne puisse être aperçu depuis la route.

M. Viallanes lit le rapport suivant :

Demandes des sieurs Lambert et Viot (Conseil d'hygiène de Dijon, 26 avril 1861).

« Messieurs, vous nous avez chargés, M. le docteur Noirot et moi, d'examiner les fours des sieurs Lambert (Pierre) et Viot (François), potiers de terre à Bourberain, et de vous adresser un rapport à ce sujet.

A cet effet, nous nous sommes transportés à Bourberain le jeudi 4 avril 1861 ; nous nous sommes fait assister par M. Lenoir, maire de la commune, pour visiter les deux établissements, objet de notre mission.

Nous avons commencé par celui du sieur Lambert qui est construit dans de bonnes conditions et à une distance convenable de la route départementale. L'ouverture du four est au nord, par conséquent fait face à la partie latérale de l'atelier du sieur Lambert. Nous avons pu vérifier que la plupart des réclamations étaient faites par des individus dont les habitations sont placées à des distances telles, qu'il est impossible qu'ils soient incommodés par la fumée de ce four chauffé à l'aide de fagots ordinaires.

La seule personne qui aurait pu se plaindre et qui ne l'a pas fait, est le curé : en effet, par certains vents, celui de l'est, par exemple, la fumée doit pénétrer dans le presbytère et incommoder les habitants.

Le four du sieur Viot se trouve dans des conditions plus favorables que celui du sieur Lambert, eu égard aux plaintes formulées. L'ouverture de ce four, à l'ouest, est masquée par les bâtiments du sieur Viot. Ils sont assez élevés et assez étendus pour que la fumée n'incommode pas les voisins.

Nous avons pu nous assurer de l'exactitude des faits énoncés par le sieur Raffiot dans son rapport en date du 15 janvier 1861.

En conséquence, notre avis est que les fours, objet de ce rapport, soient maintenus tels qu'ils existent depuis longtemps. Seulement la cheminée du sieur Lambert devra être exhaussée de 9 à 10 mètres, afin d'éviter à la cure les inconvénients que peut occasionner la fumée.

Au reste, le sieur Lambert nous a dit qu'il était tout disposé à se conformer à cette réparation. »

Les conclusions de ce rapport sont adoptées.

M. Billet donne lecture du rapport suivant :

Demande du sieur Ponceblanc (Conseil d'hygiène de Dijon, 5 janvier 1863).

« Le sieur Ponceblanc exerce depuis dix ans son industrie, rue de Longvic, dans un local bien plus rapproché des habitations que l'endroit où il demande l'autorisation d'installer son nouvel établissement. Le jardin du sieur Henry Jacotot, où il a l'intention de transférer son four à poterie est situé rue Bergère; il est confiné par d'autres jardins et se trouve à une assez grande distance, soit du Parc, soit de quelques maisons éparses dans ce quartier. Si le sieur Ponceblanc change d'emplacement, c'est qu'il est trop à l'étroit dans son local actuel, et qu'il a obtenu de bonnes conditions dans la location du jardin Jacotot. Associé jusqu'à ce jour à son père qui continuera d'occuper le local actuel jusqu'à l'expiration de leur bail, il monte à son compte le nouvel établissement.

La fabrication des pots à fleurs dont le sieur Ponceblanc paraît être à Dijon l'unique représentant, est des plus simples. La matière première se tire de

Labussière. Une fois qu'après les préparations d'usage, elle a reçu la forme voulue, on la soumet à une cuisson modérée qui ne réclame ni houille ni coke, et se fait exclusivement avec du fagot et du petit bois. Cette cuisson est d'ailleurs intermittente, puisqu'elle n'a guère lieu que deux fois par mois. Le sieur Ponceblanc n'emploie qu'exceptionnellement et pour les très petits pots un vernis à base de litharge. Il se propose enfin de surmonter son four d'une cheminée exhaussée par des tuyaux qui donneront une hauteur totale de 13 à 14 mètres au-dessus du sol.

Ayant égard au caractère inoffensif de cette industrie et à sa préexistence depuis longues années dans un lieu moins isolé, je n'hésite pas à proposer au Conseil d'émettre sur la demande du sieur Ponceblonc un avis favorable. »

Le Conseil, après avoir entendu la lecture de ce rapport, émet l'avis que l'autorisation soit accordée, mais aux conditions suivantes :

1º Le four sera exclusivement chauffé au bois ;

2º Il sera surmonté d'une cheminée de 15 mètres de hauteur à partir du sol.

Le Conseil prend connaissance d'une pétition par laquelle le sieur Guérin demande l'autorisation d'établir un four à poterie à Bourberain. *Demande du sieur Guérin (Conseil d'hygiène de Dijon, 1er mai 1863).*

Après avoir examiné les pièces du dossier et entendu le rapport verbal de M. le docteur Noirot qui s'est rendu sur les lieux, il émet l'avis que l'autorisation soit accordée aux conditions suivantes :

1° Le sieur Guérin ne pourra chauffer son four que pendant la nuit ;

2° La cheminée de ce four devra dépasser de trois mètres le faîte de la maison.

Il sera du reste loisible au sieur Guérin de remplacer, en tout ou en partie, cette cheminée par des tuyaux en terre ou en tôle.

Demande du sieur Cœurdassier (Conseil d'hygiène de Dijon, 8 avril 1864.)

Le sieur Cœurdassier demande l'autorisation d'établir une fabrique de poterie de terre dans une propriété de madame veuve Chambellant-Frapillion, située rue Derrière-les-Tanneries.

Le Conseil, après avoir pris connaissance de l'opposition formée par le sieur Degrave, et entendu le rapport de M. le docteur Sédillot qui a visité les lieux avec M. Noirot, émet l'avis que l'autorisation soit accordée, mais aux conditions suivantes :

1° Le four sera surmonté d'une cheminée qui dépassera de 3 mètres au moins le faîte des maisons les plus élevées du voisinage, y compris celles qui sont séparées de la propriété Chambellant par la route ;

2° Ce four sera exclusivement chauffé au bois ;

3° Le dépôt de combustible sera établi à l'angle sud-est du jardin.

Demande du sieur Ponceblanc (Conseil d'hygiène de Dijon, 8 avril 1864.)

Le sieur Ponceblanc, demeurant rue de Longvic, à Dijon, demande l'autorisation de transférer sa fabrique de poterie dans une propriété qu'il a acquise du sieur Vallot, et qui est située derrière la prison départementale.

Aucune observation ou opposition ne s'étant élevée contre la demande du sieur Ponceblanc, le Conseil est d'avis que l'autorisation soit accordée, mais aux conditions suivantes :

1º La cheminée dépassera de 3 mètres au moins le faîte des maisons les plus élevées du voisinage ;

2º Le four ne pourra être chauffé qu'au bois.

Le sieur Dumay demande l'autorisation d'établir un four à poterie à Villers-les-Pots, sur un terrain qui lui appartient, attenant à la maison qu'il habite.

Le Conseil, après avoir pris connaissance des oppositions qui ont été soulevées par cette demande, et entendu le rapport verbal de M. le docteur Noirot qui a visité les lieux, émet l'avis qu'il soit fait droit à la pétition du sieur Dumay, mais aux conditions suivantes :

1º La cheminée du four dépassera de 4 mètres au moins le faîte des maisons les plus élevées du voisinage, y compris celle de M. Morel ;

2º Le four ne devra être chauffé qu'au bois ;

3º Le dépôt de combustible sera éloigné de 50 mètres au moins des habitations ou hébergeages.

Demande du sieur Duma (Conseil d'hygiène d Dijon, 8 avril 1864)

Demande du sieur Chevigny (*Conseil d'hygiène de Dijon*, 24 octobre 1864.)

Le sieur Chevigny demande l'autorisation d'établir un four propre à la cuisson de la brique, de la poterie, etc., sur un terrain qui lui appartient dans le village de Bèze.

Le Conseil, après avoir pris connaissance des pièces de l'enquête, des nombreuses oppositions qui se sont produites, et entendu le rapport de M. Noirot qui s'est rendu sur les lieux,

Emet l'avis que l'autorisation soit accordée, mais à la condition que le sieur Chevigny sera tenu d'établir sur le four une cheminée en briques de 40 mètres de hauteur, à partir du sol, et d'entourer son usine d'un mur de 3 mètres 33 centimètres au moins de hauteur.

Demande du sieur Rousselet (*Conseil d'hygiène de Beaune*, 17 avril 1860.)

M. Rousselet (Charles), fabricant de poterie de terre à Bligny-sur-Ouche, demande à M. le Préfet de la Côte-d'Or l'autorisation de transporter son établissement à Arnay-le-Duc, dans la rue des Trois-Tourelles, au lieu où était exploité par M. Flasselière, propriétaire, un établissement de teinture. De nombreuses oppositions ont été formées contre le projet. Bien que les craintes exprimées par les opposants lui aient paru exagérées, le Conseil est d'avis que l'autorisation demandée par M. Rousselet (Charles) ne lui soit accordée qu'aux conditions suivantes :

« Que son four ne sera chauffé qu'au bois, et qu'il
« sera surmonté d'une cheminée élevée de 2 mè-
« tres au moins au-dessus du faîte des plus hautes
« maisons voisines. »

POTERIES (Email des).

Une enquête ayant été ordonnée relativement aux dangers que peuvent présenter pour l'alimentation les poteries communes vernissées au moyen de l'oxyde de plomb, M. Peschart d'Ambly, chargé par le Conseil d'hygiène de Dijon de répondre aux diverses questions posées par M. le Ministre, donne lecture du rapport suivant :

<small>Enquête sur le vernissage des poteries (*Conseil d'hygiène de Dijon*, 8 août 1862.)</small>

« L'oxyde de plomb entre, comme on le sait, dans la composition des vernis dont on recouvre les poteries communes. Lorsqu'il est combiné dans ces vernis à une proportion suffisante de silice, il n'est pas attaqué par les acides faibles, tels que le vinaigre, le petit-lait, le suc de certains fruits, etc., et ne présente pas de dangers. Mais s'il est employé seul ou vitrifié avec une trop petite quantité de silice, il devient attaquable par les acides, et peut donner lieu dans les usages ordinaires à la formation de sels vénéneux. Des cas d'empoisonnement dus à cette cause paraissent avoir été déjà observés dans quelques départements. C'est pourquoi M. le Préfet a chargé le Conseil d'hygiène de reconnaître si l'on fabrique et si l'on vend dans l'arrondissement de Dijon des poteries à vernis dangereux.

On compte dans l'arrondissement de Dijon trois fabriques de faïence, de création déjà ancienne, et situées à Premières, à Longchamp et à Villers-les-

Pots. Leurs produits, dont la valeur annuelle est d'environ 350,000 francs, sont formés d'une argile impure et recouverts d'un émail plombifère qui dissimule la couleur de la pâte et remédie à sa perméabilité. On compose cet émail en fondant ensemble de l'oxyde de plomb, de l'oxyde d'étain, du sable et du sel marin. La proportion de ces matières varie un peu d'une fabrique à l'autre et suivant le genre de faïence qu'on veut obtenir ; mais elle ne s'éloigne pas beaucoup de celle-ci :

Oxyde de plomb	38,2
Id. d'étain	4
Sable quartzeux	50,6
Sel marin	7,2
	100

Pour reconnaître si cet émail est attaquable par les acides faibles, j'ai laissé pendant plusieurs jours de l'acide azotique étendu de vingt fois son volume d'eau, et ne marquant plus que 2 degrés à l'aréomètre de Baumé (à la température de 7°5), dans des assiettes émaillées provenant des trois fabriques. J'ai ensuite fait passer un courant d'acide sulfhydrique dans l'acide et observé s'il ne se formait pas de précipité. Comme je n'en ai pas remarqué, j'en ai conclu que l'oxyde de plomb n'avait pas été attaqué.

J'ai fait le même essai avec l'acide azotique, moins étendu d'eau et marquant 38,5 à l'aréomètre de

Baumé, et avec l'acide acétique marquant 7°. Dans les deux cas, il n'y a pas eu de plomb dissous.

Il résulte de ces expériences que la faïence provenant des fabriques de l'arrondissement ne présente aucun danger dans les usages ordinaires. C'est d'ailleurs la seule faïence émaillée qui se vende communément dans l'arrondissement, d'après les renseignements qui m'ont été communiqués par les marchands de Dijon. »

M. Poncet donne lecture d'un rapport dont il résulte que les vernis employés pour les poteries fabriquées dans l'arrondissement de Beaune, ne sont pas, après cuisson, attaquables par les acides étendus, et par suite ne présentent aucun danger dans les divers cas où l'économie domestique et industrielle peut les employer pour la préparation des substances alimentaires.

Enquête sur le vernissage des poteries (Conseil d'hygiène de Beaune, 5 novembre 1861.)

MM. Couvreux, chimiste, et Gontard, ex-pharmacien, mettent sous les yeux du Conseil de Châtillon-sur-Seine le résultat des expérimentations auxquelles ils se sont livrés relativement aux dangers ou à l'innocuité du vernissage des poteries fabriquées dans l'arrondissement.

Enquête sur le vernissage des poteries (Conseil d'hygiène de Châtillon, 12 octobre 1861.)

Le Conseil, après en avoir pris connaissance, juge à propos de faire les réponses suivantes aux six questions contenues dans le programme sus-relaté :

Première question. — Le département est-il le siége d'une fabrication de poteries?

L'arrondissement de Châtillon ne possède pas de fabriques de poteries.

Il y existe seulement une fabrique de faïence biscuitée, blanche, rouge et bleue, dont les couvertes sont complétement vitrifiées, et qui, par conséquent, est complètement en dehors de la question qui nous préoccupe.

L'approvisionnement de la ville et de l'arrondissement est fait généralement dans les fabriques de Bourg (Ain), Tassenière, Etrepigny (Jura), la Guillotière (Rhône), Villardin (Aube), Sézanne (Marne).

Deuxième question. — Quels sont les procédés de fabrication? Les préparations de plomb ou de cuivre entrent-elles dans la composition du vernis?

Les préparations de plomb et de cuivre entrent pour la majeure partie dans la composition du vernissage des poteries communes.

Troisième question. — L'oxyde de plomb est-il vitrifié à la surface à l'état de silicate ou simplement fondu?

Sur la majeure partie des poteries, la couverte est en oxyde de plomb, simplement fondu.

Sur le surplus, la couverte est à l'état de silicate.

Quatrième question. — Les poteries sont-elles susceptibles d'être attaquées à froid, ou par l'action de la chaleur par les acides faibles, tels que l'acide acétique dilué, ou l'acide nitrique étendu, ou par les aliments acides, tels que la salade, les conserves au vinaigre, les fruits acides, le lait plus ou moins aigri?

Le manque de temps a empêché d'essayer l'action des acides à froid; mais l'effet des acides faibles a été étudié à une température voisine de l'ébullition, les poteries communes servant en général à préparer des aliments à chaud.

On a expérimenté sur le vinaigre du commerce tel qu'on l'emploie ordinairement dans la cuisine, et notamment pour les préparations des cornichons, et l'acide azotique du commerce dilué dans vingt fois son poids d'eau.

Le vinaigre du commerce saturait pour 100 centimètres cubes 7 grammes 50 de carbonate de soude pur et anhydre. Il contenait dès lors 8, 4 0/0 d'acide acétique monohydraté.

L'acide azotique dilué dans vingt fois son poids d'eau saturait pour 100 centimètres cubes 2 gram. 30 de carbonate de soude pur et anhydre; il renfermait donc 2 grammes 34 d'acide azotique anhydre pour 100 d'acide dilué.

Ci-après les noms des fabricants dont les poteries ont été examinées :

Cuisset, fabricant à Bourg (Ain), deux échantillons;

Pontailler, marchand à Châtillon, un échantillon;

Remy, marchand à Châtillon, un échantillon;

Dégerman, négociant à Tassenières (Jura), quatre échantillons;

Poteries d'Etrepigny (Jura), quatre échantillons;

La Guillotière (Rhône), un échantillon;

Villardin, près Troyes (Aube), un échantillon;

Coutant, à Semur (Côte-d'Or), deux échantillons ;
Mémil, à Saint-Père, un échantillon.

Cinquième question. — Les procédés de fabrication seraient-ils susceptibles de perfectionnement? En particulier, pourrait-on, sans modifier considérablement les conditions de la fabrication et le prix de revient des produits, ajouter à l'oxyde de plomb qui doit former le vernis une certaine quantité de sable, de manière à le vitrifier par une cuisson suffisante?

Deux espèces de produits sont livrés au commerce, ainsi qu'il résulte des expérimentations ci-dessus. Les premières sont facilement attaquées par les acides, même peu concentrés : ce sont ceux revêtus d'une couverte en oxyde de plomb simplement fondu ou à peine silicaté ; les seconds sont couverts d'un silicate de plomb difficilement attaquable. Le prix de revient des premiers est insensiblement inférieur au prix des seconds. Ainsi, deux casseroles venant de la même fabrique se vendent, celle attaquable, 20 centimes, et celle non attaquable, 25 c., d'après les données fournies par les marchands eux-mêmes.

On pourrait, pour parer aux inconvénients ci-dessus signalés qui sont pernicieux à la santé publique, contraindre les fabricants à ne livrer que des poteries dont le vernis contiendrait assez de sable pour saturer complètement l'oxyde de plomb de silice et le rendre ainsi inattaquable par les acides faibles.

Sixième question. — L'interdiction d'employer

pour le vernis les préparations de plomb seules et sans mélange de sable, jetterait-elle une grande perturbation dans l'industrie de la localité ?

Non, puisqu'il n'existe pas de fabricant dans l'arrondissement. Il pourrait en résulter seulement un certain dommage pour les marchands, dans le cas où on leur défendrait d'écouler leurs marchandises défectueuses actuellement en magasin.

Ainsi qu'il résulte des données fournies par les marchands eux-mêmes, et de la différence entre les prix d'achats des poteries attaquables et celles non attaquables, l'industrie n'aurait certainement pas à souffrir de l'application des mesures qui auraient pour effet d'augmenter insensiblement le prix de revient au grand avantage de la santé publique.

Enquête sur le vernissage des poteries (Conseil d'hygiène de Semur, 7 septembre 1861.)

M le Sous-Préfet donne lecture d'une lettre en date du 18 juillet dernier, par laquelle M. le Préfet a demandé qu'il soit procédé, par les soins du Conseil d'hygiène, à une enquête au sujet de la fabrication et de l'emploi des poteries communes, vernies au moyen d'oxydes de plomb ou de cuivre ; et il invite M. le docteur Judrin à donner connaissance au Conseil du travail dont la Commission nommée pour l'inspection des pharmacies a été chargée à cet égard.

M. le docteur Judrin donne ensuite lecture du questionnaire relatif à cette enquête, et des réponses que les expériences faites dans les communes de l'arrondissement où se fabriquent des poteries, ont amené la Commission à y faire. — Le résultat de ce travail est consigné ci-après :

1º L'arrondissement est-il le siége d'une fabrication de poteries ?

Il y a dans l'arrondissement de Semur deux communes où l'on fabrique de la poterie, savoir : à Montbard, où il y a trois fabricants, et à Saffres, où il y en a deux. Cette industrie est fort peu importante, car elle n'occupe en tout qu'une douzaine d'ouvriers dans les deux localités, et ne suffit pas aux besoins du pays qui s'approvisionne en outre dans les départements du Jura et de la Nièvre.

2º Quels sont les procédés de fabrication ? Les préparations de plomb ou de cuivre entrent-elles dans la composition du vernis ?

A Montbard on emploie pour cette fabrication les argiles du liais supérieur ; le vernis se compose de plomb que les fabricants calcinent eux-mêmes avec partie égale de grès siliceux qu'ils viennent chercher à Semur ; ils y ajoutent 1/15º d'oxyde de manganèse lorsqu'ils veulent donner une couleur noire à leur vernis. Ils n'emploient jamais les sels de cuivre dans leur vernis que pour les vases à fleurs ou autres vases d'ornement.

A Saffres, la poterie est fabriquée avec une argile grossière contenant une assez forte proportion de calcaire ; aussi ne peut-elle supporter une haute température, et le vernis ne se compose-t-il que du minium et d'oxyde de manganèse, sans addition de silice.

3° L'oxyde de plomb est-il vitrifié à la surface à l'état de silicate, ou est-il simplement fondu?

A Montbard, la vitrification du vernis est parfaite, ce qui s'explique tant par la présence de la silice que par la haute température à laquelle on soumet la poterie (30 heures de cuisson au moins).

A Saffres, la cuisson ne durant que six heures, et la poterie étant soumise à une température infiniment moins élevée, il en résulte que l'oxyde de plomb n'est que fondu et non vitrifié;

4° Les poteries sont-elles susceptibles d'être attaquées à froid, ou par l'action de la chaleur, par les acides faibles, tels que l'acide acétique dilué ou l'acide nitrique étendu, ou par les aliments acides, tels que la salade, les conserves au vinaigre, les fruits acides, le lait plus ou moins aigri?

RÉACTIFS (1).	MONTBARD 6 VASES soumis à l'analyse.	SAFFRES 2 VASES soumis à l'analyse.
Petit lait traité par la présure et laissé en contact à froid pendant quinze jours	. . . . . .	résultat nul.
Acide acétique au 1/100° à froid, douze heures de contact. . .	résultat nul . . .	résultat nul.
Acide acétique au 1/50° à froid, douze heures de contact. . .	résultat nul . . .	résultat nul pour l'un des vases, affirmatif pour l'autre.
Acide acétique au 1/100° à chaud, cinq minutes de contact . .	nul pour cinq vases, affirmatif pour un seulement . . .	»
Aide nitrique au 1/20° à froid, trente heures de contact . .	précipité abondant .	Précipité abondant pour les deux vases.

(1) Les solutions ont été traitées par l'iodure de potassium, et ont donné un précipité d'iodure de plomb. Dans tous les cas où nous notons un résultat affirmatif, nous devons ajouter que, bien que les fabricants de Montbard aient remarqué qu'à la

5° Les procédés de fabrication seraient-ils susceptibles de perfectionnement ? En particulier, pourrait-on, sans modifier considérablement les conditions de la fabrication et le prix de revient des produits, ajouter à l'oxyde de plomb qui doit former le vernis, une certaine quantité de sable, de manière à le vitrifier par une cuisson suffisante ?

Les procédés de fabrication nous paraissent ne rien laisser à désirer à Montbard.

A Saffres, l'impureté des argiles employées ne permet pas de les soumettre à une température suffisante pour vitrifier les vernis.

6° L'interdiction d'employer, pour les vernis, les préparations de plomb seules et sans mélange de sable, jetterait-elle une grande perturbation dans l'industrie de la localité ?

Cette interdiction est superflue à Montbard. A Saffres, elle rendrait impossible la fabrication d'après le motif énoncé dans la deuxième réponse.

Le Conseil, après avoir entendu la lecture de ce rapport, déclare l'approuver à l'unanimité.

---

longue l'action du petit lait sur les terrines employées pour la fabrication des fromages ait semblé altérer le poli des vernis. A Saffres, malgré la mauvaise qualité de la poterie, il n'a jamais été observé le plus léger accident occasionné par l'usage de ces poteries.

RÉSERVOIR DE PANTHIER.

Rapport sur l'état sanitaire des villages voisins du réservoir de Panthier, et sur les effets que son agrandissement pourrait exercer sur la salubrité.

« MM. Peste et Saulgeot, docteurs en médecine, et Goin, architecte, tous trois membres du Conseil d'hygiène, chargés par M. le Sous-Préfet de faire une enquête pour connaître l'état sanitaire des villages voisins du réservoir de Panthier, et donner leur avis sur l'effet que son agrandissement pourrait exercer sur la salubrité, se sont rendus à la maison commune de Vandenesse, à l'heure de midi, pour entendre ce que les maires des communes de Créancey, Commarin et Vandenesse, et les médecins de Pouilly-en-Montagne, Commarin et Châteauneuf, convoqués, pourraient leur apprendre sur la santé des habitants des trois communes voisines du réservoir.

M. le docteur Cunisset, de Pouilly, s'est seul présenté, et a fourni tous les renseignements désirables, puis la Commission s'est rendue avec lui sur les lieux, et là, le plan en main, a étudié les modifications que doit subir le réservoir.

Il est certain que depuis l'établissement du réservoir de Panthier les fièvres intermittentes sont plus fréquentes dans les hameaux de Panthier, de

<small>Rapport sur l'agrandissement du réservoir de Panthier (*Conseil d'hygiène de Beaune*, 3 février 1864)</small>

Solle, des Bordes et à Commarin, que par le passé, et dans une proportion assez notable, mais la maladie est loin d'avoir l'intensité et la fréquence dont a parlé le docteur Tainturier ; de plus, il y a des variations considérables dans le nombre des cas et l'intensité de la maladie, suivant les années, les saisons. En général, c'est lorsque les eaux sont très basses, à la fin d'août, que la maladie atteint son maximum de fréquence.

Pour nous, il n'y a pas de doute, tel qu'il est, le réservoir est une source continuelle de maladies intermittentes. Pour faire disparaître cet état de choses, il faudrait faire disparaître le réservoir ou le modifier de telle sorte que la surface mise à nu lorsqu'on retire l'eau fût aussi faible que possible, comparativement à la quantité d'eau enlevée. En un mot que les bords fussent à pic.

Mais il n'est pas possible de supprimer le réservoir ; on ne peut lui faire des bords taillés à pic ; il ne reste donc plus que l'agrandissement qui puisse présenter quelques avantages, parce qu'alors on aura une masse d'eau cinq ou six fois plus grande, sans même doubler la surface, parce qu'on pourra enlever du réservoir une grande masse d'eau, en ne mettant à découvert qu'une faible partie du fond. De plus, les bords offrent une pente beaucoup plus considérable, et par suite les eaux en se retirant laisseront moins de débris végétaux, et le sol séchera plus vite. Les miasmes produits seront donc moins nombreux.

Si à cela on joint des plantations compactes d'arbres de haute tige autour du réservoir et quelques fossés pour faciliter le desséchement des bas fonds, nous croyons que, bien loin d'être aggravé, l'état sanitaire des villages voisins du réservoir sera amélioré.

Bien plus, si en augmentant la capacité des réservoirs on parvient à faire cesser le chômage du canal, ce n'est plus seulement Panthier, Solle, les Bordes qu'on assainit, mais tous les villages, toutes les villes situés sur les bords du canal.

D'après toutes ces considérations, la Commission du Conseil d'hygiène (en cela complétement d'accord avec le docteur Cunisset) pense qu'il est utile pour la santé publique d'agrandir le réservoir de Panthier. »

Le Conseil, après mûre délibération, déclare qu'il approuve complètement l'avis de la Commission.

ROUTOIR.

M. le docteur Saulgeot lit le rapport suivant qu'il a rédigé au nom d'une commission nommée par M. le Sous-Préfet, pour examiner si les plaintes formulées dans une pétition en date du 16 août 1861, contre l'établissement de rouissage du sieur Masson-Dubois, exploité par le sieur Guyot-Tupin, faubourg

Routoir du sieur Guyot-Tupin (Conseil d'hygiène de Beaune, 5 novem 1861.)

Saint-Jacques, à Beaune, sont fondées, et pour indiquer, en cas d'affirmative, les moyens de remédier aux inconvénients allégués par les plaignants.

« La Commission nommée pour examiner si les plaintes formées contre l'établissement de rouissage exploité par le sieur Guyot-Tupin sont fondées, a reconnu :

1º Qu'au moment de la visite, le 29 août 1861, à dix heures du matin, le routoir, par lui-même, répandait peu d'odeur et était traversé par une quantité d'eau suffisante ;

2º Que le ruisseau qui s'en écoule et qui parcourt le jardin du sieur Micard, et un jardin cultivé par le sieur Guyot, avait assez de pente ;

3º Que l'eau puisée à ce ruisseau avait une odeur très forte de végétaux en putréfaction ;

4º La Commission a entendu le sieur Micard se plaindre vivement de ce que cette eau employée à arroser les légumes, leur est nuisible et infecte l'air en s'évaporant ;

5º Qu'elle communique aux légumes qu'on y lave une odeur très désagréable ;

6º Que par infiltration cette eau arrive jusque dans le puits de sa maison et lui donne un goût insupportable, de sorte qu'il est obligé de boire l'eau venant de la borne-fontaine la plus rapprochée (300 mètres environ) ;

7º Que les eaux de son puits et du ruisseau sont surtout imprégnées de mauvaise odeur, lorsque le sieur Guyot établit un barrage en amont du ruisseau, pour arroser un jardin qu'il y cultive. Or ce barrage est surtout utile lorsque le routoir ne laisse que peu ou point écouler d'eau, c'est-à-dire lorsqu'elle répand une odeur plus infecte et qu'elle peut s'infiltrer plus facilement.

De cette visite sur les lieux et des faits établis ci-dessus, il résulte que pour sauvegarder les intérêts de tous il serait bon :

1° D'établir des tuyaux de drainage qui conduiraient directement, sans leur permettre de s'infiltrer, les eaux provenant du routoir à la fausse rivière du moulin ;

2° D'établir un autre système de drains qui, prenant l'eau au-dessus du routoir, là où elle n'est pas encore corrompue, la conduiraient au ruisseau où elle est indispensable à l'arrosement des jardins. »

Ces conclusions sont adoptées à l'unanimité.

SAVONNERIE.

Les sieurs Sirandré frères demandent l'autorisation d'établir une savonnerie dans leur maison située place Saint-Nicolas et rue Sainte-Marguerite, à Dijon.

Le Conseil, après avoir entendu le rapport de MM. Ladrey et Billet, qui ont visité l'établissement

<small>Demande des sieurs Sirandré (Conseil d'hygiène de Dijon, 30 mars 1863.)</small>

dont il s'agit, donne un avis favorable aux pétitionnaires, mais en leur imposant les conditions suivantes, qui seront strictement obligatoires :

1° Toutes les eaux provenant de la savonnerie seront reçues dans un puits perdu creusé au milieu de l'établissement. Si l'expérience faisait reconnaître des inconvénients à cette manière de se débarrasser des eaux, on transformerait le puits perdu actuel en puits imperméable qu'on viderait toutes les fois que ce serait nécessaire ;

2° Il est interdit de déposer ou de jeter sur la voie publique aucun résidu de chaux ou autre ;

3° Les chaudières seront surmontées d'une large hotte pour conduire les vapeurs ou buées dans une cheminée élevée de 2 à 3 mètres au-dessus du toit de l'usine ;

4° L'atelier sera complétement clos sans autre ouverture que la porte donnant sur la cour intérieure.

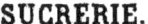

SUCRERIE.

Demande de MM. Bouvet (Conseil d'hygiène de Dijon, 29 novembre 1864) Le secrétaire donne lecture d'une pétition par laquelle MM. Bouvet demandent l'autorisation de créer dans leur usine d'Aiserey une fabrique de sucre indigène qui remplacera celle de glucose pour laquelle ils étaient autorisés depuis l'année 1844.

Le Conseil, après avoir entendu le rapport verbal de M. le docteur Noirot, qui a visité avec M. Ladrey l'établissement de MM. Bouvet, émet l'avis que l'autorisation soit accordée.

Le Conseil ayant examiné :

1° La pétition de la société P. Vavin et Cᵉ demandant l'autorisation d'établir une fabrique de sucre à Brazey-en-Plaine ;

2° Le certificat d'affiché de l'enquête *de commodo et incommodo*, ouverte à cet effet ;

3° Le procès-verbal de cette enquête, ouverte à Brazey le 25 novembre et close le 15 décembre 1865, ne relatant aucune opposition ;

4° L'avis favorable du maire de Brazey ;

5° Le plan des lieux ;

Considérant que la fabrique de sucre ne peut être cause ni d'insalubrité ni d'incommodité, est d'avis que l'autorisation demandée par la société P. Vavin et Cᵉ lui soit accordée.

Demande de la société Vavin et Cᵉ (Conseil d'hygiène de Beaune, 21 décembre 1865.)

SUIF.

(Voyez CHANDELLES.)

TANNERIE.

Demande du sieur Gaudard (Conseil d'hygiène de Dijon, 26 avril 1861.)

Par sa demande primitive le sieur Gaudard se proposait de fonder un établissement complet de tannerie dans sa propriété sise à Dijon au faubourg Saint-Michel. Il prétendait, il est vrai, qu'une bonne partie du travail consisterait dans un remaniement de cuirs épais imparfaitement tannés; mais il entendait, en même temps, se réserver la faculté d'établir sur des peaux fraîches l'ensemble des opérations du tannage, de manière à obtenir d'emblée et sans un remaniement ultérieur, d'un succès selon nous contestable, les qualités de cuirs réclamées par son industrie.

Pour bien apprécier les inconvénients qui résulteraient d'un tel établissement pour le voisinage, une Commission s'est transportée au quartier des tanneries, et en y visitant quelques établissements, elle a reconnu que les causes d'insalubrité résidaient toutes dans les opérations qui précèdent la mise en cuve, et s'exerçant sur les peaux fraîches, consistent dans l'écharnage, l'ébourrage, etc. De plus, elle s'est convaincue que si la possession d'un cours d'eau atténuait ces causes, elles reprendraient toute leur intensité dans les conditions où se trouvait le demandeur, réduit qu'il était à remplacer l'eau illimitée d'une rivière par des quantités restreintes que lui donnerait son puits, et après discussion en Conseil, il fût décidé que l'autorisation demandée ne pouvait être intégralement accordée, et qu'on se bornerait à appuyer l'établissement de fosses à remaniement.

Connaissant les dispositions du Conseil et entrant dans des vues que nous lui avions suggérées, M. Gaudard se décida alors à une division qui nous paraît lever toutes les difficultés. Il s'engage :

1º A louer sur les bords de l'Ouche, dans le quartier où s'est concentrée l'industrie de la tannerie, un local où il puisse exécuter cet ensemble des opérations premières qui réclame beaucoup d'eau, et dont les inconvénients, acceptés d'ailleurs par le quartier, sont singulièrement amortis par la possession d'un cours d'eau aussi considérable que l'Ouche ;

2º A n'avoir dans son local du faubourg Saint-Michel que les opérations du tannage proprement dit, qui s'exécutent en presque totalité dans des fosses profondes où les peaux séjournent très longtemps, ne réclamant plus dans cette période d'incubation que de faibles quantités d'eau.

Après cette sorte de transaction, le Conseil qui avait été frappé dès l'abord de l'importance de l'industrie des sieurs Gaudard et animé du désir d'en favoriser le légitime développement, ne voit plus d'inconvénient à ce que l'autorisation, modifiée ainsi qu'on vient de l'exposer et rendue par là inoffensive pour le quartier, leur soit accordée.

Le sieur Michaut, de Grancey-le-Château, demande l'autorisation de rétablir une tannerie à Busserotte.

<small>Demande du sieur Michaut (Conseil d'hygiène de Dijon, 14 janvier 1861.)</small>

Après avoir entendu le rapport verbal de M le docteur Noirot, qui s'est rendu sur les lieux avec M. Ladrey, le Conseil émet l'avis que l'autorisation sollicitée soit accordée, mais aux conditions suivantes :

1º Le sieur Michaut ne pourra établir plus de quatre fosses ;

2º Les peaux fraîches devront être immédiatement, au moment de leur arrivée, plongées dans de l'eau de chaux ou dans tout autre liquide qui les rende imputrescibles ;

3º Les cuves, les pleins et les fosses seront placés dans l'endroit le plus éloigné de l'habitation du sieur Viard ;

4º Ils seront parfaitement étanches ;

5º Le sieur Michaut ne pourra conserver le jus des pleins. Il devra l'exporter dans des tonnes bien closes pour servir d'engrais ;

6º On ne pourra faire écouler les eaux de cuvage dans le ruisseau avant de les avoir fait filtrer à travers une couche épaisse de tannée ;

7º Aucune opération d'équarrissage ne sera tolérée. Les écharnures et autres débris de nature animale ne pourront être conservés dans l'intérieur de l'usine. La combustion de ces substances est interdite ;

8º La tannée ne pourra être brûlée avant d'être parfaitement desséchée ;

9º Toutes les dépendances de l'établissement seront pavées en pierres dures rejointoyées.

TEINTURIER-DÉGRAISSEUR (Atelier de).

M. le Vice-Président soumet au Conseil une demande formée par le sieur Oudin, demeurant à Dijon, rue Condé, n° 31, à l'effet d'être autorisé à établir un atelier de teinturier-dégraisseur dans la propriété du sieur Roch, près la porte d'Ouche.

Le Conseil, considérant qu'aucune opposition ou observation ne s'est produite sur la demande du sieur Oudin pendant la durée de l'enquête à laquelle elle a été soumise, et que M. le Maire de Dijon a donné un avis favorable au pétitionnaire, émet l'avis que l'autorisation soit accordée.

Demande du sieur Oudin (Conseil d'hygiène de Dijon, 29 novemb. 1861).

Le sieur Oudin demande l'autorisation de transférer dans la maison de M. Carion, sise à Dijon, rue des Godrans, n° 28, les ateliers de teinture qu'il possède dans la maison du sieur Roch (Sylvestre), près la porte d'Ouche.

Le Conseil, après avoir entendu le rapport verbal de M. le docteur Sédillot, émet l'avis que l'autorisation soit accordée, mais aux conditions suivantes :

1° Le sieur Oudin ne pourra, en aucun cas, verser ses eaux de lavage ou de teinture sur la voie publique ;

2° Dans le cas où les buées incommoderaient le voisinage, le sieur Oudin pourra être tenu de sur-

Nouvelle demande du sieur Oudin (Conseil d'hygiène de Dijon, 19 févr. 1864).

monter ses chaudières de larges hottes en communication avec une cheminée élevée de 2 mètres au moins au-dessus des toits voisins.

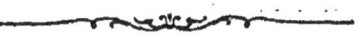

TRIPERIE.

Demande du sieur Marey (Conseil d'hygiène de Beaune, 24 juillet 1862).

Le secrétaire du Conseil d'hygiène de Beaune donne lecture de deux demandes, et des pièces qui les concernent.

Le sieur Thomas Marey, dit Raymond, boucher à Seurre, demande à continuer dans sa boucherie, rue Bonaparte, la préparation des débris d'animaux abattus qui se fait ordinairement dans les triperies.

Le Conseil, après avoir examiné :

1° La demande du sieur Thomas Marey, boucher, rue Bonaparte, à Seurre ;

2° Les certificats d'affiche de l'enquête *de commodo et incommodo* ouverte dans les communes de Seurre, Labruyère, Chamblanc, Lanthes, Jallanges, Trugny, Labergement-les-Seurre et Pouilly-sur-Saône ;

3° Le modèle de cette affiche ;

4° Le procès-verbal de l'enquête ouverte à Seurre le 1er avril 1862 et close le 30 du même mois, offrant deux oppositions, et les procès-verbaux des communes de Labruyère, Chamblanc, Lanthes, Jallanges, Trugny, Labergement-les-Seurre et Pouilly-sur-Saône ne présentant aucune opposition ;

5° L'avis du maire de Seurre qui est opposé à cet établissement ;

6° Le plan des lieux ;

Considérant : 1° Qu'il existe des oppositions au maintien de l'établissement du sieur Thomas Marey ;

2° Que par sa nature il est insalubre et incommode par l'odeur qu'il répand ;

3° Que vu sa position il porte atteinte à la santé publique ;

Est d'avis que l'autorisation demandée soit rejetée

Le Conseil, dans la discussion ouverte à propos de cette triperie, réclame vivement la construction d'un abattoir public pour la ville de Beaune.

En attendant, il voudrait que, dans tous les établissements de charcuterie et de boucherie où on prépare divers débris animaux, les eaux ayant servi au lavage et à la cuisson, ainsi que le sang, fussent reçus dans des citernes qu'on désinfecterait en précipitant les substances par le sulfate de fer par exemple ; il pense que les engrais fournis par ces résidus couvriraient facilement les frais de construction des fosses imperméables et de désinfection.

TUILERIES.

Demande du sieur Lécrivain (Conseil d'hygiène de Dijon, 9 mai 1862).

Le sieur Lécrivain, cordonnier, à Fleurey-sur-Ouche, demande l'autorisation d'établir une tuilerie sur le territoire de cette commune, lieu dit *les Coquelots*, à l'est du village.

Le Conseil est d'avis d'autoriser purement et simplement le sieur Lécrivain. Néanmoins, si le four, qui devra être chauffé au bois, donnait lieu à un dégagement de fumée trop considérable et provoquait des réclamations, le pétitionnaire pourrait être obligé à construire une cheminée.

Nouvelle demande du sieur Lécrivain (Conseil d'hygiène de Dijon, 13 mars 1863).

Le sieur Lécrivain, cordonnier, à Fleurey-sur-Ouche, autorisé à établir une tuilerie sur le territoire de cette commune, lieu dit *aux Coquelots*, demande l'autorisation d'installer son industrie dans un autre emplacement, sur le territoire de la même commune, *au-dessus de la Colombière*.

Après avoir entendu le rapport de M. le docteur Noirot qui s'est rendu sur les lieux, le Conseil émet l'avis que l'autorisation soit accordée, mais aux conditions suivantes :

1° Le sieur Lécrivain devra placer son four à l'extrémité de son champ la plus éloignée de la ferme de la Colombière ;

2° Ce four devra être surmonté d'une cheminée de 15 mètres au moins de hauteur, à partir du sol,

Le secrétaire donne lecture d'une pétition adressée à M. le Préfet par le sieur Rougetet (Jacques), tuilier à Longchamp, tendant à obtenir l'autorisation d'établir une tuilerie dans une propriété qu'il possède sur le territoire de cette commune, lieu dit *sous la Voie de Chambeire.* *Demande du sieur Rouget. (Conseil d'hygiène de Dijon, 10 juillet 1863).*

Le Conseil émet l'avis que l'autorisation soit accordée, mais aux conditions suivantes :

1° Le sieur Rougetet pourra être contraint d'élever une cheminée dans le cas où il serait prouvé que la fumée incommode les voisins ou porte préjudice à leurs propriétés ;

2° Le four ne pourra être chauffé qu'au bois ;

3° Le magasin aux fagots devra être assez éloigné du four pour qu'il n'y ait aucun danger d'incendie.

Le sieur Fénéon (Prosper), fabricant de ciment aux Laumes, demande l'autorisation d'établir un four à tuiles dans l'usine qu'il exploite sur le territoire de Ménetreux-le-Pitois. *Demande du sieur Fénéon (Conseil d'hygiène de Semur, 22 mai 1861.)*

Le Conseil, considérant que l'établissement projeté, qui doit être établi à 1 kilomètre environ des habitations les plus voisines, ne peut donner lieu au moindre inconvénient, est d'avis que l'autorisation soit accordée.

Les sieurs Laurent-Moraux, ouvrier tuilier à Aisy-sous-Thil ; Leblanc, propriétaire à Epoisses ; Lavoignat-Meuriot, propriétaire au même lieu ; Perrot, *Demandes des sieurs Laurent-Moraux, Leblanc, Lavoignat-Meuriot, Perrot et Baudon (Conseil d'hygiène de Semur, 10 novembre 1862, 1ᵉʳ décembre 1862, 18 avril 1863),* tuilier à Saulieu, et Baudon, demandent l'autorisation de construire ou de transférer des fours à tuiles.

Le Conseil émet l'avis que ces autorisations soient accordées.

VACCINE.

Mémoire sur le service de la vaccine dans la Côte-d'Or (*Conseil d'hygiène de Dijon*.)

M. le docteur Crouïgneau communique au Conseil un ouvrage inédit dont il est l'auteur, intitulé : *Aperçu historique sur le service de la Vaccine dans le département de la Côte-d'Or*. Ce travail a été honoré d'une médaille d'argent par son Exc. M. le Ministre du Commerce et des Travaux publics, sur la proposition de l'Académie impériale de médecine, qui a, de plus, exprimé le vœu qu'il fût publié *in extenso*.

Le Conseil décide qu'un extrait de ce mémoire sera inséré, comme appendice, dans le compte-rendu de ses travaux.

VÉNÉRIENNES (Maladies.)

Statistique (*Conseil d'hygiène de Dijon*, 8 août 1862.)

M. le docteur Lépine dépose le tableau statistique demandé par M. Jeannel, de Bordeaux, relatif au nombre des vénériens entrés à l'hôpital militaire de Dijon en 1861, à la durée du traitement, etc.

Voici ce tableau :

Statistique des vénériens de la garnison de Dijon, en 1861 :

Effectif de la garnison. . . . 1285
Nombre total des vénériens en-
 trés à l'hôpital. 180
Nombre total des journées. . . 6888
Durée moyenne du traite-
 ment (jours). 38,7

VIDANGES.

M. Peste, membre du Conseil d'hygiène de l'arrondissement de Beaune, voudrait que toutes les fosses d'aisances fussent désinfectées avant l'enlèvement des vidanges, dont le transport serait fait avec le plus grand soin Il désirerait que les vidangeurs fussent soumis dans leurs opérations à une surveillance spéciale, et même, au besoin, condamnés à une amende dans le cas où les désinfectants n'auraient pas été employés soit dans les fosses, soit au dépotoire.

Le Conseil partage complètement cet avis.

Vœu (Conseil d'hygiène de Beaune, 20 août 1862).

VERRERIE.

M. Billet donne lecture du rapport suivant :

« Rapport sur la visite faite le dimanche 22 novembre 1863, à la verrerie de Velars, par une

Verrerie de Velars (Conseil d'hygiène de Dijon, 30 novembre 1863).

Commission composée de MM. Sédillot, Noirot et Billet.

Cet établissement, installé fort à son aise dans l'immense usine métallurgique que dirigeait M. Thoureau, ne fabrique pour le moment et ne paraît devoir fabriquer de longtemps que les variétés de verre blanc représentées par le verre à vitre, les globes de pendule, etc. Il comprend, comme toute verrerie, des meules pour l'écrasement des matières, notamment de celles qui servent dans la préparation des creusets, des fours de fusion à température très élevée, et enfin d'autres fours moins chauffés où se font l'étendage et le recuit.

Les meules sont mues par une turbine qui emprunte son mouvement à de l'eau dérivée de l'Ouche. Les fours sont installés dans un immense bâtiment au-dessous duquel règnent de vastes canaux voûtés où l'on descend par une pente douce et où le jour pénètre aisément. Comme c'est à leur partie centrale et culminante que s'ouvrent les grilles des foyers, ils assurent l'énorme prise d'air réclamée par la combustion, sans causer dans la salle de travail, qui peut rester fermée, aucun mouvement d'air. Les grilles sont dégorgées de temps en temps par un ouvrier qui descend dans ces canaux, et enfin le tirage intérieur et le départ des produits de la combustion se fait par une cheminée centrale qui domine les fours de fusion et ne dépasse pas le toit. Quoique, ainsi limitée, cette cheminée n'ait que 11 mètres et soit de beaucoup inférieure à celle de l'ancien établissement, il nous a semblé qu'elle remplissait parfaitement son rôle. La salle de travail ne contenait en effet qu'un air pur, et nous n'avons aperçu aucun dégagement de fumée pendant les trois heures que nous avons passées à l'usine.

Votre Commission est donc d'avis que la verrerie de Velars, éloignée d'ailleurs des habitations du village, ne peut exercer autour d'elle aucune influence fâcheuse ou malsaine, et qu'il y a lieu pour le Conseil d'émettre un avis favorable à l'autorisation demandée. »

Les conclusions de ce rapport sont adoptées.

VINAIGRERIES.

Les sieurs Robert et Denize demandent l'autorisation d'établir une vinaigrerie dans une maison située à Dijon, rue d'Auxonne, 43.

Le sieur Racine adresse une demande semblable pour un établissement du même genre qu'il a l'intention d'installer dans une maison qui lui appartient, rue Vannerie, 17 bis.

Le Conseil, considérant que ces établissements ont peu d'importance, et que d'ailleurs le mode de chauffage adopté présente toutes les garanties désirables contre le danger d'incendie, émet l'avis que les autorisations sollicitées soient accordées purement et simplement.

Demandes des sieurs Robert et Racine (Conseil d'hygiène de Dijon, 21 juillet 1860).

Demande du sieur Calais
(Conseil d'hygiène de Dijon, 24 juillet 1860.)

Le secrétaire donne lecture d'une demande du sieur Calais, tendant à obtenir l'autorisation de conserver la fabrique de vinaigre qu'il a établie dans sa maison, rue Jeannin, n° 3, à Dijon.

Le Conseil, après avoir pris connaissance des pièces de l'enquête :

Considérant que plusieurs des membres du Conseil se sont rendus sur les lieux à diverses reprises, sans que leur visite ait pu être prévue, et qu'ils ont acquis la conviction que les inconvénients signalés dans l'enquête ont été considérablement exagérés ;

Que le sieur Calais consomme à peine pour 200 francs de charbon de terre par an, et que son calorifère ne dégage pas plus de fumée que n'en produirait celui qu'un propriétaire ferait établir dans sa maison pour le chauffage de ses appartements ;

Que pour éviter toute tracasserie, le sieur Calais vient de faire exhausser la cheminée de sa vinaigrerie, et qu'il offre de la surmonter encore d'un tuyau de 3 mètres de hauteur ;

Qu'on pourrait d'ailleurs substituer le coke au charbon de terre pour le chauffage du calorifère ;

Considérant pour ce qui concerne l'odeur qui se dégage de la vinaigrerie, que les émanations acétiques, quand elles sont aussi faibles que celles dont il s'agit, n'ont absolument rien d'insalubre, ni même de désagréable pour l'odorat ;

Que si elles étaient aussi incommodes qu'on le

prétend, les opposants ne les auraient pas supportées quatre ans et demi sans se plaindre ;

Que la fabrication des vinaigres est une industrie locale qui a pris beaucoup d'importance dans ces derniers temps, et qu'il serait déplorable qu'on pût l'entraver sans des motifs sérieux ;

Que le sieur Calais est propriétaire de la maison où il a établi sa vinaigrerie, et qu'il a fait des frais d'installation considérables ;

Que si les établissements du genre de celui dont on demande la suppression avaient tous les inconvénients mentionnés dans l'enquête, l'autorité municipale serait bien coupable de tolérer une douzaine de vinaigreries qui fonctionnent dans l'enceinte de la ville, sans autorisation ;

Emet à l'unanimité l'avis que l'autorisation sollicitée par le sieur Calais lui soit accordée, mais aux conditions suivantes :

1° Le sieur Calais fera surmonter la cheminée de sa vinaigrerie d'un tuyau de 3 mètres de hauteur ;

2° Il ne pourra chauffer son calorifère qu'avec du coke ;

3° Il lui sera expressément interdit de laisser écouler ses eaux de lavage sur la voie publique.

M. Ladrey donne lecture d'un rapport sur la demande des sieurs Jolibois et Robelet, pour l'établissement d'une vinaigrerie, rue du Petit-Potet, n° 19, à Dijon.

Demande des sieurs Jolib. et Robelet (Conseil d'hygiène de Dijon, 21 juillet 1864).

« Les sieurs Jolibois et Robelet, domiciliés à Dijon, sollicitent l'autorisation d'établir dans une partie de la maison située rue du Petit-Potet, n° 19, une vinaigrerie et une distillerie de marcs de raisin.

Cette demande adressée à M. le Préfet, à la date du 23 avril 1860, a été soumise dans les formes ordinaires à une information *de commodo et incommodo;* et M. le Préfet, par sa lettre du 7 juin dernier, a renvoyé au Conseil la demande des sieurs Jolibois et Robelet, ainsi que le procès-verbal de l'information qui lui avait été adressée par M. le Maire de Dijon.

De nombreuses oppositions ont été faites par les propriétaires du voisinage, et, en les résumant, M. le Maire déclare s'opposer formellement, tant au nom des habitants qu'au nom de la ville, à ce que l'autorisation sollicitée par les sieurs Jolibois et Robelet leur soit accordée.

M. le Président du Conseil nous a désignés, MM. Billet, Viallanes et moi, pour aller visiter le local où doit être placé l'établissement projeté, et pour examiner les diverses pièces de l'enquête. Je viens vous rendre compte du résultat de nos observations.

Examinons d'abord la demande des sieurs Jolibois et Robelet.

La demande du 23 avril énonce que ces industriels ont l'intention d'établir une vinaigrerie et une distillerie de marcs de raisin.

A cette demande est jointe une lettre de M. le directeur des contributions indirectes aux sieurs Jolibois et Robelet, et cette lettre nous donne d'importants renseignements sur les opérations auxquelles on devra procéder.

Le but du nouvel établissement est la préparation du vinaigre ; cette préparation s'effectue dans une grande pièce où sont placés des tonneaux contenant les vins qui doivent subir la fermentation acétique. Ces tonneaux, disposés par séries les uns au-dessus des autres, sont en partie remplis de liquide. De temps en temps on enlève une certaine quantité de vinaigre et on la remplace par une égale quantité de vin.

Les fabricants ajoutent aux vins qu'ils emploient dans cette opération une certaine proportion d'alcool destinée à augmenter la richesse alcoolique de ces vins, et par suite la force du vinaigre.

Cet alcool devant être complètement transformé en acide acétique, les sieurs Jolibois et Robelet ont adressé à l'administration des contributions indirectes une demande dans le but d'être exonérés du paiement du droit de consommation sur les flegmes qui seront employés dans cette fabrication.

Cette immunité leur a été accordée, mais elle est subordonnée aux conditions suivantes :

1º Les flegmes doivent être produits dans l'enceinte même de la vinaigrerie, et ils doivent être absorbés intégralement par la préparation du vinaigre ;

2º La force alcoolique de ces flegmes ne doit pas

être portée au-delà de 25° centésimaux, et la fabrication de produits d'un degré plus élevé est interdite ;

3° Il est défendu aux pétitionnaires de se livrer dans les dépendances de leur établissement à aucun commerce de vins, de cidres et de spiritueux ;

4° Les sieurs Jolibois et Robelet devront se munir d'une licence de distillateur, et se soumettront, comme les distillateurs ordinaires, aux visites et aux exercices de la régie.

Ces détails nous ont paru nécessaires pour bien faire connaître la nature de l'établissement sur lequel nous sommes consultés, et pour montrer qu'il ne peut être assimilé à une distillerie.

Il s'agit d'établir une vinaigrerie dans l'intérieur de laquelle aura lieu, par distillation opérée sur des marcs de raisin, la production des flegmes employés pour la fabrication du vinaigre.

Nous avons visité les diverses pièces où cette industrie doit être installée ; elles nous ont paru réunir toutes les conditions que l'on peut exiger pour un établissement de cette nature.

Ce local était précédemment affecté à une raffinerie de sucre ; et il nous suffit de rappeler cette circonstance au Conseil pour lui montrer que les opérations beaucoup plus simples qu'on se propose d'y faire aujourd'hui, trouveront dans cet emplacement des conditions d'installation très avantageuses.

Les pétitionnaires n'ayant joint à leur demande qu'un plan d'immeubles sur lequel n'étaient pas distinguées les différentes pièces occupées par l'usine, nous les avons priés de faire dresser le plan détaillé joint au présent rapport, et sur lequel se trouvent indiquées les divisions des n⁰ˢ 19 et 21, précédemment occupés par la raffinerie de M. Bavelier, ainsi que les propriétés environnantes.

Nous signalerons seulement sur ce plan la grande pièce E, où doit être établie la vinaigrerie, et le hangar A, où sera placé l'alambic. Ce hangar a plus de 10 mètres d'élévation ; il contenait dans l'ancienne usine les fourneaux et foyers destinés à alimenter les machines.

Dans le nouvel établissement, il renfermera un alambic simple, tel que nos vignerons en construisent dans les campagnes pour distiller leurs marcs, et de plus un poêle destiné à maintenir pendant l'hiver la pièce E à la température convenable pour la fermentation acétique.

Nous avons donc trouvé que rien dans l'usine qu'on se propose d'établir, rue du Petit-Potet, 19, ne présente des conditions de danger ou d'insalubrité qui puisse faire rejeter la demande adressée par les sieurs Jolibois et Robelet.

Nous avons, d'un autre côté, examiné avec le plus grand soin les oppositions formulées contre cette demande.

Elles sont au nombre de seize.

Toutes, sans exception, se fondent sur les dangers d'incendie que présentent les distilleries, *et l'établissement projeté est assimilé par les opposants aux distilleries et fabriques de liqueurs; de la nature de celle qui a été incendiée à Dijon le 1er janvier 1860.* Ce sinistre est même rappelé par eux pour montrer les inconvénients qui résultent de la distillation des spiritueux et de leur accumulation dans les magasins.

Or, l'établissement que projettent les sieurs Jolibois et Robelet ne saurait être considéré comme une distillerie, et il ne présente nullement les conditions qui rendent ces fabriques dangereuses.

Le vinaigre est le seul but de la fabrication, et il leur est absolument interdit de se livrer dans leur fabrique à la vente et au commerce de spiritueux de toute nature, et même d'en entreposer dans les dépendances de leurs magasins.

Ainsi la manière dont se trouvent motivées toutes les oppositions, montre clairement qu'elles sont le résultat d'une méprise qui a fait croire aux opposants qu'il s'agissait de l'établissement d'une distillerie.

Les sieurs Jolibois et Robelet demandent à faire une vinaigrerie ; seulement, pour profiter du bénéfice que leur assure l'administration des contributions indirectes, ils se proposent d'installer dans cette vinaigrerie un alambic pour produire par la distillation des marcs de raisin les flegmes qu'ils doivent employer à la fabrication du vinaigre.

Cette circonstance produit-elle, au point de vue des chances d'incendie, une aggravation de la demande d'autorisation d'une vinaigrerie ?

Votre Commission ne l'a pas pensé ; son avis est que toutes les oppositions fondées sur les dangers d'incendie que présentent les distilleries doivent être complètement écartées d'après les observations qui précédent.

Il nous reste à examiner ce qui se rapporte spécialement à l'établissement d'une vinaigrerie.

Quelques opposants ont signalé le danger que présente le voisinage des vinaigreries, par suite d'une matière nuisible à la santé et pouvant engendrer ou aggraver des maladies de poitrine.

Nous ne croyons pas que ces craintes soient justifiées, et les quartiers populeux dans lequel se trouvent des vinaigreries, tant à Dijon que dans d'autres villes, ne présentent aucune condition particulière d'insalubrité.

Si votre Commission ne partage pas sur les différents points que nous venons de discuter l'opinion des opposants, elle a cependant pris en très sérieuse considération les observations faites par quelques-uns d'entre eux et renouvelées par M. le Maire de Dijon au sujet des établissements publics situés dans le quartier où se trouve la maison que les sieurs Jolibois et Robelet occupent, et où ils se proposent de placer leur vinaigrerie. Elle a donc examiné quelles étaient les conditions qu'il convient d'imposer aux pétitionnaires pour sauvegarder complètement tous les intérêts au point de vue de la sûreté et de la salubrité.

En résumant toutes ces considérations, votre

Commission vous propose d'adopter et de transmettre à M. le Préfet les conclusions suivantes :

Le Conseil est d'avis qu'il y a lieu d'accorder aux sieurs Jolibois et Robelet l'autorisation de monter à Dijon, rue du Petit-Potet, 19, une vinaigrerie dans laquelle ils pourront établir un alambic pour la distillation des marcs de raisin.

Cette autorisation est accordée aux conditions suivantes :

1º Les sieurs Jolibois et Robelet devront se conformer aux prescriptions contenues dans la lettre de M. le Directeur des contributions indirectes, et précédemment rapportées ;

2º il leur est absolument interdit d'avoir dans les dépendances de leur établissement aucun dépôt de spiritueux autres que les flegmes produits dans la fabrique par la distillation des marcs ;

3º Les fumées provenant du fourneau de l'alambic et du poêle destiné à élever la température de la chambre où doit s'opérer la fermentation acétique, seront conduites dans la cheminée qui a servi pour la raffinerie, et qui sera utilisée pour cet usage ;

4º Les petites eaux et en général tous les résidus liquides de la fabrique seront conduits dans un puits perdu creusé dans l'intérieur de l'établissement. Ils s'y rendront depuis les bâtiments au moyen d'un canal couvert, sans qu'il puisse être permis, sous aucun prétexte, de les faire écouler même partiellement et par intermittence sur la voie publique ;

5º Les résidus solides provenant de la distillation

des marcs seront, au sortir de la chaudière, déposés dans une fosse ou dans des cuves placées dans le voisinage de l'alambic. Ces résidus seront enlevés après leur refroidissement, et ne devront pas être accumulés dans la fabrique. »

Les conclusions de ce rapport sont adoptées.

M. le docteur Noirot donne lecture d'une pétition par laquelle le sieur Lagrange, négociant en vins, à Dijon, sollicite l'autorisation d'établir une vinaigrerie dans un bâtiment qu'il vient d'acquérir et qui est situé rue de Gray.

Le Conseil, après avoir entendu les observations de MM. Sédillot, Billet et Noirot qui se sont rendus sur les lieux, émet l'avis que l'autorisation soit accordée; mais à la condition que la cheminée du calorifère dépassera de 5 mètres au moins le faîte des maisons les plus élevées du voisinage.

Demande du sieur Lagrange (Conseil d'hygiène de Dijon, 26 avril 1861).

Le Conseil prend connaissance d'une demande de MM. Perraudin et Gilles, tendant à obtenir l'autorisation d'établir une vinaigrerie dans une maison appartenant au sieur Guenot, sise au faubourg Saint-Michel, place du Marché au fourrage.

Après avoir entendu le rapport verbal de M. le docteur Noirot qui a visité les lieux, le Conseil émet l'avis que l'autorisation soit accordée, mais à la condition expresse que les pétitionnaires ne pourront faire écouler sur la voie publique les liquides résultant des opérations ou des lavages.

Demande des sieurs Perraudin et Gilles (Conseil d'hygiène de Dijon, 30 novembre 1863).

Demande du sieur Poulin (Conseil d'hygiène de Dijon, 19 février 1864).

Le Conseil est d'avis d'autoriser le sieur Poulin à établir une vinaigrerie dans une maison située en cette ville, rue de l'Hôpital, 10, mais aux conditions suivantes :

1º Le sieur Poulin se bornera à fabriquer du vinaigre de vin ;

2º La partie du plancher sur laquelle repose le poêle destiné à entretenir dans la fabrique une température convenable, sera garnie d'une plaque de tôle assez épaisse et assez large pour prévenir tout danger d'incendie.

Demande du sieur Portron-Bassot (Conseil d'hygiène de Dijon, 1ᵉʳ août 1864).

Le Conseil estime qu'il y a également lieu de faire droit à la pétition par laquelle le sieur Portron-Bassot demande l'autorisation d'établir une vinaigrerie dans sa maison située place Darcy, à Dijon, mais aux conditions suivantes :

1º Aucun liquide provenant des opérations ou des lavages ne devra s'écouler sur la voie publique ;

2º La cheminée de l'établissement devra dépasser de 3 mètres au moins le faîte des maisons les plus élevées du voisinage.

Demande du sieur Javillier (Conseil d'hygiène de Dijon, 17 février 1865).

Le sieur Javillier, cafetier à Dijon, demande l'autorisation d'établir une vinaigrerie dans le fond de la cour qu'il habite, rue Saint-Nicolas, 72.

Le Conseil émet un avis favorable, mais il pense qu'il doit être spécialement interdit au sieur Javillier de verser aucun liquide sur la voie publique.

Le Conseil émet l'avis que le sieur Faraguet soit autorisé purement et simplement à établir une vinaigrerie, rue des Tanneries, n° 27.

<small>Demande du sieur Faraguet (Conseil d'hygiène de Dijon, 25 août 1865).</small>

M. Ladrey donne lecture du rapport suivant :

« Le sieur Laplanche, par sa demande adressée à M. le Préfet le 12 octobre 1865, sollicite l'autorisation d'établir une fabrique de vinaigre dans sa maison située quartier de l'Arquebuse, terrains Péronne.

<small>Demande du sieur Laplanche (Conseil d'hygiène de Dijon, 8 décembre 1865.)</small>

Pendant l'enquête ouverte sur cette demande à la mairie de Dijon, il ne s'est produit aucune opposition.

J'ai visité l'établissement du sieur Laplanche, qui est maintenant en pleine exploitation. Il ne présente aucune innovation. Les montures sont disposées suivant le système ordinaire. La pièce où elles sont placées est pavée en briques, enduite de plâtre sur toutes ses parois, et chauffée au moyen d'un poêle en fonte placé au milieu.

Au-dessous de cette pièce se trouvent la tonnellerie et les magasins contenant les fûts de vin et de vinaigre.

Les eaux de lavage s'écoulent en ce moment dans une fosse d'aisances placée dans un jardin voisin, et non cimentée.

Il y a lieu d'autoriser le sieur Laplanche ; mais je crois qu'il convient de lui prescrire de faire construire un réservoir bien étanche pour recevoir les eaux de lavage.

Le sieur Laplanche devra faire connaître à l'administration toutes les modifications qu'il introduirait dans son industrie. »

Les conclusions de ce rapport sont adoptées.

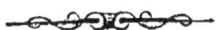

VINAIGRES (Coloration des.)

Demande du sieur Gombault (Conseil d'hygiène de Dijon, 7 février 1862).

M. le Vice-Président donne lecture d'une pétition adressée à M. le Préfet de la Côte-d'Or, par laquelle le sieur Gombault, fabricant de vinaigre à Chamesson-sur-Seine, sollicite l'autorisation de colorer ses vinaigres blancs au moyen de roses trémières.

En principe, le Conseil regarde cette coloration des vinaigres comme une falsification, puisqu'elle a pour but de faire croire aux acheteurs que les vinaigres colorés ainsi artificiellement ont été fabriqués avec du vin rouge.

Le Conseil pense néanmoins qu'il y a lieu de renvoyer la demande dont il s'agit au Conseil d'hygiène de Châtillon-s-Seine; car des vinaigres colorés au moyen de ce procédé par le sieur Gombault ont été saisis, il y a quelques mois, à la requête des membres de la Commission d'inspection des pharmacies de l'arrondissement de Châtillon, et il me sera facile d'obtenir de cette Commission des détails précis sur les motifs qui l'ont déterminée à user des moyens de rigueur dont nous venons de parler.

VIPÈRES.

M. le Sous-Préfet donne lecture d'une circulaire de la Société d'acclimatation, ainsi que d'un questionnaire relatif à une enquête entreprise par cette société, et ayant pour but d'aviser aux moyens qui sembleraient les plus convenables pour détruire en France les vipères, ou du moins pour en diminuer autant que possible le nombre.

Circulair. de la Société d'acclimatation (Conseil d'hygiène de Semur, 2 juin 1860)

Les vingt questions dont se compose ce questionnaire sont successivement soumises au Conseil et résolues de la manière suivante :

1º Existe-t-il des vipères dans votre arrondissement ?

R. — Oui, et en très grand nombre.

2º Distinguez-vous une ou plusieurs espèces ?

R. — Une seule, la vipère commune (coluber berus), dont il existe plusieurs variétés.

3º Quelles sont les localités habitées par chacune de ces espèces ? Les trouve-t-on dans les buissons ou dans les arbres ? Vont-elles à l'eau ; les voit-on nager sur les étangs ! Pénètrent-elles quelquefois dans les habitations ?

R. — La vipère habite de préférence les coteaux exposés au midi, et principalement ceux qui sont rocailleux et couverts de broussailles, les lisières des bois, celles surtout exposées au midi. On ne les trouve pas dans les arbres, c'est plutôt sous des buissons qu'elles se blottissent; on ne les a jamais vues nager ni s'introduire dans les habitations, mais elles y sont quelquefois apportées dans des fagots.

4° Les rencontre-t-on en toute saison?

R. — Non; jamais en hiver, et ce n'est guère qu'à partir du mois de mars, jusqu'à la fin d'octobre, qu'on les rencontre, et c'est au printemps et en automne qu'elles paraissent de préférence.

5° Sont-ce des animaux nocturnes, ou bien les trouve-t-on à certaines heures du jour?

R. — Dans le milieu du jour, elles sont ordinairement blotties et ne voyagent guère que le matin et le soir.

6° Se retirent-elles pendant l'hiver dans une même retraite et entortillées les unes avec les autres?

R. — Oui; l'un des membres du Conseil a été témoin de ce fait.

7° Quelle est leur nourriture? Peut-on les considérer comme des destructeurs d'animaux nuisibles, tels qu'insectes, mollusques, taupes, mulots, rats et autres rongeurs? Mangent-elles des oiseaux?

R. — Elles se nourrissent de petits quadrupèdes, tels que mulots et souris, ainsi que d'insectes et même d'oiseaux, à ce qu'assure un des membres du Conseil; quant aux rats et aux taupes, le fait est douteux.

8° Ont-elles quelques inconvénients pour les animaux de basses-cours (poules, dindons, etc.)?

R. — Non.

9° Blessent-elles les chevaux et autres animaux qui paissent dans les prés? Résulte-t-il des accidents de ces blessures?

R — Très rarement, et les blessures qui leur sont attribuées, le plus souvent à tort, sont toujours bénignes.

10° Quels sont les accidents observés chez les chiens?

R. — C'est aux pattes et aux lèvres que les chiens sont le plus ordinairement mordus, et immédiatement après l'accident on voit la partie blessée se tuméfier, l'animal se coucher, lécher sa plaie, paraître triste, abattu, et marcher avec peine; mais rarement les suites sont mortelles.

11° Quel est, approximativement, le nombre des personnes piquées dans votre arrondissement?

R. — Ce nombre est inconnu, mais d'après ce qui se passe dans les environs de Semur, on peut l'évaluer à 8 ou 10 par an.

12° Quels sont les accidents déterminés par ces piqûres?

R. — Douleur vive au moment de la morsure; cette douleur, superficielle d'abord et bornée à la partie mordue, ne tarde pas à s'étendre à tout le membre qui se gonfle très rapidement, s'engourdit et prend une teinte bleuâtre; ce gonflement qui est œdémateux s'accroît de proche en proche, et plutôt par voie de contiguité de tissus que selon le trajet des vaisseaux.

On voit bientôt se déclarer les symptômes généraux suivants : malaise, anxiété, faiblesse extrême, nausées, vomissements bilieux, petitesse et faiblesse du pouls, lipothimies, selles involontaires, refroidissement des extrémités et coma.

Quelquefois, surtout si la morsure a eu lieu aux membres supérieurs ou au tronc, le gonflement envahit le thorax, le cou et la face, la respiration est alors excessivement gênée et le malade est menacé de suffocation; ces symptômes persistent un ou plusieurs jours pour disparaître peu à peu, et quelquefois assez rapidement si le malade a été promptement secouru.

13° Ces piqûres sont-elles quelquefois mortelles et dans quelle proportion environ?

R. — La morsure de la vipère est rarement mortelle; on n'en a observé qu'un seul cas dans l'arrondissement depuis une cinquantaine d'années, mais l'un des membres du Conseil en a observé deux cas dans l'espace de trois ans dans le département de la Haute-Loire.

14° Quand elles ne sont pas mortelles, laissent-elles après elles des lésions et des maladies chroniques?

R. — Ordinairement cela n'arrive pas; cependant l'un des membres du Conseil a vu un œdème pulmonaire survenir à la suite d'une morsure de vipère et persister à l'état chronique chez un individu qui était très bien portant auparavant.

15° Y a-t-il des conditions de saisons, d'âge, de sexe, de tempérament ou autres, qui influent sur la gravité des accidents?

R. — Deux des membres du Conseil ont fait la remarque que les piqûres faites pendant le printemps et l'automne étaient plus graves chez les chiens que celles faites en été ; pour l'homme, cette remarque n'a pas été faite ; il n'a rien été observé non plus relativement à l'âge, au sexe et au tempérament; pour cela, une statistique eût été nécessaire.

16º Les accidents résultant des piqûres faites soit à l'homme, soit aux animaux, et qui n'entraînent pas la mort, se dissipent-ils naturellement ou bien exigent-ils un traitement?

R. — Chez les animaux, la guérison a souvent lieu sans traitement ; le Conseil pense qu'il en serait sans doute de même chez l'homme, mais on conçoit aisément que l'expérience n'ait point été faite.

17º Quels sont les traitements en usage dans votre arrondissement? Y en a-t-il un qui soit plus généralement préféré?

R. — Le moyen mis généralement et immédiatement en usage, par les personnes qui viennent d'être mordues par une vipère, consiste à appliquer une ligature au-dessus de la piqûre et à la laver avec de l'eau fraîche, et, à son défaut, avec de la salive ou de l'urine, après quoi la personne blessée se hâte de réclamer les secours de l'art. Si l'accident arrive à des chasseurs, ceux-ci étant presque toujours munis d'ammoniaque en versent sur la piqûre et en boivent quelques gouttes dans de l'eau.

Le traitement mis en usage par les médecins consiste dans l'emploi des moyens suivants :

Cautérisation des piqûres à l'aide d'un caustique soit liquide, soit solide, soit encore, mais plus rarement avec le fer rouge, embrocations d'huile camphrée ou de liniment ammoniacal ; à leur défaut, lotions avec du vin chaud ou de l'eau-de-vie, administration à l'intérieur de potions dans la composition desquelles entre principalement l'ammoniaque ou l'acétate d'ammoniaque, l'eau de mélisse ou de menthe, ou l'infusion d'arnica et le sirop de quinquina ou d'écorces d'oranges. Pour boisson, on donne soit une infusion aromatique, soit la décoction de quinquina ou de vin étendu.

Ces moyens suffisent ordinairement pour dissiper cet appareil de symptômes plus effrayant qu'il n'est dangereux.

18º Quels seraient les moyens les plus convenables à employer pour amener la destruction de la vipère ?

R. — La chasse, telle qu'elle se pratique dans nos pays, et qui serait infiniment plus fructueuse si au lieu d'abaisser, comme on l'a fait, le chiffre des primes, on l'élevait, et si surtout on accordait de plus fortes primes à une époque de l'année antérieure à celle de l'accouplement.

19º Y a-t-il des animaux réputés pour être ennemis et destructeurs de ce reptile ? Que pensez-vous, comme tels, des chiens terriers, du hérisson, du cochon et de la cigogne ?

R. — Le héron et la cigogne, considérés comme tels par quelques personnes, n'habitent pas nos contrées; le cochon en détruit, dit-on, quelques-unes, mais en très petit nombre; le hérisson, très commun dans l'arrondissement, n'est pas regardé comme destructeur de la vipère; quant aux chiens, ils redoutent et fuient presque tous cet animal; cependant quelques chiens de bergers les attaquent.

20° Distribue-t-on des primes dans votre arrondissement? quels en sont les résultats?

R. — Oui, et le chiffre s'en est considérablement accru depuis 1857; cette année-là, il ne s'était élevé qu'à la somme de 783 francs pour 1,566 vipères;

En 1858, il a été de 2,668 francs pour 5,330 vipères;

Et en 1859, il a été de 2,724 francs pour 5,448 vipères.

La tortue d'eau douce n'existe pas dans l'arrondissement de Semur.

APERÇU HISTORIQUE

SUR LE

SERVICE DE LA VACCINE

DANS LE

DÉPARTEMENT DE LA COTE-D'OR

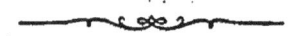

Jenner n'avait pas vingt ans. Il commençait ses études médicales sous la direction de Ludlow, chirurgien de réputation à Sodsbury, près Bristol, lorsque, pour la première fois, il entendit une femme qui consultait son maître, en sa présence, dire avec vivacité : « Je ne crains « pas la petite vérole, j'ai eu la maladie des vaches qui en préserve. »

Ce que cette femme appelait la maladie des vaches, est ce que les Anglais appellent *cow-pox* (*cow*, vache, et *pox*, vérole, — vérole des vaches), affection caractérisée par une éruption particulière qui se manifeste sur les trayons. Et elle se considérait comme l'ayant eue, parce que, en trayant ces animaux, la matière des pustules écrasées avait déterminé une éruption semblable sur les parties écorchées de ses mains. Or, c'était la tradition populaire dans certain comtés d'Angleterre, que les personnes qui contractaient cette éruption, en soignant les vaches, étaient exemptes de la petite vérole.

La vérité se laissait donc entrevoir. Mais les médecins n'en tenaient aucun compte. Ils répondaient à Jenner qui en parlait toujours et à tous : « Que parlez-vous de tradition populaire? Nous la connaissons » aussi bien que vous ; mais nous n'y croyons pas, et nous avons » nos raisons. Il est à notre connaissance que si, parmi les personnes

» citées pour avoir eu le préservatif, il s'en trouve qui n'ont pas eu
» la petite vérole, les autres ont été moins heureuses. »

L'objection était fondée. Il est bien vrai que si l'on inocule à l'homme, indistinctement, le produit sécrété de toutes les éruptions du pis de la vache, on n'obtient pas toujours le même résultat. L'illustre fondateur de la vaccine en convenait de bonne grâce ; mais il ne tirait pas de ce fait les mêmes inductions que ses adversaires. Ses adversaires concluaient, avec assez de vraisemblance, que, puisque cette préservation est inconstante, le résultat favorable de l'inoculation tient à un privilége de tempérament que la nature donne, mais que l'art ne saurait imiter.

Le sentiment de Jenner était bien différent. Il ne s'expliquait pas, à la vérité, cette diversité dans les effets de l'inoculation du cow-pox, et, dès lors, il ne pouvait l'expliquer aux autres. Mais cet instinct vague, qui précède toujours les réalités, comme l'ombre précède le corps quand on a le soleil derrière soi, lui disait qu'il était en présence d'une grande vérité, dont l'éclat devait un jour étonner le monde. Rien ne le rebutait dans sa recherche obstinée ; au contraire, son esprit s'enflammait davantage devant chaque obstacle nouveau. Celui-ci l'arrêta longtemps.

La difficulté était de se rendre compte pourquoi la protection n'était pas égale pour tous. Jenner se remet à l'œuvre, il considère à nouveau les éruptions de la vache, et il parvient finalement à dissiper cette première obscurité. Il établit, plutôt par un effort de génie que par l'effet de son observation, que ces éruptions ne sont pas toutes de même nature ; que, par conséquent, elles n'ont pas toutes les mêmes propriétés ; qu'une seule contient le préservatif de la variole.

Le temps a consacré cette distinction. Malheureusement, l'éruption qui contient le préservatif, ne possède pas de signe extérieur qui permette de la distinguer sûrement des éruptions qui ne la contiennent pas. Le bouton insignifiant ressemble, à s'y méprendre, au bouton qui contient le précieux virus. La nature semble se voiler ; et, aujourd'hui même, après plus de soixante ans d'études nouvelles, la science confesse humblement, par la bouche d'un de ses plus dignes adeptes (1), « qu'il n'y a qu'un moyen de s'éclairer, c'est d'inoculer la matière des pustules. »

Cependant, Jenner abusé, peut-être, par le désir ardent qu'il éprouve de faire passer dans l'esprit de ses confrères la conviction qui a pénétré dans le sien, croit saisir les caractères différentiels du vrai et du faux cow-pox; il en donne un tableau confus, et s'en réfère au jugement de ses pairs. On ne lui conteste pas la différence d'éruption; au contraire, on l'accepte, on l'avoue hautement. Mais bientôt on s'en fait une arme contre lui. On cite des faits avérés où le prétendu préservatif n'a préservé de rien, objection d'autant plus accablante, disent ses panégyristes, qu'elle se fonde sur la distinction même par laquelle on prétend tout expliquer.

Battu encore une fois, Jenner se trouble; ses ennemis jouissent de sa confusion. Il est près de tout abandonner ; mais, nous l'avons fait pressentir, chez Jenner le génie était enchaîné à l'inspiration, et l'inspiration relevait sans cesse son front attristé Il lutte ainsi bien des années, seul contre tous, ne recueillant de ses efforts que l'ironie et le mépris de ses contemporains. Enfin, après vingt ans de travaux et de soins, il dérobe aux vaches leur secret.

Ce n'est pas que Jenner ait pu, dans le cours de sa carrière, se procurer le virus vaccin sur la vache même ; c'est une fortune qu'il n'eut jamais, et que peu de vaccinateurs ont eue depuis. Cela s'explique. Le cowpox parcourt rapidement ses périodes, et, selon Sacco et M. Héring, le moment durant lequel la matière des boutons est inoculable, ne dure guère au-delà de vingt-quatre à trente-six heures.

Désespéré de ne pouvoir obtenir le précieux virus de la race bovine, il s'adresse à la race porcine, et inocule la picote du cochon (swinepox) à son propre fils. Cette première expérience est de 1789. Elle donne, par analogie, des résultats encourageants.

Sa seconde expérience, son expérience décisive, est de 1796. Il prend le virus sur les mains de Sarah Nelmes, qui avait contracté la maladie en soignant les vaches. Il l'inocule à un enfant de huit ans,

---

(1) *Bousquet*. Ouvrage couronné par l'Académie des sciences.

nommé Phipps. La vaccination réussit parfaitement ; mais l'essentiel restait à connaître. Cet enfant était-il préservé ? Jenner brûle du désir de le savoir. Dans son impatience il ne peut se décider à attendre le retour d'une épidémie Phipps avait été vacciné au mois de mai ; Jenner lui inocule la petite vérole au mois de juillet. Nul ne se rendra jamais un compte exact des angoisses par lesquelles dut passer l'expérimentateur. Il va donc savoir, enfin, s'il poursuit une chimère ou si la voix intérieure qui le guide est la voix de la vérité. Au plus léger trouble organique, il croit voir le fantôme de la variole se dresser pour lui ravir toutes ses espérances. Les piqûres de la vaccine prennent d'abord une teinte rouge ; puis, après trois jours, c'est-à-dire après trois siècles d'attente, elles s'éteignent sans offrir aucun signe d'infection. Le préservatif était trouvé.

On a comparé Jenner à Archimède, qui, dans le délire de son enthousiasme, sortit tout nu dans les rues de Syracuse, en s'écriant : « Je l'ai trouvé ! » Jenner, au jour de sa découverte, n'avait plus d'enthousiasme ; l'envie et la jalousie de ses rivaux avaient brisé son ame. Il pressentait, d'ailleurs, de nouvelles luttes. Avant que Jenner n'eût fourni des preuves, c'était un visionnaire ; quand il eut triomphé, on dit que la vaccine était connue de temps immémorial dans les Indes orientales ; on lui opposa même un rival français, en vue, sans doute, de recruter des auxiliaires opposants de l'autre côté du détroit.

Il ne prit plus la peine de se défendre. Tranquille sur l'avenir de son nom, persuadé que la vaccine n'avait plus besoin d'être soutenue pour faire son chemin, il l'abandonna à sa fortune.

Ce fut en vain que l'Etat le combla de richesses ; que toutes les sociétés savantes de l'Europe cherchèrent à se l'attacher ; que les rois eux-mêmes lui rendirent hommage ; il ne recouvra jamais la sérénité première de son caractère. En 1814, l'empereur Alexandre ne voulut pas quitter l'Angleterre sans le féliciter.

— Vous avez fait tant de bien aux hommes, lui dit-il, que vous avez dû recevoir bien des éloges, bien des marques de reconnaissance.

— Des compliments, répondit Jenner, on m'en a fait beaucoup ; mais j'ai trouvé plus d'ingratitude que de reconnaissance.

Et, en disant ces mots, un air de mélancolie se répandit comme une ombre sur tous ses traits.

II.

A peine Jenner annonce-t-il au monde son immortelle découverte, que, de toutes parts, se manifeste une grande émotion mêlée d'incrédulité Il la renferme dans une brochure de quelques pages. Mais, dans ce petit écrit, il se propose un grand dessein : il vient enseigner aux hommes une pratique chirurgicale des plus inoffensives et au moyen de laquelle on empêchera désormais, avec certitude, le développement d'une maladie qui fait périr le quatorzième du genre humain (1).

Jenner se proposait donc un grand dessein. Il était impossible de se faire illusion à cet égard. En tous lieux, les médecins s'empressent d'entreprendre des expériences, et d'aucuns, il faut le dire, avec le secret espoir de surprendre la vaccine en flagrant délit de mensonge ou d'erreur.

Laissons parler ici le savant rapporteur de l'Académie :

« En Angleterre, en France, en Allemagne, partout enfin, elle est mise aux prises avec la maladie dont elle vient prendre la place. Les vaccinés sont mêlés, confondus avec les varioleux ; on les renferme dans les mêmes lieux ; on les revêt des mêmes habits, on les couche dans les mêmes draps, et, toutes ces épreuves étant inutiles, on leur inocule la variole elle-même.

« La plus mémorable de ces expériences est celle de Woodville, en 1801. Il avait vacciné 8,000 personnes ; il inocula la petite vérole à la moitié. Toutes résistèrent, toutes, sans exception. C'est ce qu'on

---

(1) En confondant tous les temps, Jurine a prouvé, par les tables de mortalité de Londres et des environs, suivies pendant quarante-deux ans, que, bon an mal an, la petite vérole faisait périr annuellement la quatorzième partie du genre humain ; et cette estimation passe pour être au-dessous de la vérité.

peut voir dans sa correspondance avec la Société de médecine de Paris (1).

» Paerson répéta la même expérience sur 2,000 vaccinés sans plus de succès.

» En France, les expériences furent faites avec plus de solennité, quoique sur une moins grande échelle. Au mois de prairial an VIII, douze médecins, également recommandables par leurs lumières, se réunissent spontanément et librement, sous la présidence de M. le duc de La Rochefoucault-Liancourt. Ils s'engagent à mettre leurs travaux en commun et veulent que leurs expériences soient publiques; ils n'auront jamais assez de témoins.

» D'abord, on essaya le vaccin dans vingt endroits différents : à la Salpêtrière, à la Maternité, aux Orphelins, à la Maison d'arrêt, etc. (2), et sur plusieurs centaines d'enfants, pas un ne reçut la moindre atteinte de l'inoculation de la variole.

» Enfin, la Société dont nous parlons, transformée par le gouvernement en comité central de vaccine, résolut de frapper les imaginations par un grand coup. Elle assembla 102 enfants vaccinés par ses soins et leur inocula publiquement la petite vérole. A peu de chose près, le résultat fut tel qu'elle l'avait annoncé. Tous les enfants sortirent triomphants de cette redoutable épreuve, tous, hors un qui eut au bras droit des pustules d'apparence varioleuse. »

L'épidémie de petite vérole qui se déclara en l'an X fit voir pour la première fois que le principe contagieux et épidémique de cette maladie, respecte la vaccination tout aussi efficacement que l'inoculation.

III.

Les archives du service de la vaccine, dans la Côte-d'Or, témoignent que notre département n'est pas resté un seul instant sourd à la voix du médecin de Berkley; qu'il a été un des premiers, au contraire, à

---

(1) Recueil de la Société de médecine de Paris, t. XIII, p. 190.
(2) Rapport du Comité central de vaccine. Paris, 1803, p. 20.

vouloir faire jouir l'humanité du bienfait de cette découverte. Dès 1801, les hommes de l'art s'empressent, à Dijon, de pratiquer la nouvelle inoculation, et font des efforts pour la faire adopter. Toutefois, les premières opérations vaccinales ne sont pas consignées. Mais, en 1806, 77 vaccinations sont inscrites sur les états réguliers de vaccine, et en 1807 nous en comptons 300.

Cependant la vaccine n'avait pénétré que dans un certain nombre de familles aisées. En 1809, M. le baron Lecouteulx est nommé préfet de la Côte-d'Or. Les premiers regards de ce magistrat se portent sur la propagation de la vaccine; il ne néglige rien pour la mettre en honneur chez ses nouveaux administrés.

Mais un événement heureux a surtout influé d'une manière puissante sur la destinée de la vaccine dans notre département; je veux parler du décret en date du 7 novembre 1809, par lequel Napoléon Ier comprit la ville de Dijon parmi les villes de l'Empire qui devaient posséder un dépôt de vaccin.

A partir de ce moment, les choses prennent un nouvel aspect. M. le ministre de l'intérieur institue un Comité de vaccine, qui devra fonctionner près du dépôt de conservation. Des hommes éminents en font partie (1). Sa première séance est tenue le 20 juillet 1810. Voici les premières mesures qui sont adoptées :

Monseigneur l'évêque de Dijon adressera une circulaire à MM. les curés, vicaires et ecclésiastiques de son diocèse pour les engager à favoriser la propagation de la vaccine par tous les moyens de persuasion attachés à l'exercice de leur ministère ;

M. le Préfet engagera MM. les Maires à donner la plus grande énergie aux moyens qu'ils ont déjà employés dans ce but, et à en créer de nouveaux, s'il y a lieu ;

Une lettre circulaire sera adressée par le même magistrat à MM. les médecins du département, tendant à exciter leur zèle, soit

---

(1) Membres du Comité : M. Lecouteulx, préfet, président; Mgr Reymond, évêque de la Côte-d'Or ; M. Durande, maire de Dijon ; MM. Jacotot, recteur de l'Académie; Veaux, général de brigade; Larché, président de la Cour d'appel ; Morisot, président de la Cour criminelle; Buvée, président du Tribunal de première instance; Vaillant, secrétaire général de la Préfecture ; MM. Guillot, Brenet, Antoine, Bounder, médecins ; MM. Tarnier, Calignon, Protat, chirurgiens.

en leur rappelant les encouragements accordés déjà par l'Etat, soit en leur donnant l'assurance que le Comité couvrira de sa protection leurs efforts et leurs travaux.

Telles sont les dispositions principales prises par le Comité de vaccine de la Côte-d'Or, dans sa première séance, en vue de donner une impulsion sérieuse au service de la vaccination.

L'évêque exécuta promptement ses promesses. Le Comité s'était réuni le 20 juillet ; sa circulaire, dont nous possédons la minute, fut distribuée le 7 du mois d'août.

Quant au Préfet, il alla bien au-delà de ses engagements. Outre qu'il s'empresse d'agir vigoureusement auprès des maires et des médecins, nous voyons, par sa lettre du 4 octobre de la même année, adressée au maire de Dijon, qu'il désire faire participer les malheureux prisonniers au bénéfice de la vaccine. Nous voyons également, par une autre lettre du même jour, adressée aux membres du bureau de bienfaisance, qu'à l'avenir et selon ses vœux, les pauvres ne seront admis à participer aux distributions des secours publics, qu'à la condition de s'être soumis préalablement à l'inoculation vaccinale : « car, ajoute-t-il, ce sera secourir les indigents que de les sous-
» traire à une maladie aussi cruelle que la variole. »

De semblables mesures, surveillées avec persistance, appliquées avec une extrême délicatesse de forme, patronnées par des personnages aussi imposants, ne pouvaient manquer de produire leurs fruits. Mais n'oublions pas que tout cela se passait dans la seconde moitié de l'année 1810, et que l'accroissement, dans le nombre des vaccinations, n'a pu être sensible que l'année suivante. Et, en effet, l'administration en recueillit, en 1811, 1,968. C'était bien commencer.

En 1812, la Côte-d'Or change de préfet. Le baron de Lecouteulx est remplacé par le duc de Brissac. Mais l'impulsion était donnée ; et, du reste, l'œuvre est poursuivie avec une nouvelle ardeur. L'année 1812 donne plus de 4,000 vaccinations ; l'année 1813 plus de 5,000. A la vérité, le nombre des vaccinations fléchit en 1814 et en 1815, et il est nul en 1816, à cause de la rigueur des événements ;

mais il se relève en 1817 pour ne plus redescendre jamais aux chiffres primitifs. Enfin, en 1819, le département de la Côte-d'Or adopte une organisation de service de la vaccine, élaborée depuis longtemps, et qui est encore aujourd'hui en pleine vigueur.

Avant d'exposer brièvement le mécanisme de ce service et de dire quel en a été le résultat, nous devons donner le tableau officiel des vaccinations de 1801 à 1818. Nous le copions textuellement sur l'original conservé aux archives de la direction vaccinale, sans y rien changer, et en respectant les lacunes.

Tableau des renseignements administratifs recueillis sur la marche de la vaccine de 1801 à 1818.

ANNÉES	NOMBRE des		POPULATION DÉPARTEMENTALE	OBSERVATIONS.
	NAISSANCES	VACCINATIONS		
1801	»	»	»	
1802	»	»	»	
1803	»	»	»	
1804 (*)	»	»	343,851 hab.	
1805	»	»	»	
1806	»	77	»	Les préfets qui ont précédé M. Lecouteulx n'ont répondu à aucune lettre du ministre depuis l'an XIII.
1807	»	300	»	
1808	»	»	»	
1809	»	»	»	
1810	»	»	»	
1811	»	1,968	»	Lettre du préfet à S. E. le ministre de l'intérieur (19 décembre 1811).
1812	»	4,377	»	
1813	»	5,020	»	
1814	»	2,105	»	Lettre, idem, du 21 juillet 1814.
1815	»	647	»	La plupart des maires n'ont pas envoyé d'état en 1815.
1816	»	»	»	
1817	»	2,886	»	
1818	»	6,645	»	Lettre du préfet à S. E. le ministre, le 13 janvier 1818.

(*) Correspondant à l'an XII.

IV.

Les 724 communes dont se compose le département de la Côte-d'Or, sont distribuées entre un nombre de vaccinateurs qui a toujours varié en raison des maladies, décès, ou changement de domicile des médecins chargés du service, mais qui est aujourd'hui de 99. Quelques uns de nos confrères n'ont charge que d'une ou deux communes ; d'autres en vaccinent jusqu'à 24. La moyenne est de 7 à 8 communes par vaccinateur.

Le vaccinateur chargé du service de la vaccination dans un chef-lieu d'arrondissement, porte le titre et a les attributions de conservateur du dépôt de vaccin ; car il y a un dépôt de vaccin à Dijon, à Beaune, à Semur et à Châtillon.

Celui des conservateurs qui réside dans le chef-lieu du département, outre qu'il est chargé de la vaccination publique du chef-lieu et qu'il conserve le dépôt central du vaccin, est de plus directeur du service. Le directeur est appelé à faire relativement un grand nombre de vaccinations, en raison de l'importance de la ville qu'il habite ; cela est indispensable pour l'entretien de la chaîne vaccinale, d'autant plus qu'il doit suppléer à l'intermittence forcée, faute de vaccinables, des autres arrondissements.

D'après le règlement, dont nous esquissons ici les principales dispositions, la vaccination publique doit être pratiquée dans toutes les communes du département au printemps et à l'automne : au printemps, sans doute parce que c'est l'époque où les vaches ont le cow-pox, et où la petite vérole se développe sur l'homme le plus volontiers ; et, à l'automne, afin de ne pas livrer sans défense aux épidémies varioleuses de l'hiver les enfants qui étaient trop jeunes pour supporter, sans inconvénient, la vaccine au mois de mai, ou qui étaient malades, ou qui sont nés depuis cette époque.

Avant de commencer leurs tournées, les vaccinateurs fixent l'ordre dans lequel ils se proposent de parcourir les communes de leur ressort ; ils ont soin d'en donner avis à MM. les Maires, huit jours à l'avance, pour que ceux-ci aient le temps de prévenir leurs administrés.

Au jour et à l'heure indiqués, et dans les communes rurales, assistés de l'instituteur, les vaccinateurs vaccinent de bras à bras, dans le local désigné par le Maire, tous les sujets qui se présentent. L'instituteur inscrit sur les colonnes de l'état semestriel les vaccinations pratiquées dans la commune, avec indication des noms et prénoms des vaccinés, de leur âge et de la date de l'opération.

Sept jours après cette première visite, le vaccinateur en fait une seconde pour constater le résultat de l'opération et la renouveler, s'il y a lieu.

Mais ces opérations vaccinales sont reprises souvent dans l'intervalle des époques fixées par le règlement. Dès que la petite vérole se développe sur un point quelconque du département, à la moindre menace d'épidémie varioleuse, le conservateur de vaccin se concerte avec le vaccinateur; et, suivant les circonstances, lui expédie du fluide vaccin ou se transporte lui-même sur place, avec des sujets vaccinés, pour faciliter la vaccination de bras à bras et attaquer ainsi dans sa source le germe du mal.

Le directeur du service de la vaccine dans le département est le centre de ce rouage, à la fois administratif et scientifique. Il entretient une correspondance active avec les conservateurs des arrondissements de Beaune, Semur, Châtillon, et en particulier avec les vaccinateurs de l'arrondissement de Dijon. Il vise et soumet au Préfet toutes les pièces comptables, et en fait l'envoi gratuitement aux parties intéressées, sous le couvert de l'administration.

Ce service a aussi un côté financier dont nous devons donner un rapide aperçu.

La commune paie 1 franc par vaccination, c'est-à-dire par personne vaccinée. Elle porte chaque année à son budget une somme proportionnelle au chiffre des naissances de l'année précédente : 1 franc à peu près pour 36 habitants; soit 11 francs environ pour 400 ames. Si le nombre des vaccinations dépasse le chiffre de la somme portée au budget en vue de ce service, ou que la commune, par insuffisance de ressources, n'ait rien voté du tout, alors le directeur y supplée par un mandat tiré sur le département, mais qui n'est payable qu'après avoir été ordonnancé par le Préfet. De sorte que le département est toujours prêt à venir, comme un tuteur dévoué, au secours de la commune ; il ne permet pas que, par suite d'oubli, ou de mauvais vouloir, ou d'insuffisance de fonds, les habitants d'un bourg, d'un village, d'un hameau, soient privés du bénéfice d'une opération qui exerce une influence incontestable sur l'hygiène publique.

Pour se conformer aux règlements financiers qui régissent la distribution, comme la perception, des deniers publics, on a été obligé d'adopter des formules de mandat qui ont l'inconvénient de faire perdre beaucoup de temps au vaccinateur, au conservateur, au directeur, même au maire de la commune, puisque aucun mandat ne peut être payé sans avoir passé préalablement par toute la hiérarchie administrative, avoir été vérifié, signé, enregistré, etc. ; mais ces mandats possèdent une qualité inappréciable, c'est de ne permettre aucune fraude ou erreur, et de donner un total de vaccinations annuelles, qui est plutôt au-dessous qu'au-dessus de la vérité.

V.

Avant d'aller plus avant, je dois réclamer l'indulgence du lecteur pour les chiffres que je suis obligé de placer sous ses yeux ; ils forment la base d'une partie de mon travail. Je n'en tirerai que les principales déductions.

Le règlement qui régit le service de la vaccine dans le département de la Côte-d'Or, depuis quarante ans, fut promulgué le 1ᵉʳ septembre 1819 ; il n'exerça une influence réelle sur la marche de ce service qu'en 1820.

Mais avant d'entrer dans cette nouvelle période, l'administration ne perd pas un instant. D'un côté, elle pousse les praticiens à la vaccination, et de l'autre elle prend, de tous côtés, des renseignements précis, authentiques sur le nombre des variolés, des vaccinés et des vaccinables dans la Côte-d'Or ; trouvant indispensable, pour mieux juger de l'avenir, de counaître le bilan de l'ancien ordre de choses.

Voici quel fut le résultat de l'enquête :

ANNÉE	POPULATION	VARIOLÉS	VACCINÉS	VACCINABLES
1819	353,940	239,104	85,390	29,246

Ainsi, sur une population de 300,000 habitants et une fraction, on comptait plus de 200,000 habitants qui avaient eu la petite vérole. Cela ne surprendra pas lorsque nous dirons que la seule année 1819 vit la variole atteindre, dans le département, 2,160 individus, et compta 286 morts des suites de cette maladie.

VI.

Le tableau suivant comprend le service de la vaccine, dans le département, depuis la mise à exécution du règlement, année 1819, jusqu'à 1859, période qui compte juste quarante années révolues :

ANNÉES	POPULATION	NAISSANCES	VACCINATIONS	VARIOLÉS	DÉFIGURÉS	MORTS
1820		10,874	11,238	285	18	24
1821		10,786	9,672	27	13	3
1822	358,148	10,786	8,120	15	3	2
1823		10,786	8,230	78	24	9
1824		10,956	9,139	326	27	66
à reporter.		54,188	46,399	731	85	104

— 210 —

ANNÉES.	POPULATION.	NAISSANCES.	VACCINATIONS.	VARIOLÉS.	DÉFIGURÉS	MORTS.
	Report	54,188	46,399	734	85	104
1825		10,969	9,488	83	7	19
1826	371,143	11,298	10,015	151	14	25
1827		10,969	9,018	103	19	22
1828		11,520	8,911	81	13	7
1829		10,417	9,304	125	11	13
1830		10,714	9,523	48	3	8
1831	375,877	10,850	10,300	95	22	24
1832		10,865	8,763	265	103	42
1833		10,154	9,337	219	25	23
1834		10,240	7,733	680	50	78
1835		10,240	8,538	467	15	43
1836	385,024	11,202	8,478	37	3	2
1837		10,482	8,187	8	»	»
1838		10,074	8,594	120	14	4
1839		10,056	8,239	125	13	9
1840		9,565	9,822	278	24	54
1841	393,064	9,676	9,886	209	31	34
1842		9,789	9,767	184	43	31
1843		9,661	9,132	121	23	11
1844		9,880	9,119	104	11	9
1845		9,733	8,887	7	»	2
1846	397,024	9,725	8,133	71	12	9
1847		9,857	8,220	118	25	15
1848		9,141	7,685	147	19	16
1849		9,781	7,268	207	18	18
1850		10,164	8,059	134	34	17
1851	400,267	9,577	7,555	136	»	18
1852		9,450	7,514	277	3	28
1853		9,610	7,382	121	20	16
1854		9,692	7,956	251	9	31
1855		8,500	7,388	147	9	14
1856	385,131	8,513	6,839	180	16	16
1857		8,488	7,159	101	5	4
1858		8,454	5,874	52	11	10
1859		8,603	6,458	102	18	19
	TOTAUX	402,187	340,930	6,405	788	712

Ce tableau donne, pour une période de quarante ans :

402,187 naissances,
340,930 vaccinations.

Mais il faut considérer, d'une part, que les nouveau-nés ne sont pas soumis à l'opération vaccinale dès le jour même de leur naissance. Or, tout le monde sait, qu'en général, il meurt un quart ou un cinquième des enfants pendant la première année de leur vie (1). En établissant, en moyenne, l'âge de six mois pour la vaccination, je n'exagérerai donc pas en disant qu'un dixième environ des enfants succombe avant d'avoir été vacciné. Ce calcul réduit le total des naissances à 361,969.

D'un autre côté, le chiffre des vaccinations que nous donnons plus haut est au-dessous de la vérité. Ce chiffre représente exclusivement les vaccinations publiques et gratuites faites par les vaccinateurs officiels. Les vaccinations rétribuées par les particuliers ne figurent pas, pour la plupart, dans le tableau, non plus que celles pratiquées par les médecins placés en dehors du service. La somme des vaccinations, dont le contrôle échappe à l'administration, a toujours été évaluée à environ un dixième (2).

Or, si nous élevons d'un dixième le chiffre déjà connu des vaccinations, nous aurons un total de 375,023.

Les totaux, ainsi rectifiés, sont ramenés à
361,969 naissances;
375,023 vaccinations.

Ainsi, ce qui n'est qu'un rêve pour beaucoup de départements, est ici une réalité. La somme des vaccinations pratiquées de 1819 à 1859, dans le département de la Côte-d'Or, a surpassé celle des naissances (3). La conséquence immédiate a été une diminution énorme dans le chiffre des varioleux et des décès par suite de petite vérole.

Avant que le service de la vaccine ne fût organisé, on n'obtenait aucun document ou l'on n'avait que des renseignements dérisoires

---

(1) D'après les tables anglaises, dressées en Angleterre par les Compagnies d'assurances pour la ville de Carlisle, sur 10,000 enfants, il n'en existe plus à la fin de l'année que 8,461 ; d'après Duvillard, il n'en reste plus que 7,075 (Michel Lévy).
A Paris, sur 100 enfants nourris par leurs mères, il en meurt 18 dans la première année, tandis qu'il en périt 29 par 100 allaités par un sang étranger (Benoiston de Châteauneuf).

(2) L'Académie impériale de médecine estime que les vaccinations faites dans les départements par les personnes non revêtues d'un caractère officiel doit égaler le quart, ou même le tiers des vaccinations (voir son rapport à M. le Ministre de l'agriculture et du commerce, année 1855, page 6). Nous aurions beau jeu si nous prenions cette appréciation pour point de départ. Mais le service de la vaccine est organisé, dans la Côte-d'Or, de manière qu'il y aurait exagération à lui appliquer les données qui ressortent des études faites dans les départements où ce même service n'a pas reçu encore une organisation complète.

(3) Le rapport de l'Académie, de l'année 1855, contient ces mots : « Pour atteindre à la perfection, il faudrait que le nombre des vaccinations pût se compter par le nombre des naissances. Malheureusement, on peut le dire par avance, il ne sera jamais donné d'obtenir un pareil résultat. »

sur le nombre annuel des varioleux L'année 1819 fut celle où l'on prit pour la première fois de sérieuses mesures pour arriver à des données certaines sur cet objet. On compta, cette année-là, du 1er janvier au 31 décembre, 2,160 individus atteints de la petite vérole. Si ce même chiffre, je suppose, s'était reproduit en moyenne chaque année, jusqu'à nos jours, nous serions en présence, aujourd'hui, d'un total de varioleux qui s'approcherait fort de 100,000 (exactement, 86,400).

Le tableau ci-dessus démontre que le total des varioleux, depuis 1819 jusqu'à 1859, n'a guère dépassé 6,000 (exactement, 6,405)

En appliquant le même calcul aux individus morts des suites de la petite vérole, nous aurions aujourd'hui un chiffre de 11,360 décès, tandis que nous n'en comptons que 712.

Et qu'on ne croie pas qu'en adoptant pour moyenne la somme des varioleux et des morts fournie par l'année 1819, nous adoptions des chiffres exagérés pour arriver à des conséquences forcées. Il suffira, pour se convaincre que nos estimations sont modérées, de se souvenir que sur une population de 353,940 habitants, on comptait alors 239,104 individus ayant eu la petite vérole. Ce chiffre de plus de 200,000 personnes marquées par cette maladie, sur une population de trois cent et quelques mille ames, n'est-il pas un chiffre effrayant?

On ne dit pas combien en avaient été victimes. Cette dernière appréciation était impossible. Avant que la vaccine ne fût adoptée, les épidémies de variole possédaient une malignité indescriptible et faisaient des ravages affreux. Il est telle épidémie, dit M. Bousquet, où elle a enlevé la moitié de ceux qu'elle attaquait, et même les trois quarts : telle fut celle de Berlin, en 1759 Il en est d'autres où elle s'attaquait de préférence aux adultes et les immolait tous à sa rage : telle fut celle de Toulouse, en 1770 La mort était même souvent préférable à la survivance. Beaucoup sortaient des griffes de la petite vérole défigurés ou aveugles (1).

Ce n'est pas un des moindres résultats de la vaccine, d'avoir diminué la gravité des épidémies.

(1) Avant la découverte de la vaccine, sur 100 aveugles, il y en avait un tiers du fait de la petite vérole. C'est encore la même proportion qu'on trouve dans les pays où le fanatisme repousse la vaccine, comme l'Egypte.

VII.

Nous avons essayé, précédemment, d'établir qu'une période de quarante années avait donné 375,023 vaccinations sur 361,969 naissances.

Le nombre des vaccinations aurait donc dépassé la somme des naissances de 13,054. On est porté naturellement à se demander où MM. les vaccinateurs ont pu prendre cette fraction supplémentaire. La réponse est fort simple. Ils l'ont prise sur le reliquat des vaccinables offerts par l'année 1819.

En effet, les 353,940 habitants dont le département était peuplé en 1819, se divisaient en 239,104 individus ayant eu la petite vérole, 85,390 ayant été vaccinés, et 29,446 *vaccinables,* c'est-à-dire qui n'avaient été ni variolés, ni vaccinés.

Il est clair que si les vaccinations qui ont été pratiquées par la suite avaient porté exclusivement sur les nouveau-nés, l'ancien chiffre des vaccinables eût diminué tous les ans en proportion du nombre des décès, conséquence naturelle de l'accumulation des années

Mais telle n'a pas été la marche des choses Les vaccinations ont porté indistinctement sur les enfants nouveau-nés et sur les sujets de tous âges, de sorte que le personnel des vaccinables primitifs, au lieu de s'éteindre, s'est en grande partie incessamment renouvelé et a peu varié dans son nombre primitif. On ne pourrait donc refuser de reconnaître que le département possède dans son sein, disséminés çà et là, quelques milliers d'individus qui n'ont pas été vaccinés.

C'est, sans doute, un beau et même un brillant résultat que d'obtenir des médecins vaccinateurs, durant quarante années consécutives, une masse de vaccinations plus qu'égale à celle des naissances ; mais ce n'est point assez. L'hygiène publique doit tendre à ne laisser subsister aucun vaccinable parmi les populations

Il est à présumer que M. de Champlouis, préfet de la Côte-d'Or dans les dernières années de la monarchie de Juillet, pensait comme nous, puisque nous le trouvons en 1847 demandant au Conseil général des primes graduées pour encourager le service de la vaccine. Le Conseil général pensa qu'il n'y avait pas lieu de faire droit à cette demande. Le crédit fut rejeté sur ce considérant « que le nombre des vaccinations, déduction faite de celles qui ne sont pas déclarées et des décès, se rapprochait beaucoup du nombre des naissances »

En 1848, la situation était même plus belle que ne le pensait le Conseil général. Il croyait que le nombre des vaccinations approchait seulement de celui des naissances ; mais il le dépassait de 16,486, tandis qu'en 1859, il ne le dépasse plus que de 13,054. C'est une différence en moins de 3,433 vaccinations. D'où provient-elle ? Nous le disons à regret, cette différence provient de ce que le service a toujours été en déclinant depuis cette époque. Le nombre des vaccinations a été chaque année, en moyenne, inférieur de 312 au nombre des naissances. Il serait essentiel qu'il fût arrêté au plus tôt sur cette pente fâcheuse où il roule doucement depuis onze années. Jusqu'ici, le déficit n'a porté que sur l'excédant ; il porterait bientôt sur le principal.

VIII.

Ce n'est pas tout. M. le rapporteur de la Commission académique de vaccine pour l'année 1855 fait remarquer, dans son rapport, qu'après l'opération vaccinale effectuée, la vérification du résultat par le vaccinateur lui-même fait souvent défaut, et qu'on ne sait pas, dans bien des circonstances, si la vaccine a suivi une marche régulière ou irrégulière ; d'où il résulte qu'un grand nombre d'enfants ne sont réellement pas vaccinés, quoiqu'ils aient subi l'opération qui devait produire l'immunité.

Cette remarque est sérieuse et mérite de nous arrêter un instant. Nous devons examiner dans quelle mesure elle s'applique au département de la Côte-d'Or.

Il faut d'abord observer que le règlement qui régit le service de la vaccine dans le département, et dont nous avons donné une analyse succincte, a prévu cette difficulté. Il a cherché à nous y soustraire par d'excellentes dispositions. Ce règlement dit positivement (art. 41, sect. III), que sept jours après la vaccination, le vaccinateur devra faire une seconde visite pour constater le résultat de l'opération et la renouveler s'il y a lieu. Il y a plus : le mandat de paiement ne peut être acquitté qu'autant que le vaccinateur délégué a certifié lui-même par écrit que cette seconde démarche a eu lieu, et que le maire en a fait le quittancement.

Mais autre chose est la théorie, autre chose est la pratique. Ce n'est pas que nous veuillions laisser entendre que cette seconde visite soit négligée quelquefois Nous croyons, au contraire, que cette disposition réglementaire est une des mieux exécutées Néanmoins, il y a toujours un certain nombre d'enfants, — ce nombre est minime, à la vérité; — mais, enfin, il y a tous les ans un nombre indéterminé d'enfants vaccinés qui échappent à l'inspection du vaccinateur après l'opération, non par la faute de celui-ci, mais par le fait seul des parents. Pour le comprendre, il faut savoir comment est faite la tournée vaccinale.

Sur un sujet pareil, quelques développements ne sont pas superflus: Les médecins qui se dévouent à un service si utile quant à ses résultats, mais souvent si ingrat quant à son exécution, ne pourraient qu'être flattés de voir l'Administration s'initier avec sollicitude aux détails de leurs petits ennuis de vaccinateurs officiels

Donc, l'époque des opérations vaccinales est arrivée.

Que le conservateur du dépôt de vaccin de l'arrondissement soit venu dans le chef-lieu du canton pour y opérer de bras à bras avec un vaccinifère ou qu'il ait transmis du vaccin conservé au vaccinateur cantonal, l'alternative de celui-ci, en commençant sa tournée, sera toujours la même. Mènera-t-il à sa suite un enfant vacciné? Se contentera-t-il d'emporter du vaccin fraîchement recueilli et contenu dans des tubes ou renfermé entre deux plateaux de verre?

Dans le premier cas, outre qu'il faut pourvoir aux besoins matériels de la mère et de l'enfant, et leur donner une indemnité pécuniaire, il faut aussi faire accepter le vaccin de cet enfant aux autres mères, ce qui n'est pas toujours facile.

Il est trop bouffi ou il est trop chétif. La moindre trace de lymphatisme, la plus petite apparence de n'importe quelle diathèse devient sujet d'effroi pour la tendresse maternelle.

Dans le second cas, le vaccinateur échappe à cette première difficulté ; mais, au lieu de deux voyages, il en fera trois. Au premier, il inocule du vaccin conservé sous verre; au second, il vaccine avec le virus des boutons qui ont réussi ; au troisième, il vérifie les suites de sa dernière tentative.

Le vaccinateur est d'autant plus exact à faire cette vérification, qu'il a besoin de vaccin pour achever son œuvre dans d'autres communes. Les mères le savent bien. Tout à l'heure elles refusaient du vaccin, s'appuyant sur des craintes chimériques; à présent elles ne veulent pas donner le vaccin de leur propre enfant, parce que cela l'épuiserait. La plupart ne le disent pas tout haut; mais, au jour et à l'heure indiqués, elles manquent à l'appel Le vaccinateur avait remarqué parmi les vaccinés un, deux beaux enfants; il avait jeté sur eux son dévolu ; une belle récolte lui semblait assurée. Où sont-ils à l'heure de la maturité du fluide précieux ? Celui-ci a été emporté par sa mère, qui est allée visiter un malade au village voisin ; celui-là est chez ses grands-parents ; vous allez chez ses grands-parents; l'enfant vient d'être emporté tout de suite chez sa tante. Les mères ont recours à une foule de subterfuges quand elles veulent soustraire leurs enfants à l'examen du vaccinateur.

Le service de la vaccine serait même impossible dans certaines communes sans le concours du maître d'école. Les instituteurs savent presque toujours sur le bout du doigt le nom, l'âge, la demeure de toutes les personnes non vaccinées de leur localité. Et, beaucoup dans l'intérêt public, un peu en vue d'obtenir l'une des seize primes que l'Administration accorde chaque année aux instituteurs qui ont secondé avec plus de zèle l'œuvre du vaccinateur, il en est qui déploient une éloquence vraie et soutenue pour convertir les incrédules à la vaccine.

A la vérité, MM. les vaccinateurs cantonaux ne suivent pas tous, absolument, le même sentier dans l'exercice de leurs fonctions. Ceux, surtout, dont le brevet comprend un grand nombre de communes, ont recours à une foule de moyens plus ou moins ingénieux pour simplifier leur besogne, sans rien ôter aux garanties qu'ils doivent fournir.

M. le docteur Bolut, d'Auxonne, par exemple, file lui-même des tubes capillaires sans renflement avec une grande dextérité. Il les charge à l'insu des parents, qui croient que pour rafraîchir les boutons de vaccin enflammés il est avantageux de les toucher avec du verre. Au moment d'opérer ensuite avec ce vaccin, ainsi recueilli, il casse délicatement les deux extrémités du tube, en met une entre ses lèvres ou dans un chalumeau, et l'autre sur une plaque de verre *non dépoli*, afin que la goutte de vaccin qui va sortir sous la pression d'un léger souffle soit plus apparente De cette manière, le vaccin n'est presque jamais refusé par les mères, et, avec une quantité suffisante de tubes, on peut vacciner indéfiniment. M. Bolut ne vaccine jamais de bras à bras ; néanmoins, les cas d'insuccès sont très rares.

M Demorey père, médecin à Gevrey-Chambertin, est assurément l'un des vaccinateurs cantonaux à qui il échappe le moins souvent de vaccinés à la vérification. Ce résultat ressort tout naturellement de la manière dont ce praticien a arrangé son service depuis longtemps en vue d'autres fins que celle que nous poursuivons ici: Le but qu'il s'est toujours proposé a été d'avoir sans cesse du vaccin sur pied à peu près d'un bout de l'année à l'autre. Pour obtenir ce résultat, il échelonne sa vaccination. Il ne vaccine qu'un ou deux enfants à la fois, et porte son vaccin tantôt dans un village, tantôt dans un autre. Si bien que, à quelque époque de l'année que vous vous adressiez à lui, il sera à même de vous indiquer la maison, la ferme de son canton où l'on trouvera actuellement des boutons remplis de vaccin. Ce mode de procéder est rarement interrompu, et lorsqu'une interruption a lieu, c'est toujours par une force majeure

Ainsi, quelques vaccinateurs, parmi les plus anciens et les plus expérimentés, sortent des voies ordinaires lorsqu'il s'agit de faire des tournées et de déposer du vaccin en chair vivante. Mais ce ne sont là que des exceptions.

Nous avons dit comment on procède, en général, à l'opération vaccinale dans la Côte-d'Or. Il n'y a certainement pas de département où les effets du vaccin soient suivis et observés avec plus de sollicitude que dans le nôtre. Cependant nous devons avouer, sans qu'il soit possible de donner un chiffre exact, qu'un certain nombre d'enfants, minime si l'on veut, échappe chaque année, dans la Côte-d'Or, à la vérification, et que, chaque année aussi, les vaccinateurs cantonaux portent nécessairement sur leurs états, comme cela se pratique infailliblement partout, une fraction d'individus vaccinés qui ne le sont pas, puisque la vaccine ne préserve de la variole que si elle est régulière, ou, pour parler le langage de l'école, si elle est *légitime*

Ce nombre très minime d'enfants portés vaccinés, et qui ne le sont réellement pas, augmente à tout instant par les contingents sans cesse accumulés des vaccinations annuelles fournies par les villes, bourgs, villages et hameaux. Ce nombre imperceptible, c'est la goutte d'eau qui tombe du rocher, ou mieux encore, ce sont les sources souterraines qui, en se réunissant, finissent par former des rivières.

Après ce qui précède, on ne sera pas surpris si nous disons que le chiffre des vaccinations est légèrement faussé tous les ans par une force de choses impossible à éviter, et que, par conséquent, le rapport des vaccinations aux naissances n'est pas d'une exactitude rigoureuse

Si nous prenons le reliquat de l'année 1819, s'élevant à près de 30,000 non vaccinés, et dont une partie de la masse s'est rajeunie par des transformations successives ; si nous joignons à cette masse de vaccinables ce chiffre mystérieux, impossible à établir, d'individus vaccinés sans l'être, dont la vérification échappe à chaque instant au zèle des vaccinateurs, nous arrivons à cette conséquence : qu'une circonscription territoriale, de quelqu'étendue qu'on la suppose, peut fournir pendant une longue série d'années une somme égale de vaccinations et de naissances, tout en conservant dans son sein un nombre respectable de personnes non vaccinées

Il faut réfléchir, en outre, que la population d'un département est continuellement traversée par une multitude d'hommes, de femmes, de vieillards et d'enfants de tous pays et de toutes conditions, les uns vaccinés, les autres point, quelques-uns même donnant le germe de la petite vérole en échange de l'hospitalité qu'ils ont reçue.

L'Académie impériale de médecine (1) a donc eu raison d'adresser au gouvernement ces remarquables paroles :

« Il est maintenant évident qu'il n'est pas aussi facile de vacciner les populations entières qu'on l'avait d'abord supposé; qu'il ne faut pas se contenter de transmettre le vaccin d'un individu à un autre individu ; qu'il est nécessaire d'ajouter à cette opération une foule de soins et de précautions sur le choix desquels l'esprit a sans cesse à se prononcer, selon les temps, selon les lieux et selon les personnes ; que l'homme est condamné, pour se défendre contre le fléau de la petite vérole, à un travail assidu et qui n'admettra jamais de relâche. »

IX.

Les comptes-rendus annuels sur le service de la vaccine dans le département, fournis par nos prédécesseurs, démontrent, nous l'avons déjà établi, que la somme totale des vaccinations, pendant quarante années consécutives, a été supérieure à celle des naissances de plus de 13,000. Ils démontrent aussi que le résultat du service a fléchi depuis onze ans.

Notre devoir est de rechercher les causes de ce changement et d'y porter remède, s'il est au pouvoir de l'homme de modifier cette situation.

Dès l'année 1846, le Dr Roux, notre honorable prédécesseur, remarquait que le chiffre des vaccinations ne dépassait plus celui des naissances, comme cela s'était déjà vu, et il expliquait cette différence en disant que la masse des vaccinables en présence de laquelle s'étaient trouvés les premiers vaccinateurs était à peu près épuisée. Il est bien vrai que cette masse avait été quelque peu réduite. Mais ne perdons

(1) Rapport à M. le ministre de l'agriculture et du commerce, année 1842.

pas de vue que le chiffre des vaccinations, déduction faite des naissances, n'a jamais porté sur cette masse au-delà de la somme de 16,000. Ce chiffre est descendu plus tard à 13,000, parce que, bien loin que la somme des vaccinations ait dépassé, par la suite, celle des naissances, nous avons prouvé par des calculs irréfragables qu'au contraire, depuis une onzaine d'années, elle lui avait été annuellement inférieure dans une moyenne de 312

Il faut donc rechercher ailleurs la cause de cet abaissement du chiffre qui représente le résultat du service vaccinal.

L'un des motifs que nous sommes autorisé à invoquer, après un examen sérieux de l'état des choses, est la sécurité trompeuse d'une partie des habitants de la Côte-d'Or au vis-à-vis des épidémies varioliques, sécurité provenant du peu de ravages relatifs qu'a faits la variole dans le département depuis que le service de la vaccine y est organisé, et qui a eu pour conséquence, nous devons l'avouer, un peu de refroidissement populaire dans quelques localités pour cette excellente pratique d'hygiène.

Sans doute, la variole se développe encore trop souvent et fait encore un trop grand nombre de victimes. Nous dirons, néanmoins, que cette maladie a fait relativement peu de ravages depuis que le département jouit du bénéfice d'un service de vaccine régi par un règlement bien conçu. La moyenne du chiffre des varioleux a été chaque année de 160, et la moyenne des décès de 20 seulement. C'est, pour chaque arrondissement, une moyenne annuelle de 40 cas de variole et une moyenne de 5 décès. Ce calcul ne donne pas, il s'en faut de beaucoup, un varioleux par commune. Un pareil résultat a rendu graduellement la sécurité aax gens des campagnes, qui n'ont pas assez de lumière pour apercevoir la corrélation qui existe entre le développement de la petite vérole et la pratique de la vaccine.

Au milieu des épidémies varioliques, la vérité éclate, au contraire, dans tout son jour. Les populations s'aperçoivent bien vite alors de l'immunité dont jouissent généralement les vaccinés, pendant que les personnes qui n'avaient pas subi l'opération vaccinale meurent victimes de leur négligence ou de leurs préjugés. Semblables aux marins qui fléchissent le genou devant la tempête, elles fléchissent leurs idées préconçues devant l'évidence des faits. Elles accourent en foule chez le vaccinateur, et le vaccinateur profite de la circonstance pour inoculer avec empressement le vaccin aux nouveaux convertis. Il s'empresse, car il sait que cette bonne disposition ne durera pas longtemps.

Les preuves de ce que nous avançons fourmillent dans l'histoire du passé. Toutes les épidémies s'accompagnent d'une recrudescence dans le chiffre de la vaccination Et la vaccine a de la tendance à languir dans les circonscriptions où la variole ne se montre pas durant un long espace de temps.

Le directeur ne pourrait se faire illusion à cet égard. Chaque fois qu'il est appelé par la nature de ses fonctions à enregistrer et à viser des mandats de paiement touchant le service vaccinal et comprenant un chiffre inusité de vaccinations, il soupçonne à l'instant ou que la vaccine dans les mêmes communes avait été négligée les années précédentes, ou que la petite vérole y a fait tout à coup invasion. Et il est rare que son soupçon ne soit point fondé

Cette remarque peut s'étendre aux départements qui produisent tout à coup une somme énorme de vaccinations. On peut être assuré d'avance, lorsqu'un semblable exemple se produit, que ce résultat a été la conséquence de quelque épidémie variolique qui a précipité le vacciné vers le vaccinateur, et, surtout, que la vaccination y avait été précédemment négligée. L'œuvre du vaccinateur est ici, certainement, fort louable ; mais elle est facilitée par la masse inusitée des vaccinables, que de mauvais antécédents avaient accumulés, et aussi par la disposition populaire du moment.

Mais, dans les départements comme le nôtre, où la vaccine est pratiquée avec régularité chaque année, les épidémies sont rares et, dans tous les cas, fort restreintes, et le nombre des vaccinations est toujours très limité.

En résumé, à mesure que, par suite d'un service vaccinal bien fait, le nombre des vaccinables diminue dans un pays, d'un autre côté les ravages de la petite vérole se restreignent Mais les populations, loin d'éprouver de la reconnaissance pour un tel bienfait, ont de la disposition à se refroidir envers un moyen prophylactique dont, faute de comparaison, ils ne peuvent plus saisir la portée.

X.

Si nous émettons cette proposition, à savoir que dans les pays où la vaccine est généralement pratiquée, les ravages de la petite vérole sont très restreints, nous ne croyons pas être obligé, pour cela, d'admettre l'antithèse qui nous conduirait à soutenir que dans les lieux où la vaccine n'est pas en honneur, les épidémies varioliques y sont en permanence.

Ceci mérite de nous arrêter un instant. Les personnes qui se dirigent d'après ce raisonnement appartiennent aux classes éclairées de la société. Elles croient à l'efficacité de la vaccine ; mais elles supposent à tort, selon nous, que la petite vérole se développe spontanément dans nos climats sous l'influence de certaines conditions atmosphériques, absolument comme presque toutes les maladies épidémiques qui se déroulent chaque jour sous nos yeux.

Nous nous élevons avec énergie contre cette doctrine, que partagent un trop grand nombre de médecins, parce qu'elle tend à laisser les populations dans une sécurité trompeuse. Nous croyons, au contraire, que la petite vérole ne se manifeste jamais dans nos climats que par l'effet de la contagion. Et, lorsque plusieurs années s'écoulent sans qu'on la voie apparaître dans une localité, cela ne prouve point que les conditions générales de l'atmosphère aient été à l'encontre de son développement, puisque toutes les saisons lui sont plus ou moins favorables ; cela prouve, tout simplement, que les populations n'ont pas reçu le contact du germe variolique.

La petite vérole paraît être d'origine asiatique. D'après les auteurs chinois, elle règne depuis plus de trois mille ans dans le Céleste-Empire [1], tandis qu'elle n'est connue des autres parties du monde que depuis quelques siècles.

---

(1) Mémoires sur l'histoire, les sciences, les arts, les mœurs et les usages des Chinois.

L'Arabie était ravagée par ce fléau l'année même de la naissance de Mahomet (vers l'an 569 ou 570). La superstition moderne, s'emparant de cette coïncidence, a fait naître cette maladie la même année que le prophète, afin, suppose-t-on, de marquer la venue de celui-ci par un grand événement.

Les Sarrasins la portèrent partout avec leurs armes. Leur conquête de la Péninsule ibérique, au viii° siècle, fut, à ce point de vue, un affreux malheur pour l'Europe et pour l'Amérique. Pour l'Europe, car la variole, après s'être introduite brusquement, à la faveur des combats, en Espagne, en Sicile, à Naples, se répandit ensuite peu à peu, par la diffusion des hommes, sur le reste du continent; pour l'Amérique, parce que Christophe Colomb en possédait malheureusement les germes parmi ses équipages lorsqu'il découvrit le Nouveau-Monde, et que leur propagation y suivit les mêmes lois que sur le continent européen Ils se répandirent avec une vitesse proportionnelle aux rapports que les habitants eurent entre eux.

Le digne apôtre des missions étrangères aux Antilles, le père Lebat, s'exprime ainsi : « Avant que les Européens fussent établis dans nos îles, on n'y connaissait pas la petite vérole ; ils l'y ont apportée en échange du pian (syphilis) qu'ils y ont trouvé. »

Saint-Domingue, une des premières découvertes de Colomb, en souffrit aussi la première. « Il périt une si grande quantité d'Indiens, » disent les historiens, qu'à peine on aurait pu croire que cette île » avait été peuplée. » Néanmoins, la maladie n'était pas sortie de cette île ; elle se consumait en se repliant sans cesse sur elle-même, faute de communication extérieure, lorsqu'une nouvelle infection, venue d'Espagne, porta le fléau sur le nouveau continent. Cette contagion eut des suites si funestes, que les Américains en ont fait une époque invariable d'où ils datent ; pour compter leurs années, comme de l'événement le plus fatal et le plus extraordinaire qui leur soit jamais arrivé (1).

Les habitants des Molusques et des colonies anglaises s'en préservèrent longtemps : les uns en défendant l'entrée de leurs îles aux

---

(1) MONFALCON. — *Dictionnaire des Sciences médicales*, tome 57.

Hollandais ; les autres en créant des lazarets. Il est, en outre, de notoriété publique que tant qu'il a été en vigueur, le Code noir en a garanti les nègres d'Amérique (1).

A la fin du xvi⁰ siècle, la petite vérole était encore inconnue dans le Nord américain; mais les Anglais, s'y étant établis, l'y apportèrent au commencement du xvii⁰ siècle. Elle se répandit, en peu de temps, dans la Virginie, dans la Caroline, dans la Nouvelle-Angleterre.

Les naturels, anciens maîtres de ces belles contrées, réfugiés dans les forêts, échappèrent, durant plusieurs siècles, à ce fléau par le seul fait de leur isolement. Ce fut toujours à la suite de quelque communication avec leurs conquérants qu'ils en devinrent victimes.

La science admet que du corps des varioleux se dégagent des miasmes extrêmement subtils, qui se répandent comme une vapeur dans l'atmosphère. Ils produisent la variole en s'introduisant dans le corps de l'homme par la voie de la respiration. Louis XV gagna la petite vérole en s'approchant du convoi d'une jeune fille morte de cette maladie. Van-Swiéten raconte que, dans une ville d'Allemagne, où la petite vérole ne régnait pas, un enfant en fut pris et mourut. On para de fleurs le petit cadavre, suivant l'usage du pays, et l'on invita tout le voisinage à le venir voir sur son lit de parade. Bientôt après, on apprit qu'une partie des spectateurs avait gagné la maladie.

Mais l'air n'est pas le seul véhicule des miasmes varioliques. Aussi bien qu'ils se répandent dans l'air, ils peuvent s'attacher au linge, aux étoffes, aux meubles, aux murs ; et ils ne sont guère moins redoutables sous cette forme latente, qu'ils ne le sont à l'état de suspension dans l'air. Hildenbrandt reçut une maladie contagieuse d'un vêtement infecté depuis dix-huit mois, et qui avait été, pendant ce temps, renfermé dans une malle. Un des plus célèbres inoculateurs de l'Angleterre, Kirpatrick, dit qu'il a connu un homme qui prit la petite vérole pour avoir couché dans un lit occupé trois mois auparavant par un variolé. Le rapport de M. le docteur Levieux, de Bor-

(1) BOUSQUET. — *Nouveau traité de vaccine.*

deaux, année 1853, fournit un exemple analogue. Il expose qu'un vendangeur, ayant contracté la variole dans la commune d'Avensan, vint tomber malade à Castelnau. Le maître chez lequel il vendangeait s'empresse, après guérison, de faire laver tout ce qui a servi à son usage, excepté une couverture qui est oubliée. Deux mois après, cette couverture communique une variole des plus confluentes à un domestique qui l'avait mise sur son lit, et devient le point de départ d'une épidémie considérable..

Nous savons qu'un vaisseau qui part d'Europe pour les Grandes-Indes, peut y porter la contagion, et cependant combien de fois ne change-t-il pas d'air dans ce grand voyage! S'il en est ainsi pour les véhicules ouverts, soumis à une ventilation complète, à plus forte raison doit-on admettre la conservation des miasmes contagieux dans une caisse hermétiquement fermée.

Que de fois n'a-t-on pas cru, même parmi nous, avoir affaire à une variole développée spontanément, et qui n'avait été que l'effet de la contagion! Le principe contagieux est d'autant plus redoutable qu'il est invisible, que rien ne révèle sa présence, et qu'il frappe l'homme sans que celui-ci en éprouve présentement la moindre sensation.

Si on parcourt avec attention les écrits qui ont été publiés sur la matière, tant en France que dans l'étranger, on est frappé d'un grand fait qui domine tous les autres, et qui est celui-ci : Toutes les fois que la variole s'est déclarée, soit en Europe, soit en Amérique, en présence d'un observateur attentif, on a toujours constaté qu'elle avait été le produit de la contagion. Ce fut un nègre qui, sur le continent d'Amérique, la communiqua, pour la première fois, aux Indiens. On la vit, pour la première fois, à Québec, en 1702, et elle y fut apportée par des prisonniers anglais qui venaient de la Nouvelle-Angleterre. En 1733, on n'avait jamais entendu parler de petite vérole à l'Isle-Royale, ni aux îles de Saint-Jean, ni à Terre-Neuve; elle fut apportée à Louisbourg par des vaisseaux venus de Brest; et elle se communiqua d'abord à la blanchisseuse qui lavait le linge des personnes attaquées de cette maladie. Au Groënland, un naturel l'apporta de Danemarck, où il l'avait contractée, en 1733. Détharding dit que, de deux mille personnes qui en furent atteintes, six seulement échappèrent.

Dans l'épidémie de Provence, en 1828, l'une des plus terribles des temps modernes, la petite vérole fut communiquée par un jeune séminariste qui l'introduisit d'abord dans le séminaire, d'où elle se répandit aux alentours. L'épidémie de Turin, en 1829, qui fut une émanation de celle-ci, fut apportée de Marseille par un individu qui l'avait déjà eue en 1811. Celle de Milan, en 1825, fut apportée de Hongrie par un soldat en congé.

Hâtons-nous d'arriver dans le département de la Côte-d'Or Pendant les vingt premières années de ce siècle, la vaccination y a été, comme à peu près partout en France, peu pratiquée; aussi la variole, nous l'avons fait voir, y régnait-elle en souveraine cruelle. Les germes s'étaient extrêmement multipliés. Ils se révélaient de toutes parts, et de toutes parts la variole semblait se développer spontanément. On cherchait à tâtons les traces de la contagion variolique. Mais, à partir de 1819, les communes du département, ayant été partagées par l'administration entre un certain nombre de vaccinateurs cantonaux, on a compté annuellement les vaccinations par milliers, et les épidémies varioliques sont devenues très rares; les anciens germes de variole, incessamment accumulés, se sont successivement éteints. On a vu clair désormais dans l'origine des épidémies, et on a toujours constaté qu'elles avaient eu pour cause primordiale la contagion.

Voici un extrait du rapport de l'un de nos prédécesseurs à la direction du service, du docteur Bounder, année 1832 :

« Depuis longtemps, la petite vérole n'avait sévi, dans la Côte-d'Or, sur autant de points à la fois. Les familles des mendiants nomades qui sillonnent la France en tous sens, et qui voyagent à trois sols par lieue, ont déposé le germe de ce fléau aux lieux de leurs gîtes, sur le trajet des routes royales et départementales, principalement dans les arrondissements de Dijon et de Beaune; les jeunes soldats que l'on néglige trop souvent de vacciner à leur entrée au corps; les passagers, habitants de départements où, faute d'un service bien organisé de vaccination de bras à bras, la variole sévit aussi librement qu'avant la découverte de la vaccine : ces trois sources de contagion ont contribué à multiplier le nombre des varioleux. »

Lorsque le docteur Bounder parlait de la sorte, le service de la vaccine fonctionnait depuis douze ans, et plus de trente-sept mille vaccinations avaient été pratiquées. L'œuvre annuelle de la vaccine fut poursuivie activement. Néanmoins, soit que la masse vaccinable de la population fût encore considérable, soit que les germes de la variole fussent trop répandus, ou que de nouvelles infections de même nature se fussent produites, nous voyons que le département resta, pendant quatre années, sous les coups du fléau (1), et qu'il fut impossible, pendant ce laps de temps, de ressaisir la chaîne de la contagion.

L'épidémie de Mirebeau, en 1852, a été, croyons-nous, la plus grave qui ait régné, dans la Côte-d'Or, depuis quarante ans. Voici comment en parle le docteur Roux, alors directeur départemental du service de la vaccine :

« Une épidémie meurtrière a régné, pendant cinq mois, dans un des chefs-lieux de canton de l'arrondissement de Dijon, à Mirebeau, d'où elle s'est irradiée aux villages d'Oisilly et des Charmes. En remontant à son origine, on trouve qu'elle fut apportée à Mirebeau par un petit Savoyard. Il tombe malade en arrivant, et communique sa maladie à un domestique, puis au maître de la maison. En sortant de cette demeure, l'épidémie s'élance sur le pays »

A l'égard de l'épidémie de Laignes, arrondissement de Châtillon, année 1853, le même médecin s'exprime ainsi : « Cette année, comme la précédente, la variole a pénétré dans le département Elle a fait irruption à Laignes, apportée par un jeune homme venant de Paris. »

---

(1) L'année 1832 donna 265 varioles et 42 morts.
— 1833 — 219 — et 23 —
— 1834 — 680 — et 78 —
— 1835 — 467 — et 43 —
— 1836 — 37 — et 2 —
— 1837 — 8 — et 0 —

Remarquons, en passant, que les foyers d'infection, étant très multipliés dans le département, les chiffres de varioleux furent relativement peu considérables, grâce à la vaccine.

En résumé, nous ne croyons pas que la petite vérole se développe spontanément dans nos climats pour les raisons suivantes :

Les auteurs anciens, Hippocrate et Galien en tête, ne font aucune mention de cette maladie dans leurs écrits ;

Il est incontestable qu'elle sévissait sur les Sarrasins au temps de Mahomet, et qu'elle n'a parcouru l'Europe qu'après leur invasion espagnole ;

Il est également démontré que la variole était entièrement inconnue des divers peuples de l'Amérique avant la découverte du Nouveau-Monde par Christophe Colomb ; qu'elle se déclara, pour la première fois, sur les points qu'avait touchés d'abord ce célèbre navigateur ; que plusieurs contrées de ce continent purent se soustraire longtemps aux ravages de ce fléau, en évitant tout rapport avec les Européens ou en établissant des lazarets ; que les sauvages indiens y échappèrent plusieurs siècles, grâce à leur isolement, et qu'ils n'en devinrent victimes qu'après avoir établi des rapports directs ou indirects avec la race envahissante.

Depuis quarante ans que la vaccination est organisée dans la Côte-d'Or, il ne s'est pas déclaré une seule épidémie variolique sans qu'on ait clairement constaté que la contagion en avait été l'origine. Et si cette constatation n'a pu être faite auparavant, cela provient sûrement de ce que nos populations possédaient peu de vaccinés dans leur sein ; que les épidémies se propageaient sur une grande étendue et avec une extrême rapidité, laissant partout des germes sur leur passage ; qu'enfin la variole paraissait endémique et n'offrait, en quelque sorte, que des exacerbations.

Ainsi, depuis le vIII^e siècle, depuis plus de douze cents ans, la petite vérole ne se maintient en Europe qu'en se reproduisant sans cesse au moyen de la contagion. Les germes de la variole, on le sait, n'ont qu'une existence éphémère. Il semble donc qu'on aurait pu, si les hommes s'étaient entendus entre eux, étouffer cette maladie en l'empêchant de se reproduire. Mais que parlons-nous de s'entendre ? Les siècles se sont écoulés dans les discussions. On a discuté sur les germes, on a discuté l'inoculation, on a discuté la vaccine ; on la discute encore, on la discutera longtemps La discussion est bonne en elle-même. Mais nous proférerons les mêmes plaintes que d'autres ont proférées avant nous, et presque dans les mêmes termes. Nos reproches s'adressent à ces hommes imbus, nous ne dirons pas d'un esprit de dénigrement, mais de système, qui n'admettent jamais qu'une question soit résolue contrairement à leurs préjugés Ce sont eux qui ont abreuvé Jenner de dégoût, et ont obligé cette ame belle et délicate, cet esprit si éminemment supérieur, à se retirer de la lice avant le temps.

Toutefois il n'est pas certain qu'au moyen d'une entente générale, on fût parvenu à détruire les germes de la variole. On admet que les germes ne se conservent pas au-delà de deux, trois, quatre ans au plus; mais on ignore si la nature ne possède pas des procédés de conservation plus parfaits que ceux des hommes.

Ce rêve de l'extermination générale des germes varioliques a pu être fait, pour l'Europe, avec une apparence de raison, à une époque où on n'entrevoyait pas la possibilité, ou du moins la probabilité d'une nouvelle infection venue directement de l'Asie, patrie présumée de la variole. Ce rêve serait absurde aujourd'hui. L'Espagne n'a plus à craindre, à la vérité, l'invasion sarrasine. C'est l'Asie qui subit, dans notre siècle, les invasions européennes Et le résultat est le même, puisqu'elles ont pour conséquence le rapprochement des peuples des deux continents. Du reste, les applications gigantesques de la vapeur aux moyens de locomotion, en abrégeant les distances, permettront de plus en plus aux peuples divers qui sont répandus sur la surface du globe de se visiter, et par suite de se communiquer réciproquement les maladies contagieuses qui sont propres à chaque pays et à chaque climat. D'où il résulte que nous devons redoubler de vigilance pour nous soustraire aux maux dont nous sommes menacés. Et plût au ciel que les maladies contagieuses eussent toutes des moyens prophylactiques aussi efficaces que ceux que la variole possède elle même! L'utilité de la vaccine devient donc plus grande chaque jour.

Mais il ne faut pas attendre les temps d'épidémie pour procéder avec vigueur à la vaccination. En ce temps-là, la vaccine arrête le mal dans son développement. Hors les temps d'épidémies, la vaccine fait mieux : elle empêche le fléau. C'est avant tout un moyen préventif. Le germe de la variole est une étincelle qui donne lieu à un incendie d'autant plus grand, qu'elle tombe sur une plus grande quantité de combustible ; et le combustible, ici, ne l'oublions pas, se compose des personnes de tout âge et de tout sexe qui ne sont pas vaccinées.

Pour qu'une épidémie de variole puisse se produire, il faut, d'une part, que l'organisation humaine soit apte à la contracter, et, d'autre part, que cette même organisation soit mise en rapport avec le germe de la maladie. Aussi longtemps qu'une agglomération d'habitants, ville, village, ne recevra aucun contact immédiat du contagium variolique, elle sera exempte d'épidémie, quel que soit son degré d'aptitude à contracter le mal. On pourrait même ajouter que les épidémies qui se déclarent dans une localité sont d'autant plus redoutables, qu'il s'est écoulé un plus long espace de temps sans qu'on ait observé la moindre trace de variole. C'est surtout dans ces longs intervalles de bien-être que s'accumulent secrètement les fruits amers de l'imprévoyance. La Suède ne vivait-elle pas, depuis vingt ans, dans une entière sécurité, lorsque, sur la fin de 1823, éclata tout à coup à Stockholm une épidémie qui enleva 560 personnes ? De même qu'en Suède, n'y avait-il pas plus de vingt ans que la petite-vérole épidémique ne s'était montrée à Milan, lorsque, en 1825, elle y fut apportée par un soldat en congé ?

Nous avions donc raison de dire, il y a un instant, que, dans les lieux où la vaccine n'est pas en honneur, les épidémies varioliques n'y sont pas fatalement en permanence, quoiqu'il y ait dans les populations une grande disposition à la contracter.

XI.

Deux causes concourent puissamment à jeter de l'obscurité sur les traces de la contagion.

C'est, d'une part, la faculté qu'ont les germes varioliques de se conserver vivants plusieurs années sur les tissus, le bois, la pierre, où le hasard les a jetés, en dépit du chaud, du froid et de tous les changements hygrométriques de l'atmosphère.

C'est, en second lieu, la faculté qu'ils ont de ne déterminer l'explosion de la variole que plusieurs jours, plusieurs semaines après leur contact avec le corps humain.

Le mot incubation est un mot charmant en histoire naturelle; il désigne la période durant laquelle les oiseaux couvent leurs œufs; en médecine, il s'applique au temps qui s'écoule depuis l'introduction du principe morbifique dans l'économie animale jusqu'à l'invasion de la maladie.

La période d'incubation n'est point visible à l'œil du vulgaire, et l'individu qui va devenir malade ne soupçonne même pas le changement qui s'opère mystérieusement dans la profondeur de ses organes. Le médecin ne la voit pas davantage ; mais, par une observation éclairée, il la pressent, il la pénètre et compte avec elle dans ses appréciations. Quant à préjuger sa durée exacte, quant à savoir si le germe reste inerte ou est en fermentation pendant que le corps paraît impassible sous le coup qu'il en a reçu : ces questions sont loin d'être résolues.

Il paraît prouvé à Pautet que la contagion variolique produit presque toujours quelque effet sensible avant le cinquième ou le sixième jour, et que l'éruption se fait le huitième, et le plus souvent le neuvième. De sorte, ajoute-t-il, que le jour où l'éruption se montre on peut assurer presque affirmativement qu'il y a huit jours pleins, ou cent quatre-vingt douze heures que le malade s'est exposé à la contagion (1).

(1) *Histoire de la petite vérole*. Paris, 1768, 2 vol. in-12, p. 33.

Van Geuns signale treize faits étudiés dans ce dessein et pris dans sa pratique, dans celle de son père et dans celle de Kuipers La fièvre primaire se montra sur

    1. . . . . le 7ᵉ jour.
    3. . . . . le 8ᵉ —
    8. . . . . le 9ᵉ —
    1. . . . . le 10ᵉ —

D'où l'on voit que c'est du septième au dixième jour après l'infection, c'est-à-dire après l'absorption du virus, que paraîtrait la fièvre, précurseur de l'éruption.

L'observation d'Hoffmann est conforme à celle de Van Geuns. Hoffmann raconte que trois enfants étant entrés dans un lit où était couché un varioleux, ils furent pris tous trois de la variole le huitième jour. Le même observateur ajoute qu'un homme ayant passé une demi-heure dans une chambre habitée quatre semaines auparavant par une femme atteinte de la variole, cet homme gagna la maladie de cette femme le dixième jour, *decimo insequente die*.

Stoll ne sort pas de la limite tracée par Hoffmann; il la restreindrait plutôt. Il admet, en effet, que la période d'incubation a une durée de sept jours (1).

M. Bousquet, à qui nous empruntons les faits qui précèdent, ajoute : « Pour mesurer la durée d'un événement, il faut remonter à son commencement ; c'est le premier terme du problème. Comment donc s'assurer du moment précis où se fait l'infection varioleuse? Tout est mystérieux dans cette opération ; le malade lui-même n'en est pas averti. » — Il dit plus loin : « On peut dire, en général, que le virus varioleux ne couve guère au-delà de sept à huit jours. Nous ne voudrions pas affirmer, toutefois, qu'il ne dépasse jamais ce terme. Les semences végétales ne lèvent pas toujours à la même heure ; il doit en être de même des maladies qui naissent d'un germe. » — « S'il était permis, dit-il ailleurs, d'attendre patiemment la variole, comme autrefois, il serait facile d'instituer une série d'expériences pour

---

(1) Aphor. 519, 545.

éclairer cette question, une des plus intéressantes de l'histoire de la variole; mais, sous le règne de la vaccine, l'humanité défend des expériences si périlleuses. Il faut donc que la science cherche ailleurs ses lumières. »

Eh bien! nous chercherons ailleurs nos lumières. Mais nous prévenons ce savant académicien que les faits comparatifs que nous lui proposerons viennent tous confirmer ses prévisions à l'endroit de la similitude qu'il établit entre les semences végétales et les semences animales sous le rapport de la durée variable de leur incubation.

Et d'abord quelques mots sur la contagion rabique. Tout le monde sait que l'enquête sur la rage, qui se poursuit en France depuis plusieurs années, a donné matière à deux rapports présentés au comité consultatif d'hygiène publique, à Paris, par M Tardieu. Le second de ces rapports, résumant tous les résultats de l'enquête depuis son origine, doit particulièrement appeler notre attention. Or, M. Tardieu est parvenu à ce résultat: sur le nombre d'individus atteints de morsures virulentes, 4 sur 10, environ, ont échappé à la contagion en raison de circonstances variées qu'il a été impossible d'apprécier. D'un autre côté, 147 cas ont manifesté des symptômes évidents de contagion. Ils portent la mention exacte du temps après lequel a éclaté la rage, à partir de l'inoculation, et donnent pour la durée de l'incubation moins de :

1 mois . . . . 26 cas.
1 à 3 mois. . . . . . . 93 —
3 à 6 mois. . . . . . . 19 —
6 à 12 mois . . . . . . 9 —

Nous reconnaissons, après cela, avec M. Tardieu, que ce n'est qu'exceptionnellement que l'explosion de la rage est retardée au-delà de trois mois. Mais, ce point accordé, il faut bien qu'on nous accorde à notre tour que, dans un petit nombre de cas, l'incubation peut durer près d'un an C'est une concession qu'on n'eût certainement pas faite avant la publication de ces importants travaux.

Passons, maintenant, aux miasmes paludéens. Ici, nous voilà sur notre propre terrain. Nous avons, à ce sujet, une opinion solidement assise. Elle résulte de nos propres observations dans une épidémie qui a régné à La Rochelle, en 1842, où nous étions alors attaché à l'hôpital militaire de cette ville. Cette épidémie nous a fourni matière à deux publications (1-2). — Nous allons copier textuellement dans notre thèse les lignes qui traitent de l'incubation. On verra que ce n'est pas pour nous donner le vain plaisir de reproduire nos travaux. Jamais un médecin ne se trouva dans des conditions plus favorables pour étudier ce point de pathogénie.

Nous copions mot à mot :

« Les auteurs admettent que dans certains cas les miasmes agissent presque instantanément ; mais la plupart rejettent l'opinion des médecins qui soutiennent la possibilité d'une incubation prolongée. Selon M. Nepple, les miasmes agissent tout de suite, en produisant des effets apparents, ou n'ont aucune prise sur l'économie animale. MM. Monneret et Fleury (*Comp. de méd. prat.*, t. v), sans être aussi exclusifs que M. Nepple, n'admettent pas davantage que la fièvre puisse se déclarer plusieurs mois après l'intervention de la cause. Enfin, M. Piorry lui-même (*Traité de Diagn.*, t. v), et presque tous les médecins en renom qui ont écrit sur la fièvre intermittente, dans ces derniers temps, combattent la possibilité d'une longue incubation. Or, les nombreuses observations que nous avons recueillies à La Rochelle nous ont donné des résultats contraires aux assertions fournies par ces divers auteurs. Et nous sommes convaincu, aujourd'hui, que si ce point important est resté obscur, cela dépend moins des observateurs que des circonstances où ils se sont trouvés placés. Il est excessivement rare, en effet, que dans les épidémies de fièvre intermittente qu'on observe, les malades soient traités en d'autres lieux que ceux où ils ont contracté leur maladie. Les individus restant ainsi exposés incessamment à l'action des effluves, on ne saurait dire, lorsqu'une fièvre se déclare, l'époque où l'individu l'a contractée.

---

(1) *Recherches sur les causes des épidémies de La Rochelle.* Ce travail a été inséré dans les mémoires de médecine et de chirurgie militaire. — Année 1846, t. LXII.
(2 Thèse inaugurale, présentée et soutenue à la Faculté de Paris, année 1848. — *Des fièvres intermittentes.*

» Ce n'est que dans des circonstances tout à fait exceptionnelles qu'on a été conduit à soustraire en masse du foyer d'infection des individus déjà infectés, et que des médecins attentifs en ont bien étudié les suites Johnston rapporte que plusieurs militaires anglais, qui n'avaient pas eu la fièvre pendant leur séjour dans l'île de Walcheren, connue par son affreuse insalubrité, en furent affectés sept ou huit mois après leur retour en Angleterre, pendant que ceux qui n'avaient pas fait cette expédition continuèrent à jouir d'une bonne santé. Cette maladie fit tant de progrès que, sur environ 700 hommes, 21 seulement furent épargnés, et 50 moururent. A côté de ce fait, nous en citerons un second, non moins intéressant, qui a été observé dans l'armée française. En 1811, M. Ferrus ayant passé douze jours avec un détachement de 300 chasseurs de la vieille garde, à Breskens (rive gauche de l'Escaut), et se félicitant de n'avoir eu pendant ce temps qu'un seul malade dans cette localité marécageuse, fut péniblement surpris lorsque, dès la première journée de marche, dix chasseurs éprouvèrent une fièvre intermittente violente. Le lendemain, il y eut plus de vingt malades avant d'arriver à Anvers, et, pendant leur séjour dans cette ville, leur nombre s'éleva à plus de quatre-vingts. Officiers et soldats, tous étaient pris d'une fièvre intermittente rebelle. Les chasseurs qui purent prendre leur service entreprirent la campagne de Russie et eurent dans le Nord, jusque sur les bords mêmes de la Newa, des rechutes auxquelles, en général, ils ont succombé. (*Dict de méd.* — Art. Endémie. Ferrus.)

» Nous avons observé nous-même un grand nombre de faits qui prouvent que l'incubation des miasmes peut être fort longue. Dans l'épidémie de La Rochelle, en 1842, le 20 août, au moment où elle semblait avoir acquis son summum d'intensité, on fit évacuer les casernes exposées à l'action des miasmes paludéens, et les troupes furent disséminées, par petits détachements, dans les villages, parfaitement salubres, qui avoisinent cette cité, dans les îles d'Aix, de Ré, etc. Il devint facile, dès lors, de suivre les effets de l'intoxication palustre et de mesurer, jusqu'à un certain point, la durée de l'incubation A peine nos soldats furent-ils soustraits à l'action des effluves, que le nombre des malades baissa considérablement ; mais il se soutint néanmoins à un chiffre très élevé, puisque le nombre des entrants à l'hôpital fournis par les mois de juillet, août et septembre, ayant été de 1,563, il se maintint, dans le trimestre d'octobre, à 473, dans celui de janvier à 504, et enfin dans celui d'avril à plus de 300. Les fiévreux qui entraient tous les jours à l'hôpital pouvaient être divisés en deux catégories : la première, dont le nombre devenait de plus en plus considérable, se composait de rechutes, c'est-à-dire de malades qui, sortis de l'hôpital non complètement guéris, étaient sans cesse repris de fièvre ; la seconde, dont le nombre, au contraire, s'affaiblissait tous les jours, était composée de malades chez lesquels la fièvre intermittente sévissait pour la première fois. L'incubation eut donc une durée diverse. Cette diversité dans la manifestation extérieure d'une atteinte déjà reçue antérieurement, semblait dépendre de la quantité de poison inspiré, du degré variable dans la puissance vitale individuelle et de circonstances occasionnelles nombreuses auxquelles ils furent exposés. Ainsi, les soldats qui ne passèrent que peu de jours dans le foyer épidémique furent, en général, ceux dont l'incubation dura le plus longtemps. En second lieu, l'incubation fut plus courte chez les recrues que chez les soldats qui étaient, depuis plusieurs années, sous les drapeaux. Et quant aux circonstances occasionnelles, qui donnaient lieu au principe incubé de se manifester par des phénomènes fébriles, elles étaient excessivement variées. Dans bon nombre de cas, la fièvre semblait se développer spontanément ; mais, dans beaucoup d'autres, elle se déclarait à la suite d'accidents les plus dissemblables. L'abus des mauvais fruits, aux vendanges, donna lieu à un flux intestinal qui s'accompagna, chez un grand nombre d'individus, de fièvre intermittente. Plus tard, lorsqu'arriva l'automne, ce furent les transitions brusques de la température et de l'état hygrométrique de l'atmosphère qui appelèrent la fièvre, avec ou sans complication de phlegmasie catarrhale. L'influence du refroidissement fut telle, qu'au cœur de l'hiver, un incendie s'étant déclaré dans la nuit et un grand nombre de soldats ayant été commandés pour porter secours, la plupart de ces militaires, qui avaient habité les casernes infectées pendant l'été, furent pris le lendemain de fièvres d'accès ; tandis que leurs camarades, qui avaient toujours habité les casernes situées en dehors du foyer épidémique, n'éprouvèrent aucun accident semblable, quoique ayant été exposés aux mêmes intempéries. Nous avons même vu quelques cas où la fièvre avait été évidemment déterminée par des accidents traumatiques ; dans un cas, elle survint à l'occasion d'une uréthrite. Mais, quelle qu'ait été la cause déterminante, la fièvre ne s'est jamais développée que chez les individus qui étaient prédisposés par une intoxication paludéenne. Il ne s'est pas écoulé une semaine, durant le cours de l'année qui suivit l'invasion de l'épidémie, sans qu'un nombre plus ou moins considérable de soldats ne soient entrés à l'hôpital pour une fièvre intermittente, dont ils n'avaient vu que depuis peu les premiers symptômes. Si bien que l'année suivante, lorsque la fièvre se réveilla à l'état endémique, on voyait encore des individus être pris de fièvre, pour la première fois, des suites de l'infection précédente.

Si on rapproche ces faits de l'opinion émise par de Humboldt, que les marais n'exercent leur influence pernicieuse qu'autant que la température est au-dessus de 26 degrés centigrades, on demeure convaincu : 1° que les fièvres dites automnales, hivernales, printanières, ne sont autre chose, dans nos climats tempérés, que des fièvres contractées dans la saison estivale ou automnale, et qui se développent plus tard ; 2° que ces quelques cas de fièvre étrange, d'un caractère intermittent et régulier, rapportés par les auteurs et attribués, ici à une orchite (Simon, de Hambourg) ; là, à une contusion de l'hypochondre gauche (Piorry) ; ailleurs, à l'avulsion d'une dent, etc , ne sont pas du tout des fièvres symptômatiques, comme on l'a soutenu, mais simplement des fièvres intermittentes, dont le germe était déjà fort probablement dans l'économie, et qui se sont développées sous l'influence d'une cause occasionnelle. Cette dernière proposition nous paraît d'autant plus admissible, que des miasmes fébrifères peuvent se développer dans les villes, sous l'influence de terres fraîchement remuées, à l'occasion de la construction des égouts, des maisons, du pavage, etc , et qu'il nous a paru que c'était précisément l introduction des miasmes, en petite proportion dans l'économie, qui, le plus souvent, agissait à une époque plus éloignée. Ces faits soulèvent donc des questions d'une haute gravité.»

Lorsqu'il y a quelques vingt ans, nous observions avec une attention extrême les diverses phases de l'épidémie de La Rochelle; lorsque, après un retard de quelques années causé par nos campagnes en Afrique, comme chirurgien de l'armée d'occupation, nous exposions dans une thèse, en 1848, au bruit des agitations révolutionnaires, devant la Faculté de médecine de Paris, quelques-uns des fruits de nos recherches, nous étions loin de nous attendre que l'enquête qui allait s'ouvrir dans toute la France, sur la contagion rabique aboutirait, en ce qui touche la durée d'incubation, à peu près aux mêmes conclusions que celles auxquelles nous étions arrivé sur l'incubation des miasmes paludéens.

En quoi, en effet, les résultats sont-ils semblables?

1° Un certain nombre d'individus ayant été mordus par un chien enragé, ou ayant respiré les miasmes d'un marais, échappent à la rage comme à la fièvre, sans qu'on puisse expliquer la cause de cette immunité;

2° Parmi les personnes qui contractent la rage ou une fièvre intermittente, sous l'influence de l'une ou l'autre cause, le plus grand nombre est frappé dans les premiers jours qui suivent les infections;

3° Depuis le troisième mois jusqu'au douzième, on voit encore des personnes être frappées; mais leur nombre diminue à mesure qu'on s'éloigne de l'époque de l'infection. Il n'est même pas démontré qu'un an soit la limite extrême de la durée d'incubation des miasmes marécageux et du virus rabique.

Faut-il croire que l'incubation du principe de la variole est soumise aux mêmes lois? Nous n'oserions l'affirmer. Cependant nous apercevons, en y regardant de près, une certaine similitude, au moins quant aux deux premiers termes de la question. Ainsi, il n'est pas douteux qu'un certain nombre d'individus non vaccinés, ayant été exposés à la contagion variolique, échappent à la variole sans qu'on puisse donner d'autres raisons que des degrés différents dans l'aptitude à la contracter. Il est incontestable, en second lieu, que, parmi les personnes qui contractent la petite vérole, le plus grand nombre est frappé dans les premiers jours qui suivent l'infection. Reste donc à savoir si, dans la variole, comme dans les fièvres d'accès, comme dans la rage, des personnes peuvent en être frappées à la suite d'une incubation de plusieurs mois? C'est ce dernier terme qui est problématique. En attendant que cette importante question de la durée d'incubation de la variole soit résolue, nous croyons qu'il ne sera pas inutile d'étudier l'incubation dans toutes les maladies qui ont un germe pour point de départ (1).

Nous ne raisonnerons point sur des hypothèses, et nous abandonnons volontiers le terrain des analogies.

L'étude de l'incubation variolique a été reprise dans ces derniers temps par MM. Barthez et Rilliet. Malheureusement, ces deux médecins, si connus par la rectitude de leur esprit d'observation, n'étaient pas placés dans des conditions irréprochables. Il semble résulter de leurs recherches que la période d'incubation dure au moins trois ou quatre jours et quarante-six jours au plus. Quarante-six jours! A peine ce chiffre a-t-il échappé à la plume de ces deux habiles praticiens, qu'effrayés, sans doute, de leur audace, ils ajoutent qu'ils *n'affirment pas*, toutefois, qu'elle atteigne ce chiffre extrême.

Nous n'aurions pas besoin d'admettre la nécessité d'une incubation de six semaines pour établir qu'avec les moyens de transport que possèdent les peuples, un individu peut, aujourd'hui, recevoir le contact du germe variolique sur les côtes africaines et être frappé de variole à Dunkerque. On peut, incontestablement, parcourir cet espace dans la durée d'une incubation, même en renfermant celle-ci dans les limites les plus modestes. — Mais, dira-t-on, qu'importe

---

(1) Dans la peste de Nimègue, Diemerbroëk a noté, à côté des incubations de quelques jours, d'autres faits qui en portent la durée à deux ou trois semaines et même à quelques mois. (*De la Peste*, cap. X.)

M. Pariset raconte un fait où le bouton d'Alep ne se serait manifesté que vingt ans après l'infection.

qu'un individu infecté ait parcouru quelques milles seulement ou des centaines de lieues pendant l'incubation de sa maladie? Il pourra toujours dire s'il s'est trouvé, oui ou non, en contact avec un varioleux. — Je vous demande bien pardon. Il n'est point du tout nécessaire d'approcher un varioleux pour être contaminé. Ne disions-nous pas, il n'y a qu'un instant, qu'Hoffmann a connu un homme qui a contrecté la variole pour avoir passé une demi-heure dans une chambre habitée quatre semaines auparavant par une femme atteinte de la variole? Le célèbre inoculateur anglais Kirkpatrick n'en a-t-il pas connu un autre qui prit la petite vérole pour avoir couché dans un lit trois mois après qu'un varioleux l'avait occupé? De pareils exemples sont très nombreux dans la science.

Et remarquez bien que le moment où les varioleux répandent la plus grande quantité de germes autour d'eux n'est peut-être pas celui où ils sont réellement malades. Il est une période que la science désigne sous le nom de période de dessiccation. A ce moment, il n'y a plus de fièvre; le malade mange, prend des forces et se lève; les pustules desséchées se pulvérisent, se détachent, volent en poussière. Or, chaque fragment de cet épiderme desséché, si microscopique qu'il paraisse ; chaque molécule imperceptible de cette poussière animale est, en quelque sorte, le germe d'une nouvelle variole. Cependant, le varioleux est considéré comme guéri ; il est convalescent. Les plus prévoyants soumettent au lavage les diverses pièces de la couche qui ont servi pendant les mauvais jours et croient que, dès lors, la contagion n'est plus à craindre, quand, au contraire, les germes ne sont jamais plus abondants et plus dangereux qu'à la fin de la maladie. C'est surtout alors qu'il faut éviter le linge qui sert à leur usage, les vêtements qu'ils portent, et jusqu'à l'air qu'ils respirent. Aussi, lorsque la peste variolique pénètre dans les masses, dans de grandes agglomérations humaines qui n'avaient pas été soumises préalablement à la pratique vaccinale, cette double circonstance d'une incubation qui se prolonge plusieurs jours, et de la faculté qu'ont les germes de se conserver durant plusieurs mois, cette double circonstance, disons-nous, rend l'anéantissement de la maladie et de son principe très difficile, et la filière contagieuse impossible à trouver. Si c'est un corps d'armée qui est infecté, il déposera les germes du mal dans tous ses gîtes, bien qu'aucun soldat ne soit actuellement malade, et quelque précaution hygiénique que l'on prenne. Si c'est le gîte qui possède l'infection, il suffira qu'un soldat, un seul, contracte la variole à son insu pour que l'infection se propage ensuite par son intermédiaire, à tous ses camarades. Et puis, comme le point de départ aura échappé aux yeux les plus clairvoyants, on ne manquera pas de dire que la variole s'est développée spontanément.

L'histoire rapporte que l'Europe a reçu à deux reprises l'infection variolique. Ce sont les Sarrasins qui nous l'ont apportée la première fois. Nos preux des croisades sont allés en Orient chercher la seconde. Depuis le VIIIe siècle, qui est la date de l'invasion sarrasine, jusqu'au XIe, la petite vérole n'exerça ses ravages sur le continent que dans les régions méridionales. Le commerce était presque inconnu. Les peuples du Nord avaient peu de communications avec ceux du Midi. Mais, à l'époque des croisades, les Européens ayant contracté une nouvelle contagion en Terre-Sainte et l'ayant portée chacun dans leur pays, il en résulta de toutes parts des épidémies si effroyables, dans les contrées surtout où elle n'avait pas pénétré précédemment, que plusieurs auteurs n'ont pas craint de rapporter à cette date sa première apparition en Europe. A la vérité, on put s'y méprendre en Allemagne, en Pologne, en Angleterre, pays où on la voyait, en effet, pour la première fois. On put croire aussi, en bien des lieux, que la variole s'était développée spontanément et indépendamment de toute contagion.

XII.

De quelque côté qu'on tourne ses regards, en quelque siècle qu'on place ses investigations, on ne trouve nulle part, en Europe, la preuve que la variole se développe naturellement, d'une manière spontanée, sans le concours de la contagion.

Il semble donc que la question devrait être définitivement résolue.

Mais il n'en est point ainsi. Nous devons même avouer que la plupart de nos confrères des autres départements professent une opinion contraire à la nôtre. Le rapport académique de l'année 1845 (p 37 et suiv.), témoigne que de presque tous les horizons arrivait alors à Paris l'assurance que la variole spontanée semble se révéler dans nos climats par une bonne observation. Et rien n'a prouvé, depuis, que les médecins qui ont fait ces remarques aient modifié leur manière de voir. Nous ne pouvons nous dispenser d'élever quelques objections sur cette dissidence; car il suffirait que nos adversaires démontrassent l'existence réelle d'un seul cas de variole spontané sur un point quelconque du territoire français, pour que notre propre démonstration fût ruinée dans sa base.

« Enfin, est-il écrit dans ce rapport, nous voici arrivés à parler d'un autre et dernier moyen d'apparition et de propagation de la petite vérole. Son importance a été révélée par des renseignements et par des détails que donnent, sur l'apparition première et la propagation de nombreux cas de variole, plusieurs médecins, tous collaborateurs dans le service des vaccinations en 1845. Ces médecins, et cela mérite d'être remarqué, habitent, les uns l'ouest de la France, les autres le nord-est, et d'autres le sud. Ils ont l'habitude de s'enquérir, quand la variole se montre en un lieu, si elle y a été apportée par des étrangers ou par quelque habitant de ce lieu, qui, étant allé dans une contrée où la variole existait, est rentré chez lui atteint de cette maladie. Mais, lorsque cette enquête ne leur avait rien appris, ils ont eu, dans d'autres temps, l'heureuse curiosité de rechercher et d'étudier d'où pouvait provenir, cependant, la maladie. Ils croyaient savoir que la variole n'existait pas à l'état sporadique dans tout leur pays et fort loin au-delà ; ils en avaient autant que possible la certitude. En outre, il s'est trouvé parfois que les dernières épidémies de variole, sur lesquelles l'attention pouvait se porter, avaient régné dans un temps et dans des lieux trop éloignés pour établir entre elles et l'épidémie actuelle un rapport fondé en raison.

» Mais, dans cet état des choses, l'observation, et une observation constante, et depuis un grand nombre d'années, a fait voir à ces médecins que, dans leur pays, ce sont les lieux où les habitations sont très rapprochées les unes des autres, petites, basses, privées d'air et de lumière, humides, insalubres à tous égards, qui offrent toujours les premiers exemples de cas de varioles au début d'une épidémie, et qu'il en est ainsi d'autant plus sûrement que ces habitations sont situées au fond d'une vallée plus ou moins profonde, ou non loin de marais, ou près d'un cours d'eau mal contenu dans ses rives, et qu'elles sont l'asile de l'indigence souvent la plus extrême. Les auteurs de pareilles remarques croient dès lors pouvoir avancer et maintenir qu'il leur faut bien admettre que, dans de tels lieux et avec de semblables circonstances, la petite vérole paraît se développer spontanément. L'un d'eux ajoute que, dans le lieu qu'il signale, la variole non seulement naît comme spontanément à de certaines époques, mais qu'elle y succède toujours à d'autres maladies épidémiques, contagieuses ou communicables, et qu'elle y est remplacée, à son tour, par quelqu'une de ces mêmes maladies, soit la rougeole, soit la scarlatine ou le typhus. Ce médecin, M. le docteur Cottin, du canton de Montfort (Ille-et-Vilaine), se distingue entre ceux qui ont fait les observations, par la vivacité de ses expressions, par l'étendue qu'il donne à l'exposition de ses idées et des preuves dont il les appuie ; enfin, par la demande pressante, ardente que l'on vienne au secours de ces petites populations pauvres, indigentes à tous égards, presque maladives, incapables de se défendre par leurs propres moyens contre la misère permanente qui les affaiblit, contre les miasmes marécageux, varioliques et autres qui les déciment, qui vont sans cesse diminuant de nombre, à ce point de faire craindre une extinction totale des habitants.

»Sans doute, cette opinion ou cette question du développement, en apparence spontané de la petite vérole, ou, au moins, du développement de la petite vérole, favorisé par des habitations malsaines, et où l'indigence la plus grande se dénote en toutes choses ; habitations qui, outre qu'elles sont dans les plus mauvaises conditions, sont très souvent situées dans une contrée marécageuse et morbifique ; sans doute, disons-le, cette question du développement spontané, en apparence du moins de la variole, doit être étudiée encore et avec le plus grand soin, et elle le sera certainement. »

M. le docteur Cottin est donc notre contradicteur le plus sérieux. Disons tout de suite qu'il nous serait bien impossible de réfuter son mémoire avec détail, par l'excellente raison que nous ne l'avons pas lu. Mais, ce médecin n'a pu produire évidemment que des preuves négatives, et les preuves négatives ne sont pas suffisantes pour donner à des conclusions le caractère d'une démonstration rigoureuse.

Pour prouver que la variole s'est déclarée d'une manière spontanée dans un département quelconque, il faudrait justifier : 1° que la vaccine y a été pratiquée avec un succès tel, que pas un cas de variole ne s'est produit durant quatre ou cinq années, laps de temps jugé nécessaire pour permettre aux anciens germes de s'éteindre. Cette justifiation serait déjà bien difficile à fournir ; 2° que cela étant, on a établi comme un cordon sanitaire autour du département qui a obtenu l'impossible, c'est-à-dire qu'il a empêché absolument la contagion de s'y introduire de nouveau. Si, après avoir obtenu de telles garanties, la petite vérole continuait à se développer, oh ! alors, il n'y aurait plus lieu de lui contester sa faculté de reproduction spontanée. Au cas contraire, l'affirmative ne peut plus être démontrée. Elle signifie tout simplement qu'on a perdu la trace de la contagion.

Le département de l'Ille-et-Vilaine, où pratique M. le docteur Cottin, a-t-il été soumis dès longtemps à une pratique vaccinale bien entendue et bien régulière ? La peste variolique en a-t-elle été chassée entièrement ? Nous laisserons encore la parole à l'Académie. Elle répond incidemment à cette question dans son rapport de 1853 (p. 12), en ces termes : « L'ignorance traîne presque toujours à sa suite les préjugés. Nulle part la vaccine n'est moins appréciée que dans ces départements, que le pinceau de M. Ch. Dupin a flétris de ses teintes plus ou moins foncées, tels que la Haute-Loire, Saône-et-Loire, le Cher, l'Aveyron, les Landes, la Vendée, les Basses-Alpes, Ille-et-Vilaine, etc. »

Ainsi, nulle part la vaccine n'est moins appréciée, en France, que dans l'Ille-et-Vilaine Ceci ne peut être contesté par personne. Il serait superflu de nous étayer du chiffre officiel des vaccinations dans ce département depuis la découverte de Jenner, et de l'opposer à celui des naissances. Ajoutons que quelques-unes des parties de l'Ille-et-Vilaine sont marécageuses : deux circonstances qui attirent sur les habitants de ce coin de la Bretagne le double fléau de la fièvre et de la variole, auxquelles viennent se joindre quelquefois le typhus, la rougeole, la fièvre scarlatine, etc. On ne pourrait donc être surpris que M. Cottin, spectateur ordinaire de tant de maux, se soit ému et ait demandé en termes pressants et généreux que l'on vienne au secours d'une population malheureuse et incapable de se défendre elle-même contre tant de causes de destruction

S'il est à nos yeux deux vérités fondamentales en médecine, ce sont les suivantes : à savoir, qu'il n'y a pas de fièvre intermittente proprement dite sans le concours d'un miasme spécifique, et, dans nos climats, de variole sans le concours d'un contagium varioleux préexistant. Nous pourrions ajouter, si cela était utile, que les miasmes paludéens n'ont jamais concouru, en aucune manière, à produire la variole, pas plus que celle-ci n'a concouru à produire les fièvres d'accès L'action continue ou accidentelle des marais sur l'organisme a été étudiée par Hippocrate. Ses descriptions, qui datent de plus de 2,000 ans, sont toujours d'une vérité saisissante. La Grèce antique et la Grèce moderne sont, à vingt-deux siècles de distance, affligées par les mêmes fièvres. Or, le célèbre médecin de Cos ne dit pas un mot de la variole, et lorsque de nos jours une épidémie varioleuse se manifeste, par hasard, dans un pays que ravageaient déjà les fièvres de marais, les médecins qui exercent dans ces contrées ne voient là qu'un accident, qu'une épidémie dans une autre épidémie, n'ayant entre elles aucun rapport de cause à effet, l'une prenant sa source dans le sol, l'autre dans la contagion.

Les médecins auxquels nous adressons ici ces quelques objections, ont, en outre, remarqué que « dans leur pays ce sont les lieux où les habitations sont très rapprochées les unes des autres, petites, basses, privées d'air et de lumière, humides, insalubres à tous égards, qui offrent toujours les premiers exemples de cas de variole au début d'une épidémie. » Ce qui veut dire que l'encombrement, joint à l'humidité ou à tel autre modificateur, pourrait bien être l'une des causes productrices de ce fléau. Il est incontestable qu'un air confiné est très nuisible à la santé de l'homme ; il l'est non seulement par le changement de proportion de ses éléments, par l'élévation de sa température, par l'addition de principes étrangers, mais encore par le défaut de mouvement et parfois de rayonnement solaire. L'hématose et la nutrition en sont profondément altérées. L'obscurité favorise la production de la graisse et l'exubérance de tous les fluides blancs. M. Baudeloque a démontré par des faits nombreux que le développement des écrouelles survient après un séjour plus ou moins prolongé dans un air qui n'est pas suffisamment renouvelé. D'après les recherches de M. Lombard (1), les professions sédentaires qui s'exercent dans des locaux étroits et fermés sont une cause fréquente de phthisie. Les vaches captives dans les étables de Paris, les singes enfermés, meurent également de phthisie tuberculeuse. Le contact de l'air libre est une nécessité physiologique ; la respiration ne s'exerce avec force et plénitude qu'à ce prix. L'appétit et les forces digestives augmentent dans un air pur, et diminuent dans un air vicié (2).

L'influence d'un air confiné associée à l'action d'une alimentation mal entendue, et s'harmonisant peu avec l'âge des enfants, donne lieu au rachitisme. Et si, d'après certains physiologistes, les animaux échappent à certaines difformités qu'on observe sur le squelette humain, cela vient surtout de ce qu'ils ne s'éloignent pas de la nourriture qui convient à leur âge, et qu'ils vivent à l'air libre. M. Guérin a placé dans une chambre obscure de jeunes chiens âgés d'un mois et sevrés. Il les a nourris avec une pâtée de pain et de viande. Au bout de deux ou trois mois ils étaient rachitiques.

Ne sait-on pas aussi qu'un air humide, chaud, concentré dans des vallées tortueuses qui serpentent entre les flancs de hautes montagnes, produit à la longue une dégénérescence profonde de l'espèce

---

(1) *Annales d'hygiène et de médecine légale*. — Paris, 1836, t. XI, p. 5.
(2) Burdach. — *Physiologie*, t. IX, p. 556.

humaine? Dans de tels milieux, les hommes ont une taille très exiguë, leurs chairs sont flasques, leur figure est hideuse. Quant à leurs facultés intellectuelles et morales, elles le disputent au physique, en abaissement et en dégradation. Ils sont généralement idiots, et les plus favorisés ont à peine quelques lueurs d'intelligence. Tels sont les crétins (1).

Il faut dire que l'air confiné produit encore la pourriture d'hôpital et le typhus. Mais nulle part nous ne trouvons la preuve, même le soupçon, qu'il ait pu produire la variole. Cette cause si féconde de maladies se présente cependant sous des aspects bien variés et dans des conditions bien diverses. Ici c'est un air tenu immobile dans un appartement clos, presque entièrement dépourvu de rayons lumineux et dont l'action se combine avec une alimentation trop azotée, qui provoque le rachitisme dans les premiers âges de la vie. Là, c'est la même cause secondée par un labeur assidu et une nourriture insuffisante, qui enfante graduellement les scrofules et la phthisie. Ailleurs, c'est un air chaud, humide, stagnant au fond d'une gorge de montagnes, qui donne lieu au crétinisme. Dans d'autres circonstances, le typhus se développe sous l'influence d'une grande agglomération humaine, soit dans un camp, soit dans un hôpital, etc.; mais il ne se développe spontanément que chez des individus déjà malades (Chomel), pour se propager ensuite par contagion aux sujets sains, laquelle contagion est, du reste, favorisée par les fatigues, les privations, le découragement. Ou bien encore la même cause envenime les plaies et détermine la pourriture d'hôpital.

M. Cottin ajoute « que dans le lieu qu'il signale, la variole, non
» seulement naît comme spontanément à de certaines époques, mais
» qu'elle y succède toujours à d'autres maladies épidémiques, con-
» tagieuses ou communicables, et qu'elle y est remplacée, à son tour,

---

(1) « Grâce à la faiblesse de la respiration et à l'habitude de la vie sédentaire, la femme séjourne
» plus impunément que l'homme dans un air renfermé et vicié; mais durant la grossesse, elle a
» besoin d'un air libre et pur, ni trop sec, ni trop humide. S'il est vrai, comme l'assurent des
» voyageurs, que les crétins diminuent de nombre dans le Valais depuis que les femmes ont pris la
» coutume de se soustraire à l'air humide et stagnant qu'on respire dans le fond des vallées pour
» aller passer dans des lieux élevés le temps de leur grossesse, ce fait témoignerait d'un genre d'effi-
» cacité merveilleuse de l'air ventilé. » (Michel Lévy.)

» par quelqu'une de ces mêmes maladies, soit la rougeole, soit la
» scarlatine ou le typhus. » Nous ne contestons pas ce fait ; mais il
» importe de le bien interpréter.

Les épidémies qu'on observe en Europe, envisagées au point de vue de leur origine, peuvent être divisées en deux classes. Une première classe, que nous appellerons indigène, comprend celles qui se développent dans nos climats, d'une manière spontanée : telles que la rougeole, la scarlatine, le croup, l'angine couenneuse, la coqueluche, etc., etc ; la seconde, que nous désignerons sous la dénomination d'épidémies exotiques, comprend toutes les épidémies d'origine étrangère, que la contagion ou tout autre cause a jetées accidentellement parmi nous, et qui, dans aucun cas, ne se développent spontanément sur le continent européen : ce groupe renferme le choléra, la peste, la fièvre jaune, etc. Les maladies, comme les races animales, comme les familles végétales, ont évidemment leur patrie.

La plupart des épidémies indigènes se développent sous l'influence de plusieurs causes, au nombre desquelles il faut mettre en première ligne un air confiné (1). Tandis que la plupart des épidémies exotiques, que nous observons parfois au milieu de nous, paraissent avoir pour origine principale, dans leur pays, des effluves produits par la putréfaction d'amas très considérables de matières organiques accumulées aux embouchures ou sur les bords marécageux de certains fleuves. La peste est endémique sur les bords du Nil, la fièvre jaune sur les bords du Mississipi, le choléra sur les bords du Gange. La sphère d'activité de ces diverses maladies est assez étendue ; mais elle a ses limites. Ce n'est que fort exceptionnellement et sans que la science en puisse formuler les motifs, qu'elles sortent de leur borne naturelle, pour parcourir aveuglément le monde et semer partout l'épouvante et la mort.

Mais que les épidémies soient d'origine européenne ou étrangère, quel que soit, du reste, le principe qui leur a primitivement donné

---

(1) « Fièvres éruptives, ophthalmie purulente, muguet, croup, angine couenneuse, coqueluche,
» teigne vraie, prennent naissance dans les recoins mal aérés où les parents, même aisés, relèguent
» trop souvent, pendant la nuit, la couche ou le berceau de leurs enfants. » (Michel Lévy.)

naissance, nous disons qu'elles sont toutes également soumises à certaines lois générales qui président à leur développement et à leur propagation : à savoir, certaines dispositions morales, la disette, l'humidité, la température, l'encombrement, etc. De sorte qu'il n'est point surprenant qu'elles se développent toutes de préférence dans les mêmes lieux, dans les mêmes habitations, dans les mêmes quartiers. Cette coïncidence n'implique pas qu'elles se manifestent toutes d'une manière spontanée.

Curty raconte, qu'en 1715, les Indiens s'étant réunis au nombre d'un ou deux millions pour une cérémonie religieuse qui se célèbre tous les douze ans, le choléra éclata parmi eux et en fit périr environ vingt mille en sept jours, pendant que les villages environnants n'en furent pas atteints. Ils se disséminèrent après avoir terminé leur cérémonie, et le choléra disparut. Les Anglais ayant aggloméré des corps de troupe considérables pour des manœuvres militaires, le choléra sévit avec violence sur ces troupes tant qu'elles furent réunies, et aussitôt qu'elles furent dispersées, il cessa. Ces faits avaient lieu dans un pays où il est endémique, puisque tous les ans il y règne avec une intensité variable.

En 1831, il régnait en Pologne pendant la guerre de l'insurrection. Il était particulièrement concentré dans les corps de troupes, surtout ceux qui étaient placés dans les lieux humides et marécageux, ou sur les bords des fleuves. Doit-on conclure de là que les agglomérations d'hommes, que l'humidité soient susceptibles de produire seules le choléra morbus? Certainement non Il faut constamment qu'il s'y ajoute cette cause générique et mystérieuse qui, depuis 1817, parcourt le globe en tous les sens.

Les mêmes particularités qui ont été observées dans les épidémies cholériques, se sont aussi fait remarquer à l'égard de la fièvre jaune et de la peste. Il est une rue à Marseille que le voyageur visite encore de nos jours avec un triste recueillement. Sa lugubre illustration lui vient de la peste de 1720. Le fléau la dépeupla à peu près entièrement Cette rue étroite, mal aérée, encombrée d'habitants, était la plus insalubre de la ville.

La variole est aussi une étrangère parmi nous ; mais si elle a plusieurs points de contact avec les maladies précédentes, il en est d'autres sur lesquels elle s'en éloigne complètement. — La fièvre jaune, la peste, le choléra, possèdent dans leur patrie des localités déterminées où on les observe à l'état endémique ; la variole à cet état en Chine, depuis des milliers d'années, ne paraît posséder aucun foyer spécial d'infection. — La fièvre jaune, la peste, le choléra ont, à l'état endémique, une sphère d'activité déterminée ; le domaine de la variole est sans limite. — La fièvre jaune, la peste, le choléra ne s'éloignent de leur pays qu'accidentellement, et, après avoir fait une excursion plus ou moins grande, elles rentrent dans leur foyer ; la variole aspire toujours à se porter vers des régions inconnues, et une fois introduite dans un pays, elle y reste enchaînée au rivage par le lien de la contagion. C'est que la variole se reproduit incessamment par des germes toujours nouveaux. Comme le phénix de la fable, elle renaît sans cesse de ses cendres.

Que dans le canton de Montfort, où, d'après la relation de M. le docteur Cottin, « les habitations sont très rapprochées les unes des » autres, petites, basses, privées d'air et de lumière, humides, insa- » lubres à tous égards, » que dans une telle localité, les épidémies de rougeole, de fièvre scarlatine, le typhus, se succèdent ; il n'y a là rien de surprenant, puisque ces diverses maladies, on le sait, peuvent toutes se développer spontanément dans nos climats, sous l'influence d'un air confiné. Qu'à côté de cela, les épidémies varioliques se fassent également observer ; ce fait ne nous étonne pas davantage, puisque c'est un fait patent : rien d'efficace n'a jamais été entrepris pour détruire le contagium variolique, introduit dès longtemps dans l'Ille-et-Vilaine, et que, de plus, le service préservatif de la vaccine est loin d'être parfaitement organisé dans ce département. Ce qui nous étonne, c'est que M. Cottin ait confondu dans leur essence des choses aussi dissemblables. Les épidémies de fièvre intermittente paraissent à leur tour se développer spontanément dans cette contrée ; mais notre confrère sait, aussi bien que nous, qu'il n'y a pas de fièvre d'accès proprement dite, sans l'intervention d'un effluve spécifique.

Et si quelques auteurs ont pensé autrement, c'est qu'ils n'avaient pas tenu compte de la durée d'incubation, ou qu'ils n'avaient pas suffisamment étudié la progression des vents après leur passage sur la surface des marais.

Sait-on pourquoi la variole se montre particulièrement sur les points les plus insalubres d'une ville, d'un pays? Ce n'est point que, dans nos climats, l'insalubrité donne lieu à son développement spontané; car la variole hante les palais aussi bien que les chaumières. Mais bien parce que les germes varioliques rencontrent moins d'obstacle à leur conservation au sein de la malpropreté.

Nous pourrions rendre notre argumentation plus pressante, en transportant la question au milieu des peuplades sauvages de l'Amérique du Nord. On sait qu'elles vivent à l'état nomade, et qu'elles ne subissent à aucun degré l'influence de l'air confiné, et, par conséquent, des maladies qui en résultent. Ceci ne les empêche pas d'être exposées aux épidémies les plus meurtrières de petite vérole, lorsque par aventure le contagium variolique pénètre dans leur sein. Non, encore une fois, la variole n'a pas la même cause, le même principe générateur, le même point de départ que la rougeole, la scarlatine, le typhus. Et nous aurions peut-être à nous excuser d'avoir essayé la réfutation de semblables doctrines, si elles n'avaient encore de nos jours un nombre aussi considérable de défenseurs.

Pour nous résumer, nous dirons à M. le docteur Cottin :

Vous désirez généreusement arracher les populations qui vous environnent à l'influence pernicieuse de l'encombrement? — Eh bien, je vous le dis en vérité, il n'y a que la richesse publique qui, en pénétrant les masses populaires et en se substituant peu à peu à l'affreuse misère qui les dévore, puisse produire les merveilles que vous attendez. Il y a lieu de penser, du reste, que vous n'attendrez pas longtemps.

Vous désirez voir disparaître les épidémies de fièvres intermittentes qui succèdent souvent, et quelquefois alternent avec le typhus et d'autres épidémies? — Il y a un moyen infaillible, mais qui n'est pas oujours praticable, de tarir la source de ces sortes d'épidémies :

c'est de détruire les marais et d'écouler toutes les eaux stagnantes retenues à la surface de la terre par des sous-sols imperméables.

Enfin vous ne voulez plus voir la petite vérole, cette hideuse maladie qui enlaidit, aveugle, estropie quand elle ne tue pas, et qui est devenue si fréquente dans la contrée que vous habitez, qu'il vous a paru qu'elle se développait spontanément? — Ici la science vous indique deux moyens pour vous aider à atteindre votre but : l'extermination des germes et la vaccine. C'est par ces deux dernières considérations que nous allons terminer.

L'idée de marcher à la destruction du principe contagieux n'est pas nouvelle. Elle forme la base de la prophylaxie biblique. Moïse l'applique spécialement à la lèpre. Mais toutes les contagions sont solidaires et tombent sous les coups des mêmes préceptes. Il insiste surtout sur l'isolement (1).

Dans les temps modernes, on a prescrit les mêmes mesures à l'égard des germes varioliques. Paulet, le plus zélé partisan de ce système, conseillait avec une entière confiance d'élever une barrière autour du lit des malades, de laver soigneusement le linge, draps de lit, matelas, habits, et tout ce qui avait servi à leur usage ; badigeonner les murs, de purifier l'appartement, et mille autres précautions qu'il serait trop long d'énumérer ici. Il ne doutait pas que si les hommes avaient la sagesse de s'entendre pour détruire un ennemi

---

(1) « Le précepte de l'isolement est largement appliqué par Moïse aux hommes et aux choses dans le cas de lèpre déclarée. En reléguant le malade hors du camp, aux portes de la ville, le législateur du désert nous enseigne l'emplacement le plus convenable des ambulances et des hôpitaux.

» Le lépreux en qui est la plaie aura ses vêtements déchirés, sa chevelure sera en désordre, il sera » couvert jusqu'aux lèvres et criera : impur, impur ! » (Lévit. XIII, 45 et 599) — Après cet acte de notification au public, il est placé hors du camp. Le septième jour de cette relégation, nouvel examen de la plaie par le cohen, et si la lèpre se confirme, on brûle le vêtement du malade ; puis après sept autres jours d'expectation, la plaie est l'objet d'un nouvel examen, et d'autres mesures sont ordonnées suivant l'état où elle se présente Dans le cas de guérison, « le cohen sortira hors du camp ; le cohen » regarde, et voici que la plaie de lèpre est guérie au lépreux. » (Lévit. XIV, 3.) La période de purification commence ; réintégré dans le camp, l'ancien lépreux demeure encore sept jours hors de sa tente. (Ibid. vers. 8.) Dans cet intervalle, il a baigné deux fois son corps dans l'eau, il a rasé son poil, sa tête et sa barbe, et nettoyé deux fois ses vêtements. Ces pratiques personnelles se terminent par le sacrifice du délit. Mais l'habitation du lépreux a été déclarée immonde comme sa personne ; elle est l'objet d'une série aggravante de prescriptions : la simple fermeture, l'enlèvement des pierres qui ont été souillées par le malade, le grattage des murs, enfin la démolition. (Chap. XIV, vers. 35 et 45.) Dans les cas les plus légers, le cohen se contente de désinfecter la maison avec le sang d'un oiseau égorgé, avec de l'eau vive, avec l'oiseau vivant, le bois de cèdre, l'hysope et le fil rouge. Passons l'hysope et le fil rouge à la superstition d'une peuplade des déserts de l'Asie, et reconnaissons que les autres mesures ordonnées par Moïse ne sont pas moins avantageuses, moins logiques que la plupart des pratiques usitées encore aujourd'hui dans les lazarets et les quarantaines de l'Europe civilisée. (Michel Lévy).

qui les menace tous également, ils n'en vinssent facilement à bout (1).

Il est évident que les auteurs qui ont présidé à la rédaction du règlement qui régit depuis quarante ans la vaccine dans la Côte d'Or ont été inspirés par la même pensée. L'art. 52 est ainsi conçu : « Les
» varioleux, reçus dans les hospices, seront séquestrés dans une salle
» particulière, dont l'entrée sera interdite à leurs parents et amis.
» Ils ne seront renvoyés de l'établissement qu'après la chute totale
» des croûtes de la petite vérole; leurs vêtements ne leur seront
» rendus qu'après avoir été soigneusement nettoyés et fumigés, afin
» de prévenir toute contagion ultérieure » (2).

Mais la vaccine est encore le moyen le plus efficace. Elle ne va pas dans l'ombre poursuivant un ennemi invisible pour lui donner une mort violente. Elle fait mieux : en ôtant aux hommes l'aptitude à contracter la variole, elle force le germe à mourir d'inanition. Cela est compris de tout le monde. Mais la pratique répond-elle à la théorie ?

Nous reconnaissons, à la louange de notre pays, que depuis la découverte de Jenner, le gouvernement a fait des efforts incessants en vue de la populariser et la mettre partout en honneur. Mais il a voulu en même temps respecter la liberté individuelle. Les communes, les départements, ont marché dans cette voie au gré de leurs préventions, de leur caprice et de leurs préjugés ; et c'est pourquoi le côté pratique de la question a été irrégulièrement et incomplètement résolu. Nous ne parlerons pas des départements qui sont restés tout à fait en arrière. Mais n'est-il pas regrettable que dans beaucoup de ceux où on dit que la vaccine est en faveur, cette utile pratique soit tombée en grande partie dans le domaine des sages-femmes? N'est-il pas regrettable que presque nulle part on n'ait pris des mesures sévères, efficaces, pour s'assurer de l'exactitude du chiffre annuel des vaccinations? N'est-il pas regrettable que presque partout la vaccine soit abandonnée à des efforts individuels?

(1) BOUSQUET.
(2) Arrêté du 1er septembre 1819. (J. Girardin, préfet de la Côte-d'Or.)

Ce n'est pas avec le zèle de quelques vaccinateurs instruits, avec l'empressement généreux de quelques sages-femmes dévouées, qu'on doit espérer obtenir un résultat complet, radical. Il ne faut compter que sur un service administratif bien organisé. Et nous décorons de ce titre, tout service qui ne laisse rien en dehors de son réseau et assure la vaccination annuelle de toutes les villes, villages, hameaux, fermes, habitations isolées d'un département ; qui n'accepte pas seulement des chiffres, mais exige la production des noms et prénoms des personnes vaccinées, avec indication de la date de l'opération et certification contrôlée que le vacciné a été visité par le vaccinateur dans la huitaine qui a suivi l'insertion vaccinale ; qui établit entre les vaccinateurs et les conservateurs de dépôts de vaccin une correspondance de tous les jours, sous le couvert de l'administration, afin que les mesures utiles soient prises à temps, et que chaque question embarrassante puisse être résolue sans retard ; qui impose enfin l'obligation d'avoir sans cesse sous la main du virus fraîchement recueilli pour combattre sur l'heure toute invasion variolique, de quelque côté qu'elle vienne et sur quelque point du département qu'elle ait marqué ses premiers pas.

Tout département où la vaccine n'est pas pratiquée en grand, avec méthode et continuité, peut devenir un foyer permanent de petite vérole, foyer d'autant plus redoutable, que ses étincelles rejaillissent par-delà les frontières, et vont au loin allumer d'autres incendies. Qu'on parcoure les rapports successifs de nos prédécesseurs, et on verra que depuis quarante ans que la vaccine est organisée dans la Côte-d'Or, il ne s'est pas écoulé une seule année sans qu'on ait compté un certain nombre de varioleux, sans que le département ait reçu de ses voisins ou d'autres localités le contagium variolique sur un ou plusieurs points à la fois, et sans que, par conséquent, il ait eu à se défendre à outrance contre des causes fortuites de destruction. Ainsi donc, les départements où la vaccine n'est pas suffisamment généralisée, ne sont pas seulement exposés à être ravagés par le fléau de la petite vérole, ils sont de plus un danger pour l'humanité.

XIII.

Un des incidents qui ont le plus contribué, nous ne dirons pas à discréditer, mais à refroidir les populations au vis-à-vis de la vaccine dans la Côte-d'Or et, on peut le dire aussi, dans les autres départements, c'est ce fait qui a jailli tout à coup de l'observation, que la variole ne respecte pas toujours les vaccinés.

Dans les premières années de la découverte, non seulement la vaccine préservait de la petite vérole naturelle, mais elle bravait l'inoculation elle-même. Jenner avait fait connaître sa découverte en 1798 ; c'est donc en 1799, 1800 et 1801 que se firent les expériences dans toute l'Europe. Ces expériences faites sur une grande échelle, avec la plus minutieuse attention, ne laissèrent aucune incertitude dans l'esprit des premiers observateurs sur l'infaillibilité de la vaccine. Mais, parce que jusqu'alors la petite vérole avait respecté tous les vaccinés, ils se crurent autorisés, après deux ou trois ans d'observation, à conclure qu'elle les respecterait toujours. C'était devancer témérairement l'expérience.

En France, la première épidémie qui a fourni des armes contre la vaccine est de 1816 ; elle éclata à Montpellier, et eut pour historien un homme de mérite, Frédéric Bérard. Il est curieux de suivre ce médecin distingué au milieu d'une épidémie où il ne se reconnaît plus dès qu'il veut faire cadrer les faits qu'il a sous les yeux avec ses idées préconçues ; à tel point qu'il n'ose pas donner un nom à la maladie, et qu'il la décrit sous le titre d'*épidémie éruptive* (1).

Parmi les maladies de la peau, il en est une qui ressemble, jusqu'à un certain point, à la petite vérole, c'est la varicelle. Il y a des épidémies de varicelle, comme il y a des épidémies de variole, et le plus souvent même les deux épidémies se développent ensemble et suivent leur cours parallèlement, c'est-à-dire qu'un malade a la variole, un autre la varicelle. Dans leur type normal, il est facile de distinguer ces deux éruptions Mais la varicelle présente souvent dans

---

(1) *Essai sur les anomalies de la variole et de la varicelle avec l'histoire analytique de l'épidémie éruptive qui a régné à Montpellier en 1816.* — Montpellier, 1818, in-8°.

ses symptômes une gradation insensible qui la rapproche de la variole.

En présence d'une épidémie qui frappe indistinctement les individus vaccinés et ceux qui ne le sont pas, Frédéric Bérard est naturellement porté à croire que les variolés, après vaccination, ne sont pas atteints de variole, mais bien de varicelle. Et il fait entrer dans la catégorie des varicelles tous les cas douteux de variole ; néanmoins, comme il était avant tout un observateur sérieux, il arrive à cette conséquence, qu'entre les deux catégories, aussi bien définies que possible, de variole et de varicelle, il y a des éruptions qu'il ne sait comment qualifier.

L'année suivante, en 1817, une épidémie se déclare à Milhau, département de l'Aveyron. Elle fut observée par deux médecins, MM. Pougens et Fonteneilles. M. Pougens proclame que plus de 200 vaccinés eurent la variole. M. Fonteneilles soutient, au contraire, que ces prétendues varioles n'étaient en réalité que des varicelles (1).

Il en coûtait, comme on voit, aux médecins qui avaient constaté tant de fois l'infaillibilité de la vaccine, qui avaient vieilli dans cette conviction, chez qui la conviction avait grandi dans la lutte, d'abandonner leurs croyances, et de reconnaître que ce qui avait été infaillible autrefois ne l'était plus aujourd'hui. Amants passionnés de la vaccine, ils ne pouvaient se persuader qu'après avoir été fidèle tant d'années, elle fût devenue inconstante en vieillissant.

Plutôt de croire à un tel changement dans l'innocuité du virus, ils préféraient admettre qu'ils se trompaient dans leur diagnostic. Si un individu vacciné était pris d'une éruption varioleuse, cet individu n'avait pas la variole ; il était atteint de varicelle.

Les équivoques sur la varicelle furent toujours le refuge des situations embarrassantes.

Dans le dernier siècle, dit M. Bousquet, un jeune homme inoculé par Sutton fut repris, au bout de quelques années, de variole. On appela un médecin qui reconnut en effet la variole ; ses parents, éton-

---

(1) *Description de la varicelle qui a régné à Milhau.* — Montpellier, 1818, in-8°.

nés, appellent un second médecin, un troisième, et tous portent le même jugement. Enfin, Sutton est demandé. Il arrive, il examine et se range à l'avis de ses confrères Alors les parents, qui jusque là avaient gardé le silence, disent à Sutton : « Mais ce jeune homme a été inoculé ! Il l'a été par vous. Voyez les marques de l'inoculation ! — En ce cas, répond Sutton, c'est la varicelle qu'il a. »

Il est incontestable que déjà, lors de l'épidémie de Montpellier et de Milhau, la variole attaquait les vaccinés. Aux premiers jours de la découverte, elle les respectait. La vertu préservatrice de la vaccine est au plus haut point de sa puissance, immédiatement après que le corps humain a été soumis à son action. Mais, à mesure que l'on s'éloigne du jour de l'opération vaccinale, l'aptitude à contracter la variole se développe de nouveau dans une proportion qui augmente avec le temps ; et c'est pourquoi on observait, en 1816 et en 1817, ce qui n'avait pas été observé tout au commencement du siècle.

La relation de Frédéric Bérard était pleine d'obscurité, et les contradictions de MM. Pougens et Fonteneilles, malgré le recensement de la municipalité de Milhau confié au docteur Desmond (1), qui avait conclu en faveur de M. Pougens, n'avaient réussi qu'à jeter l'incertitude dans les esprits.

La question en était là en France, lorsqu'éclata, en 1818, une épidémie à Edimbourg. Cette épidémie trouva à qui parler; Thomson, doué d'un excellent esprit d'observation et d'une grande loyauté scientifique, en devient l'observateur et l'historien. Au lieu de chercher, par des subterfuges indignes de la science, à disculper la vaccine des faits qui pouvaient paraître compromettants pour cette pratique si salutaire, ce médecin se place résolument en face de la maladie et la questionne de manière à faire penser qu'il aurait, au besoin, fait le sacrifice de ses anciennes convictions en faveur de la vérité.

Or, quel fut le résultat des investigations de Thomson ? Il observa 836 varioleux ; et, sur ce nombre, les vaccinés y furent pour 484, ce qui fait plus de moitié. C'en était fait peut-être de la vaccine dans

(1) Rapport fait au Comité de vaccine de l'arrondissement de Milhau.

le pays même où elle était née, si Thomson eût été un observateur vulgaire. Mais en poussant les choses à leur dernière conséquence, il s'aperçoit que les varioleux non vaccinés donnent un chiffre de décès égal au quart des malades, tandis que de tous les vaccinés ensemble il n'en périt qu'un seul. Il ne s'arrête pas là : il compare les symptômes des deux catégories de variolés, et il remarque, le premier, parmi tous les médecins de l'Europe, que la variole, chez les vaccinés, diffère de la variole des non vaccinés. Pendant les sept à huit premiers jours, la variole des vaccinés offre une ressemblance parfaite avec la variole ordinaire; mais arrivée à cette extrémité où la période dite de suppuration va commencer, accompagnée d'une fièvre appelée secondaire, période pendant laquelle périssent la plupart des malades, la variole des vaccinés s'éteint, en général, tout à coup et le malade entre en convalescence.

De tout cela, Thomson conclut que lorsque la vaccine est impuissante à détourner complètement la variole, elle l'adoucit, elle la modifie puissamment. Cette variole des vaccinés, il lui donne le nom de varioloïde. La varioloïde est, selon lui, une variole modifiée ou, si l'on veut, une variole avortée.

Il faut remarquer que cette révolution sur la manière de considérer la vaccine avait lieu, en Angleterre, l'année même de l'organisation du service vaccinal dans le département de la Côte-d'Or; cette organisation fut promulguée en 1819. La circonstance était on ne peut plus favorable pour vérifier, dans la Bourgogne, les assertions du médecin anglais. Mais il n'est pas toujours facile de faire reculer l'opinion engagée dans une mauvaise voie.

Voici comment s'exprime le docteur Bounder dans son rapport de l'année 1823, cinq ans après l'épidémie d'Edimbourg : « Plusieurs
» individus ont été frappés d'une éruption absolument semblable au
» premier coup-d'œil à celle de la petite vérole ; mais sa durée, com-
» parativement plus courte, a éclairé les praticiens instruits. Ils ont
» reconnu l'existence de la varicelle à larges boutons. Cette maladie,
» qu'il faut essentiellement distinguer de la varicelle à petits boutons,
» a prêté au vulgaire, incapable d'examen, l'occasion de proclamer

» à sa place des varioles survenues après l'inoculation, varioles qu'il
» appelle modifiées. Après la vaccination légitime, aucun individu,
» porteur d'une cicatrice vaccinale, n'a été atteint de la petite
» vérole »

Ainsi, ce médecin, chef du service de la vaccine dans le département, constate qu'en 1823 plusieurs individus ont été frappés d'une éruption absolument semblable au premier coup-d'œil à celle de la petite vérole ; mais cette éruption a eu une courte durée. C'est justement ce qu'avait dit Thomson. Mais Thomson voyait là une petite vérole adoucie ; tandis que le docteur Bounder considérait cette éruption comme étant d'une autre nature que les maladies varioleuses. La dissidence était capitale. C'était le vulgaire, incapable d'examen, qui avait adopté une variole *modifiée*, après vaccination.

En 1824, ce même médecin, revient, dans son rapport, sur cette question palpitante : peut-on avoir la variole modifiée ou non après avoir été vacciné ? Sa réponse est toujours négative.

« La croyance, dit-il, qu'il existe une variole modifiée et très
» bénigne qui peut survenir après la vaccination légitime, croyance
» qui rappelle celle que l'on a eue, qu'il existe une variole récidive
» après l'inoculation légitime, peut devenir, dans l'opinion publique,
» un obstacle puissant à la propagation de la vaccine. Dans l'intérêt
» de cette question, il conviendrait de s'assurer, au moyen de l'ino-
» culation, des faits suivants qui ont été consignés dans un mémoire
» que le docteur Bounder a adressé à l'Académie de médecine,
» en 1823 :

» Il y a deux espèces de varicelle, dont une à larges boutons offre
» les apparences de la variole ;

» Elle en diffère principalement par sa durée qui est comparative-
» ment plus courte ;

» Elle se propage, comme la variole, par le contact et par l'ino-
» culation ;

» Elle attaque indistinctement tous les individus, soit qu'ils aient
» été atteints ou exempts de la variole ou de la vaccine. »

Il est bien vrai qu'il y a deux variétés de varicelle, l'une à vésicules petites, en anglais *chicken-pox*; l'autre à vésicules grandes, globuleuses, *swine-pox*. Mais ni l'une ni l'autre ne se propage par l'inoculation. La variole, au contraire, qu'elle soit confluente, qu'elle soit discrète, qu'elle soit modifiée par l'effet d'une vaccination antérieure ou par toute autre cause, la variole, à quelque degré qu'elle existe, se propage par la contagion et par l'inoculation. Il est évident que le docteur Bounder prenait la varioloïde pour une varicelle; et c'est pourquoi il a toujours pu répéter, dans ses rapports, avec une apparence de vérité : « Aucun individu, porteur d'une cicatrice vacci» nale, n'a été atteint de la petite vérole. »

Le docteur Bounder ajoute que la variété de varicelle qu'il décrit (varicelle à larges boutons, pouvant se propager par contact et par l'inoculation), — attaque indistinctement tous les individus, « soit « qu'ils aient été atteints ou exempts de la variole ou de la vac« cine. » Nous ne nous élevons pas en faux contre cette proposition, mais nous l'interprétons tout autrement que ce médecin.

Pour éclaircir ce point, il faut se placer tour à tour au point de vue de la varicelle et de la varioloïde.

En ce qui touche la varicelle, nous dirons que l'homme est susceptible de l'avoir une fois dans sa vie, comme il est susceptible d'avoir une fois la petite vérole. La varicelle n'exempte pas plus de la variole, que la variole n'exempte de la varicelle. La vaccine, qui n'est après tout qu'une petite vérole transmise artificiellement, préserve de la variole, mais elle ne préserve pas de la varicelle, pas plus qu'elle ne préserve de la rougeole, et des autres affections éruptives.

En nous plaçant au point de vue de la varioloïde, nous répondrons : Le *contagium* variolique donne lieu à une maladie écourtée après vaccination, parce que ce contagium ne trouve dans l'organisme que la quantité d'aptitude à contracter la variole qui s'est développée depuis l'opération. Il en était souvent de même après l'inoculation, lorsque, avant la découverte de la vaccine, on inoculait la maladie dans sa bénignité en vue de soustraire l'individu aux atteintes plus graves; il n'était pas rare que l'inoculé fût pris plus tard d'une variole modifiée. Enfin, on ne saurait contester que toutes les personnes n'ont pas le même degré d'aptitude à contracter la variole. Il en est qui, sans avoir été ni variolées ni vaccinées, ne la contractent que très difficilement ; elles paient leur tribut avec une simple varioloïde.

Ainsi, la varicelle attaque indistinctement tous les individus, variolés ou point, vaccinés ou non, parce que la variole n'exempte pas de la varicelle et que la vaccine n'a aucune action sur celle-ci ; la varioloïde attaque indistinctement tous les individus placés dans les mêmes conditions, parce que le principe varioleux ne trouve pas dans tous les tempéraments, dans toutes les constitutions, un terrain également favorable à son développement.

Pendant que le docteur Bounder et le plus grand nombre des médecins français soutenaient la thèse qu'un individu ne peut pas être pris de petite vérole après vaccination légitime, et que cette question agitait les grands corps savants du royaume, la nature, peu soucieuse des discordes humaines, suivait son cours éternel.

Nous ne nous arrêterons pas à l'épidémie de Saint-Pol-de-Léon, en 1826, où la variole, la varioloïde et la varicelle régnèrent en même temps. Mais nous dirons deux mots de l'épidémie de Marseille survenue en 1828, l'une des plus graves dont l'histoire ait gardé le souvenir. Sa violence fut extrême. Elle atteignit des vieillards de soixante-dix ans que la variole avait en quelque sorte oubliés, et dans sa rage elle n'épargna ni les vaccinés, ni même les variolés : 5,872 personnes *non vaccinées* sont prises de la petite vérole ; il en meurt 1,443 ;

4,258 variolés *après vaccination* donnent 45 décès.

20 variolés en *récidive* donnent 4 décès.

En totalisant les varioleux de toutes catégories, on compte plus de dix mille malades, et près de quinze cents décès, parmi lesquels quarante-cinq appartenant à la catégorie des vaccinés (1).

---

(1) Précis historique de l'épidémie de petite vérole qui a exercé de si grands ravages à Marseille en 1828, par M. L.-P. Robert. — Voir aussi le rapport fait à la Société de médecine de Marseille, par M. Fayard.

Ce n'était pas d'ailleurs la première fois qu'on voyait des récidives de variole. Tout le monde a encore présent à la mémoire l'exemple de Louis XV. Au mois d'octobre 1728, ce roi, alors âgé de 18 ans, est attaqué de la petite vérole. Persuadé que l'homme ne peut l'avoir qu'une fois dans sa vie et tranquille sur son avenir, il ne songe pas, ni ses médecins non plus, à profiter des avantages de l'inoculation Or, quarante-cinq ans après, Louis XV est repris de la même maladie et meurt à l'âge de soixante-quatre ans.

La science explique ces cas malheureux en disant qu'il y a des organisations humaines qui ont de l'avidité pour le virus varioleux. Mais l'exception ne détruit pas une règle, elle la confirme, au contraire.

Depuis l'épidémie de Marseille, le nombre des varioleux, parmi les vaccinés, a toujours été grossissant. Et cela devait être, puisque le nombre des vaccines plus ou moins anciennes augmente tous les jours.

Mais peu de médecins en ont tenu compte. Le docteur Bounder revient sans cesse à sa varicelle à lui, à gros boutons, pouvant se transmettre par inoculation. Il y revient dans ses rapports des années 1832, 1833, 1834, 1835. — Enfin, en 1838, des faits tellement patents dessillent les yeux du directeur. Voici comment il rend compte de ce qu'il appelle un événement.

« Quelques cas de variole ont été constatés sur des sujets qui
» avaient été vaccinés régulièrement depuis longues années. Cet évé-
» nement a décidé plusieurs personnes à demander à une nouvelle
» vaccination une préservation plus complète.

» Consultés sur ce point, les vaccinateurs du département, sans
» se prononcer sur la nécessité absolue de la revaccination, ont
» pensé que cette opération qui n'entraîne aucun risque pouvait être
» employée chez les personnes vaccinées depuis longtemps, et au-
» près desquelles elle paraît avoir plus de chances de réussite. Au-
» cun d'eux n'a cherché à donner de l'importance à la revaccination :
» quelques-uns parce qu'ils ne croyaient que peu ou point à son uti-
» lité ; tous, parce qu'ils ne voulaient pas diminuer la confiance en

« la vaccination qui ne commence encore qu'à naître dans certains
» départements. »

Mais les classes éclairées de la société demandaient en 1839 à être revaccinées.

« Les vaccinateurs cantonaux, persuadés de l'innocuité de la re-
» vaccination, dit le directeur, n'y ont pas mis obstacle. Mais
» ainsi qu'il était facile de le prévoir, l'immense majorité des re-
» vaccinations n'a eu pour résultat qu'un phlegmon irrégulier, insi-
» gnifiant. Les personnes revaccinées ont cru avoir acquis un nou-
» veau gage de sécurité contre la variole A ce point de vue, la re-
» vaccination a été jugée à sa juste valeur. » .

Le docteur Bounder se laissait volontiers déborder par l'opinion publique. Pendant vingt ans (de 1819 à 1838) on lui dit de tous côtés qu'on a vu des personnes ayant été vaccinées régulièrement être prises plus tard de variole ; pendant vingt ans il soutient la négative. En 1838, il est contraint de se rendre à l'évidence. Je dis qu'il se rend ; il ne se rend qu'en apparence. Vient ensuite la question des revaccinations, question qui est la conséquence de la première. Les classes éclairées la demandent; il la leur accorde, mais il en conteste l'utilité. Et en 1844, dans son dernier rapport, il demande que la question des revaccinations soit résolue.

Ce médecin s'est donc retiré du service de la vaccine, déçu dans les idées qu'il avait si longtemps soutenues à l'encontre des faits, et sans être mieux fixé pour cela sur la réalité des choses.

Cette déception qu'il avait éprouvée un peu tard, les populations l'avaient éprouvée avant lui. On leur avait dit que l'immunité de la vaccine était sans limite et sans fin. Mais comme le bon sens public avait surpris la science en défaut, on en était venu à douter de l'immunité même temporaire de la vaccine. L'épidémie de Marseille avait beaucoup contribué à produire cet effet fâcheux dans tout le royaume. C'est à ce point que M. le Ministre du commerce et des travaux publics, frappé de la diminution progressive du nombre des vaccinations régulièrement constatées, se trouva dans la nécessité d'adresser une circulaire à Messieurs les Préfets, en date du 12 novembre 1833, en vue d'exciter le zèle des administrateurs et des vaccinateurs.

Les dispositions de cette circulaire n'étaient pas applicables à la Côte-d'Or, ainsi que le préfet l'observait lui-même en la communiquant; car, grâce à la bonne organisation du service, au zèle des vaccinateurs, à l'impulsion habile du directeur, à l'appui éclairé du premier magistrat du département et du Conseil général, le service continuait à obtenir le succès le plus complet.

M. Bounder avait concouru à l'organisation du service de la vaccine dans la Côte-d'Or. Il le dirigea ensuite avec une grande ardeur. Le département lui devra une impérissable reconnaissance. Malheureusement il s'était formé, comme presque tous les médecins de son temps, des idées fausses sur les effets consécutifs de la vaccine, et il n'eut jamais une idée nette sur les caractères différentiels de la varioloïde et de la varicelle.

Il nous est arrivé quelquefois en parcourant les lettres, les manuscrits, les rapports, les travaux de cet homme respectable, de nous persuader qu'il avait persisté dans sa ligne, dans la crainte qu'un aveu sur l'effet temporaire du vaccin, ne devînt une source d'impopularité pour la vaccine. Mais outre qu'il n'y a rien de beau que le vrai, il faut dire aussi qu'il n'y a que le vrai qui porte de bons fruits.

La vaccine n'a rien à craindre de la vérité. Elle est toujours sortie plus belle et plus radieuse des obscurités dont elle a été quelquefois enveloppée. Au lieu de nier sans cesse des faits évidents pour tous, ne valait-il pas mieux dire : La vaccine continue toujours à mettre le plus grand nombre à l'abri des atteintes de la variole. Cependant il est bien vrai qu'une forte minorité, minorité imposante par son chiffre et d'autant plus grande que les épidémies sont plus meurtrières, il est vrai qu'un nombre considérable de vaccinés sont souvent pris de variole. Mais en général, la variole des vaccinés est peu grave, elle ne défigure pas et il est rare qu'elle fasse mourir. Les individus qui après vaccination légitime paient tribut à la variole, ne paient ce tribut que parce qu'un certain nombre d'années s'est écoulé depuis l'opération ; et ce tribut est léger, parce que le virus varioleux ne trouve à consommer que la quantité d'aptitude nouvelle développée depuis cette époque. Il est vrai encore que dans les épidémies graves, on voit quelquefois un vacciné mourir de variole ; mais ne voit-on pas aussi quelquefois un individu ayant déjà eu une fois la variole, l'avoir une seconde et mourir ? (1) On ne peut raisonnablement pas demander à la vaccine de faire plus que ne fait la variole elle-même. Mais si l'aptitude à contracter la variole renaît après la vaccination, il est consolant de pouvoir dire qu'en général cette aptitude ne permet les atteintes de la maladie qu'après un certain nombre d'années, et que la médecine a un moyen certain, infaillible d'obvier à cet inconvénient : la revaccination. Pendant les épidémies, les revaccinations permettent d'arrêter, de circonscrire le foyer du mal, tout aussi sûrement qu'on arrête, qu'on circonscrit un incendie, en ôtant autour du feu toutes les matières combustibles.

Voilà ce qu'il fallait dire franchement, hardiment, sans crainte d'être démenti ; et dans tous les cas, avec la certitude de pouvoir en tous lieux fournir la démonstration.

XV

Est-il vrai, ainsi qu'on a cherché à l'établir dans ces derniers temps, que la vaccine en empêchant le développement de la variole, ait été une des causes les plus actives de la dégénérescence de l'espèce humaine, attendu que d'autres maladies se seraient substituées à elle-même ?

Ce raisonnement suppose des prémices. Il faut commencer par admettre que la petite vérole est nécessaire à la dépuration de nos humeurs, comme on disait dans l'ancien langage, avant d'établir qu'il

---

( ) Trente à trente et une épidémies observées en Europe (de 1816 à 1852, et commentées par le savant rapporteur de l'Académie impériale de médecine, ont fourni les résultats suivants :

9,943 varioleux, non vaccinés, donnent. . .	1,692 décès	1/6°.
34 varioles en récidive	5 —	1/7°.
6,075 varioleux, vaccinés	63 —	1/96°.

y a du danger à en empêcher le cours. Mais si la petite vérole est une chose nécessaire, pourquoi était-elle inconnue de l'Europe avant le VIIIe siècle ?

Les recherches de M. le Dr Noirot (1) sur la mortalité et la durée de la vie pendant le XVIIe, le XVIIIe et le XIXe siècle, dans la ville et l'arrondissement de Dijon, ont donné les résultats suivants :

PÉRIODES DE LA VIE	DÉCÈS		
	XVIIe SIÈCLE	XVIIIe SIÈCLE	XIXe SIÈCLE
1 à 10 ans	48 p. 100	44 p. 100	31 p. 100
10 à 20 ans	10 —	8 —	9 —
20 à 30 ans	15 —	10 —	11 —
30 à 40 ans	20 —	15 —	12 —
40 à 50 ans	27 —	20 —	14 —
50 à 60 ans	38 —	26 —	19 —
60 à 70 ans	47 —	37 —	33 —

Nous cherchons vainement, dans ce tableau, les preuves de dépopulation. Si, au contraire, nous comparons la mortalité du XVIIe siècle avec la mortalité des cinquante premières années du XIXe siècle, nous voyons combien est grande la diminution de la mortalité prise dans l'ensemble comme dans ses périodes décennales séparées.

Du rapprochement du XVIIIe et du XIXe siècle ressortent les mêmes avantages pour notre époque. Il est vrai que de 10 à 30 ans, le XVIIIe siècle a offert un chiffre de mortalité inférieur à celui du XIXe siècle ; mais dans les années qui suivent, le XVIIIe siècle perd bientôt ce qu'il avait gagné dans cette période et au-delà. En effet, la moyenne totale des décès du XVIIIe siècle est de 22 par cent, tandis que la moyenne du XIXe siècle n'est que de 18 seulement (2).

---

(1) Etudes statistiques sur la mortalité et la durée de la vie dans la ville et l'arrondissement de Dijon, depuis le XVIIe siècle jusqu'à nos jours, par M. L. Noirot, in-8°, 1850.

(2) « Le rapport des décès à la population s'est graduellement abaissé dans toute l'Europe : toutes » les statistiques administrent la preuve de ce fait. M. Moreau de Jonès a trouvé les résultats sui- » vants : Paris, année 1650, 1 décès sur 25 habitants ; année 1829, 1 sur 32. — Londres, an- » née 1690, 1 sur 24 ; année 1828, 1 sur 55. — Genève, année 1560, 1 sur 18 ; année 1821, » 1 sur 43. — (Michel Lévy, *Traité d'hygiène publique et privée*).

Maintenant, voici venir les recensements successifs fournis par le département tout entier depuis 1801 :

Années.	Habitants.
1804	343,851
1820	358,148
1826	371,143
1831	375,877
1836	385,624
1841	393,061
1846	397,024
1851	400,297
1856	385,131

On est frappé, en parcourant ce tableau, de l'accroissement rapide de la population depuis 1804 jusqu'à 1851.

La période qui a donné lieu à un accroissement plus considérable est celle qui est comprise entre 1820 et 1826.

M. Bounder croyait que ce magnifique résultat était dû « pour la plus grande partie » à la vaccine. Mais nous ne portons pas aussi haut nos visées. De grands principes économiques établissent que les mouvements ascensionnels et de décroissance dans le chiffre des populations, sont bien plus directement placés sous l'action des ressources alimentaires que sous l'influence de toute autre cause. Dans les années d'abondance, le nombre des naissances augmente et le chiffre des décès diminue ; dans les années de disette, au contraire, le nombre des naissances diminue et le chiffre des décès augmente (1). Et lorsque le nombre des habitants est proportionnel à la production, le chiffre de la population reste à peu près stationnaire, à moins que d'autres causes viennent accidentellement déterminer de nouvelles oscillations. Pour augmenter la population d'un empire il faut donc commencer par élever la fortune publique. L'hygiène ne peut quelque

---

(1) *Mémoires de l'Académie de Médecine.* Paris, 1843, t. x, p. 170 et suiv. — Dr Mélier. *Annales d'hygiène.* Paris, 1848. t. xxxix, p. 5 et suiv. — M. Haussmann. *Recherches sur la reproduction et la mortalité de l'homme aux différents âges* — Quotelet et Smitz.

chose pour l'accroissement des populations que si elle est secondée par d'autres influences d'un ordre très élevé.

D'autres ont insinué, au contraire, que la vaccine, en empêchant les décès par suite de variole, livrait fatalement un peu plus tard les mêmes individus à la mort par suite de la fièvre typhoïde; que celle-ci était une transformation de la première « Dès lors, la découverte de
» Jenner, loin d'être un bienfait pour l'humanité, serait un fléau,
» une cause de misère et de décadence : car la perte d'un adolescent
» qui succombe au moment où la société a le droit d'attendre de lui
» une compensation aux sacrifices qu'elle s'est imposés pour l'amener
» à l'âge d'homme, n'est point comparable à celle d'un enfant qui,
» en mourant, n'emporte que des espérances. »

La conséquence de ce raisonnement est qu'il vaudrait mieux laisser mourir les enfants de la variole, en bas-âge, que de les exposer à mourir de la fièvre typhoïde dans l'adolescence; que de cette manière la société échapperait à une charge sans compensation.

Dans l'antiquité, on ne parlait pas mieux. Platon va jusqu'à reprocher à Hérodicus d'avoir enseigné, par son exemple, la longévité aux constitutions valétudinaires, sous prétexte que le soin d'une santé débile éloigne l'homme de la vertu et le rend à charge à la patrie. D'après les lois de Lycurgue, les anciens prononçaient sur le sort du nouveau-né, et le livraient à une mort immédiate s'il leur paraissait trop faible pour devenir un citoyen utile. L'enfant était jeté dans un gouffre qu'on appelait les Apothètes. Tout cela se faisait en vue aussi de soustraire la société à une charge sans compensation. Le gouffre dans lequel nos modernes Spartiates voudraient jeter nos enfants, pour le même motif, est le fléau de la variole.

Mais admettons un instant, — ce qui est à la fois une ingratitude et une calomnie envers la vaccine, — qu'en arrachant les enfants en bas-âge à la mort, par suite de la variole, la vaccine les livre adolescents, et d'une manière presque certaine au fléau de la fièvre typhoïde; serait-ce là un motif suffisant pour les abandonner aussitôt qu'ils ont vu le jour au fléau variolique? La société a sans doute des intérêts à protéger ; mais elle a aussi des devoirs à remplir. Notre moderne civilisation, généreuse et chrétienne, ne peut que flétrir les principes égoïstes et barbares de la civilisation antique. Quant à la médecine, elle doit se proposer une double influence sur les hommes, celle d'en augmenter le nombre et celle d'en prolonger la vie (1). Le médecin qui sauve la vie à un enfant nouveau-né ne saurait être arrêté dans son zèle par la pensée qu'une autre maladie attend le même enfant à un autre âge.

Il faut avouer cependant que jamais on ne parla autant de la fièvre typhoïde que dans notre siècle.

Mais les anciens ne parlaient-ils pas de fièvre putride et de fièvre maligne? Baglivi n'avait-il pas décrit une fièvre mésentérique? Willis et Huxham, une fièvre lente nerveuse? Pinel n'a-t-il pas admis la synoque putride et non putride, les fièvres angioténique, méningo-gastrique, adéno-méningée, adynamique, ataxique, etc., etc.?

Or, quel est donc le médecin, ayant suivi la marche des sciences médicales depuis une trentaine d'années, qui ignore que c'est une des gloires de notre temps d'avoir porté la lumière dans le chaos, et d'avoir prouvé que toutes ces fièvres que nous venons de désigner plus haut, ne sont, au fond, qu'une seule et même fièvre (la fièvre typhoïde) produite par les mêmes causes et caractérisée par les mêmes lésions anatomo-pathologiques (2).

« M Bretonneau (3) compara le gonflement des glandes de Peyer et
» les ulcères qui lui succèdent à l'éruption de la variole; mais cette
» comparaison, très hasardée, ne le conduisit pas à reconnaître le
» rapport précis des lésions et des symptômes dans les fièvres. La
» question n'avança pas » (Walleix, *Guide du Médecin praticien*, t v,
p 467.)

La croyance que la vaccine prédispose à la fièvre typhoïde, en empêchant le développement de la variole, a dû être inspirée par

---

(1) La durée moyenne de la vie, qui était avant la Révolution de 28 ans 3/4 (Duvillard), est aujourd'hui de 36 ans 1/100°, ce qui donne une augmentation d'environ 8 ans (*Annuaire du Bureau des Longitudes pour 1856*, p. 199. — A Dijon, de 1831 à 1848, la vie moyenne a été trouvée par M. Noirot de 38 ans 9 mois.

(2) *Rech. anat., path. et thérap. sur la maladie connue sous les noms de gastro-entérite, etc.* 1re édit., Paris, 1831; et 2e édit., Paris, 1841 (Louis).

(3) Trousseau. *De la maladie à laquelle M. Bretonneau a donné le nom de dothinentérie ou dothinenthérite* (Arch. de méd., 1826, t. x. p. 67, 169).

cette pensée que la fièvre typhoïde n'est en quelque sorte qu'une variole interne (1), caractérisée par une éruption qui parcourt ses périodes, absolument comme l'éruption variolique ordinaire parcourt extérieurement les siennes. Cette idée était née primitivement dans le cerveau de M. Bretonneau, qui l'ayant creusée et n'y ayant rien trouvé, l'avait entièrement abandonnée.

D'après cette doctrine singulière, la vaccine empêche le développement de la variole et provoque la fièvre typhoïde, parce que celle-ci ne serait qu'une petite vérole *retournée*. Mais alors la variole devrait être le préservatif de la fièvre typhoïde; et cela n'est point. On observe tous les jours la fièvre typhoïde sur des personnes marquées de la petite vérole.

La vaccine, depuis qu'elle est pratiquée en Europe, n'a ni augmenté ni diminué la fréquence, non plus que la gravité de la fièvre typhoïde, qui aurait bien besoin aussi d'un préservatif. — « En rappelant les statistiques de Stoll, M Roche a prouvé que la fièvre typhoïde n'est ni plus ni moins commune aujourd'hui à Paris qu'elle ne l'était à Vienne au temps du médecin de l'hôpital de la Sainte-Trinité; et ce qu'il y a de triste à dire, la mortalité est à peu près la même. »

Ce n'est que depuis l'année 1857 que les décès, à Dijon, sont classés par ordre de maladie. Voici dans quel rapport, depuis cette époque, la mortalité a frappé la variole et la fièvre typhoïde :

Années.	Variole.	Fièvre typhoïde.
1857	2	42
1858	1	37
1859	4	53
1860	2	24
1861	0	29
1862	1	32
1863	22	171
1864	9	29
1865	10	20

(1) *La vaccine, ses conséquences funestes, démontrée par les faits, les observations, l'anatomie pathologique et l'arithmétique* (Villette de Terzé), in-8°, chez Garnier-Baillière.

Cette mortalité, par suite de la fièvre typhoïde dans une ville de près de 40,000 ames, n'a rien d'insolite.

Il est évident qu'une semblable doctrine ne peut supporter un examen sérieux Il eût été tout aussi sensé de dire que le croup et la phthisie ont été le résultat de la découverte de Jenner.

Les détracteurs de la vaccine n'ont pas dit tout à fait cela ; mais ils ont avancé, ce qui revient presque au même, que c'est surtout depuis la découverte de la vaccine que le croup et les tubercules éclaircissent les rangs de l'humanité. Mais le croup, M. Trousseau l'a fait observer, existait du temps d'Arétée, et tout le monde sait qu'au xve et au xvie siècles, cette maladie formidable fit d'affreux ravages dans les Flandres, en Sicile, à Naples et en Espagne.

Mais les adversaires de la vaccine, ne pouvant tenir campagne sur le terrain des faits et des connaissances acquises en médecine, ont imaginé de se retrancher derrière des chiffres, comme dans une citadelle imprenable. Leurs calculs, très habiles, tendent à étayer leur opinion : à savoir, que la mort prélève aujourd'hui sur la jeunesse, sous des noms inconnus au xviiie siècle, le tribut que la petite vérole imposait alors à l'enfance, et que la vaccine, présent funeste, ne prolonge la vie des enfants que pour les faire périr plus sûrement quand ils sont parvenus à l'adolescence. Cette assertion étrange, émise, pour la première fois, par un officier d'artillerie (1), eut d'abord peu de retentissement. Mais quelques médecins, s'étant laissé séduire par l'apparente logique des conclusions de ce mathématicien, M. Bertillon (2) crut devoir suivre cet auteur sur le terrain statistique où il se posait en maître, et il démontra, en le combattant par ses propres armes, les aberrations auxquelles on arrive quand on prétend se servir de la méthode numérique sans en connaître les règles.

L'analyse des tables de Demonferrand et de Heuschling fournit un résultat qui semble justifier l'opinion des adversaires de la vaccine. Elle démontre que la mortalité calculée sans distinction de sexe, est moindre que sous la Restauration parmi les enfants depuis la nais-

---

(1) *Tableau statistique séculaire*, par Hector Carnot. — 1848.
(2) *Conclusions statistiques contre les détracteurs de la vaccine*, par le docteur Bertillon, précédées d'un *Essai sur la méthode statistique* (Édit. V. Masson.) — 1857.

sancé jusqu'à 15 ans ; qu'à partir de cet âge, jusqu'à 50 ans, elle est plus forte, et qu'enfin elle redevient plus faible depuis 50 ans jusqu'à l'extrême vieillesse. Ces chiffres sont exacts, mais les conclusions qu'en tire M. Carnot sont erronées. M. Bertillon eut en effet l'heureuse idée d'établir une distinction entre les deux sexes, et cette manière d'opérer le conduisit à ce résultat tout à fait inattendu que la mortalité d'une époque à l'autre est très différente pour chaque sexe. Tandis que la mortalité des adultes mâles s'aggrave, celle des femmes diminue ou reste à peu près stationnaire. De 20 à 25 ans, une brusque augmentation de la mortalité se prononce avec une énergie qui ne peut laisser aucun doute ; mais ce qu'il y a de remarquable, c'est que le sexe masculin seul participe à cette aggravation. L'augmentation de la mortalité ne porte pas sur les femmes qui cependant sont soumises à la vaccine au moins autant que les hommes. M. Bertillon en conclut que l'influence vaccinale n'est pour rien dans l'aggravation de la mortalité masculine qu'il attribue à l'influence fatale des trois conditions suivantes, qui se sont constamment développées depuis 1817 : 1° L'habitation des villes, et surtout des grandes villes ; 2° la profession ouvrière dans les grandes industries ; 3° la vie des casernes.

Ce n'était pas assez de cette manière d'interpréter les faits. M. Bertillon voulut démontrer l'innocuité de la vaccine par des chiffres officiels. L'administration française n'a encore pu fournir que des documents très incomplets à la statistique humaine ; mais il y a au nord de l'Europe une nation qui, depuis plus d'un siècle, non seulement recueille, mais publie périodiquement ses mortuaires et des recensements par âge tous les trois ou cinq ans : c'est la Suède. Cette nation qui a adopté avec ardeur la découverte de Jenner, fait connaître, en outre, le nombre de ses vaccinations, qui égale presque celui des naissances. M. Bertillon a tiré un parti péremptoire de la statistique suédoise. Il a étudié la mortalité à chaque âge ; 1° au siècle passé, avant toute influence vaccinale ; 2° vers 1820, c'est-à-dire avec l'influence sur l'enfance et non sur les adultes ; 3° vers 1845, c'est-à-dire avec l'influence répartie à tous les âges, la vieillesse

exceptée. Or il résulte des calculs auxquels il s'est livré qu'en Suède comme en France, du xviii° au xix° siècle, la mortalité est atténuée à tous les âges, mais d'une manière plus marquée aux premières années de la vie. D'autre part, tandis qu'en France, depuis 25 ans, ce progrès s'est arrêté aux âges de travail, et même a rétrogradé pour le sexe masculin, rien de pareil ne s'est passé en Suède ; la mortalité n'a pas cessé d'y décroître aux âges producteurs, même dans la courte période de 1820 à 1845. Mais par une coïncidence singulière, le progrès de la vitalité des deux sexes s'arrête en Suède pour ceux qui, étant âgés de 65 à 70 ans, sont nés 15 ou 20 ans avant l'introduction de la vaccine ; c'est-à-dire que ceux qui n'ont pas éprouvé l'influence du *funeste présent* sont les seuls qui n'ont pas vu diminuer leur danger de mort. « Cette découverte, dit M. Bertillon,
» nous paraît embarrassante pour les variolophiles. Nous les signa-
» lons à M. Carnot et à ses disciples. Il résulte de là que la vaccine,
» qui entre évidemment pour une large part dans la consolidation
» *constante* de la vie de l'enfance, n'est pour rien dans les évolutions,
» variables suivant les lieux et suivant les sexes, que subit la vitalité
» des adultes. »

La réfutation de M. Bertillon, claire, lumineuse, est restée sans réplique, et l'édifice si péniblement élevé par les soins de M. Carnot s'est écroulé ; il n'est resté pierre sur pierre.

Ainsi donc, rien n'a manqué à la gloire de la vaccine. Elle n'était pas née que déjà l'envie sifflait autour de son berceau. Des bienfaits éclatants et universels signalèrent son entrée dans la vie. Ses succès se comptèrent par le nombre de ses pas. Mais l'insulteur ne manqua jamais à son triomphe.

Qu'y a-t-il aujourd'hui de plus solidement établi dans les sciences médicales que la vaccine ? D'un aveu général elle a sauvé l'existence à des millions d'hommes. Et cependant les gens du monde lui montrent de la froideur, et le peuple la dédaigne, ne se doutant guère que la petite vérole est là, dans l'ombre, qui guette le moment favorable pour se venger de son dédain.

Relation d'une épidémie de petite vérole qui a régné dans les arrondissements de Dijon, Beaune et Semur.

Un nommé Galla, terrassier, venant de Langres, descend à Dijon le 24 novembre 1862 chez le sieur Salomon, logeur, rue Saint-Philibert. Galla était accompagné de sa femme et de deux enfants, âgés, l'un de sept ans et l'autre de cinq. Ce dernier était actuellement sous le coup d'une éruption varioleuse. Le logeur redoutait la contagion ; il parvint à se débarrasser de cette famille nomade, qui, le 2 décembre, prit pension près de chez lui, rue Bassano, à l'auberge du Puy-de-Dôme. Là, le petit varioleux est logé, ainsi que ses parents, dans une chambre où couchait déjà et où continue à habiter un ouvrier, Pierre Leclerc, âgé de dix-huit ans. Pierre Leclerc n'était pas vacciné. Il prend la petite vérole et entre à l'hôpital le 17 décembre. Les salles de cet établissement étaient entièrement dépourvues de varioleux. Cependant deux autres ouvriers atteints de variole y sont bientôt admis. Ces deux derniers ne logeaient pas au Puy-de-Dôme, mais ils y prenaient leurs repas et avaient été en rapport avec le petit Galla pendant que la variole de celui-ci était dans sa période de desquamation.

Pendant le séjour de Leclerc à l'hôpital, sa sœur, la femme Lignier, âgée de vingt-sept ans, mariée à Bressey-sur-Tille et mère de cinq enfants, vient le visiter deux fois, à huit jours d'intervalle. La petite vérole ne régnait nullement à Bressey. Deux jours après sa dernière excursion auprès de son frère, elle est frappée de variole et en meurt. Comme son frère, elle n'avait pas été vaccinée. Le mari de la femme Lignier, âgé de quarante-deux ans, également non vacciné, prend la petite vérole auprès de sa femme et meurt à son tour. Le père de ce dernier, âgé de soixante-cinq ans, non vacciné, subit le même sort, ainsi qu'un enfant à la mamelle âgé de quatre mois. Au total, quatre personnes, non vaccinées, atteintes de variole, sont comme foudroyées par cette terrible maladie ; tandis que dans la même chambre, une femme d'un certain âge, variolée dans sa jeunesse, et quatre enfants en bas âge, âgés de sept ans, cinq ans, quatre ans et deux ans, vaccinés depuis un an ou deux, n'ont éprouvé aucune atteinte du fléau. Où trouver un exemple plus frappant du triomphe de la vaccine ?

Le mouvement était donné. La ville et l'hôpital possédaient le germe de la variole. Néanmoins cette maladie s'est d'abord propagée avec une extrême lenteur, puisque l'hôpital n'en a reçu que deux cas en janvier et deux en février, et que la ville n'en a offert à notre observation, malgré nos investigations minutieuses, que deux cas en janvier et cinq en mars. Mais une chose digne de remarque, c'est que tous les varioleux, sans exception, observés par nous en ville jusqu'à la fin de février, habitaient le voisinage de l'hôpital. L'un d'eux était allé aux offices religieux de cet établissement, et s'était rencontré à la chapelle avec un convalescent ayant au visage des croûtes varioliques. Un autre tient un café où s'arrêtent quelquefois les personnes qui, deux fois par semaine, vont à l'hôpital visiter les malades.

Au mois de mars, l'épidémie prend tout à coup une certaine extension. Voici dans quelle circonstance. Une petite fille, non encore vaccinée, du nom de Victorine Stéblin, âgée de douze ans, élève de l'école des Sœurs de la paroisse Saint-Bénigne, est prise de variole le 14 février, chez ses parents, sur le bord du canal. La sœur Thérèse, de la congrégation de Saint-Vincent-de-Paul, son institutrice, va la visiter plusieurs fois pendant sa maladie. Et, du reste, à peine Victorine est-elle convalescente, qu'on la revoit à l'école au milieu de ses petites camarades. La Sœur Thérèse et une jeune élève de sa classe sont, après Victorine Stéblin, les deux premières personnes de l'établissement atteintes par le fléau. Cette religieuse avait été vaccinée : elle paie son tribut par une simple varioloïde. L'élève ne l'avait pas été et paie un tribut plus onéreux. La variole gagne bientôt plusieurs autres élèves. Les religieuses vont les visiter et, dans leurs rapports multipliés avec la masse populaire, tant au point de vue de la charité que de l'enseignement, elles contribuent, bien sans le vouloir et sans s'en douter, à répandre le principe épidémique dans leur paroisse. En effet, en ne prenant de nos recherches que ce qui a été observé du 1er mars au 31 mai, nous avons relevé en ville soixante cas de variole, tous observés dans la paroisse Saint-Bénigne, et ayant eu la plupart une même origine. Non pas qu'il n'y ait eu que des écolières frappées; au contraire, le chiffre de celles-ci a été relativement faible; mais chaque cas de variole est devenu un foyer d'infection qui a rayonné autour de lui.

En présence d'une telle situation, le devoir du médecin chargé de la vaccination publique était tout tracé : examiner le bras des petites filles de l'école des Sœurs de Saint-Bénigne et vacciner sans retard celles qui ne portaient pas la trace d'une vaccination légitime. L'inspection de cette école a lieu le 27 mars, et la vaccination des enfants placés dans une condition irrégulière est pratiquée le 8 et le 15 avril. A la suite de cette mesure radicale, et sans qu'il ait été nécessaire de recourir à des revaccinations, la variole cesse instantanément de régner parmi ces jeunes élèves.

Une seule famille s'est opposée à cette mesure. On va voir de quel prix elle a payé son obstination. Le nommé Betz, habitant la rue de l'Ile, avait sept enfants, le plus âgé ayant près de quatorze ans, le plus jeune âgé de quatre mois. Aucun n'avait été vacciné. Elisa, sa fille cadette, âgée de douze ans, d'une figure agréable, était la seule qui allât à l'école. Déjà, à la suite d'une inspection annuelle faite l'année précédente, nous avions fait engager les parents à la faire vacciner. On était resté sourd à nos exhortations. Même obstination cette seconde fois. Mais Elisa est prise de variole dans la première quinzaine d'avril. Le père consent alors à la vaccination de ses autres enfants. Seulement l'opération n'aura lieu que si le médecin promet qu'il en résultera l'immunité d'une manière certaine. Il était impossible de faire cette promesse. Les autres enfants étaient infailliblement contaminés. Quelques-uns, si ce n'est tous, avaient probablement déjà la variole à l'état d'incubation; la vaccine, dans ce cas, ne pouvait empêcher le développement de la maladie. Cette immunité, nous l'aurions promise avant l'épidémie, nous ne pouvions plus la promettre aujourd'hui sans compromettre inutilement la vaccine aux yeux de la population toujours empressée à s'emparer des faits qui favorisent ses préjugés en se prêtant à de fausses interprétations. Les choses étant en cet état, le sieur Betz désire attendre les événements. Il ne fait vacciner aucun membre de sa famille. Quatre ou cinq jours après cet entretien, les six autres enfants de Betz étaient pris successivement, d'une manière rapprochée, de fièvre varioleuse, à la suite de laquelle deux succombaient. Ces deux décès ont porté précisément sur les enfants qu'on nous permettait de vacciner avec des réserves si compromettantes. Il est facile de pressentir le raisonnement de la famille des victimes si l'opération avait été pratiquée. Sur sept enfants, trois ont eu la variole confluente et quatre la variole discrète; et sur les trois varioles confluentes, la mort a choisi les deux petites filles que nous étions sur le point de vacciner, en respectant la première enfant atteinte, celle qui aurait échappé à l'opération. Ce qui n'a été dû qu'à une coïncidence, qu'à un simple hasard, aurait été mis sur le compte de l'influence, devenue ainsi pernicieuse, de la pratique de Jenner.

Un jeune homme du monde les visite une fois par charité, en sa qualité de membre de la Société de Saint-Vincent-de-Paul, et contracte une variole modifiée; il avait été vacciné dans son enfance. Une pauvre femme prend le même mal en lavant le linge qui avait servi aux enfants Betz durant leur maladie.

Au mois de juillet, au moment où l'épidémie touchait à sa fin, une femme veuve, nouvellement arrivée à Dijon avec deux enfants non vaccinés, porte le principe contagieux dans la partie reculée du faubourg Saint-Pierre, dite les Blanchisseries, après avoir passé huit jours au sein du foyer épidémique. Ses deux enfants sont pris de petite vérole. L'un d'eux est admis à l'hôpital, avec sa mère qu'une maladie différente oblige à réclamer les secours de cet établissement; le second est soigné sur place et transmet sa maladie à cinq personnes des Blanchisseries et trois de la rue d'Auxonne.

Quoique cette épidémie n'ait atteint, relativement à la population de la ville, qu'un petit nombre d'individus, et qu'elle soit restée circonscrite presque exclusivement dans un quartier, il était facile de prévoir que quelques-unes de ses étincelles iraient au loin allumer quelque nouvel incendie.

En effet, dans le courant de janvier, la femme Mugnier, âgée de trente-un ans, vaccinée à l'âge de douze mois, quittait notre ville pour aller habiter Plombières-lez-Dijon. Cinq jours après son arrivée dans cette nouvelle résidence, elle était prise de variole, qu'elle transmettait à deux autres personnes.

Le sieur Gremeau-Galant, âgé de trente-cinq ans, de Gilly, vient à Dijon dans les premiers jours de février et passe une journée à rôder de cabaret en cabaret au sein du foyer épidémique Il est pris de variole le 26. Son frère, âgé de quarante ans, de Nuits, le visite, et bientôt est pris de variole à son tour (16 mars). Il succombe le 29. Tel a été le point de départ de l'épidémie de Nuits, épidémie qui a duré plusieurs mois et qui n'a pas atteint moins de quatre-vingt-deux personnes.

Les quatre cas de variole observés à Diénay, au mois de mars, ont eu pour origine une visite de Rosalie Goux, à un de ses parents habitant Dijon, rue de l'Arquebuse, dans une maison où régnait la maladie.

Une femme Boichard, âgée de vingt-neuf ans, domiciliée rue Devosges, est prise le 27 avril d'une variole modifiée. Le 11 mai, comme elle entrait en convalescence, elle reçoit la visite de trois femmes appartenant à trois villages différents, et qui étaient venues à Dijon pour assister au comice agricole.

C'est Catherine Beudet, âgée de trente-trois ans, de Saulon-la-Chapelle; c'est Marie Boichard, âgée de dix-sept ans, de Savouges; c'est enfin Jenny Gachot, âgée de dix-neuf ans, de Hauteville. Jenny Gachot, qui n'était pas même entrée, — la crainte l'avait clouée au seuil de la porte entr'ouverte, — a contracté la variole. Mais elle avait été vaccinée dans son enfance, et sa maladie a été heureusement modifiée. Les deux autres n'étaient pas vaccinées ; elles ont été atteintes de variole confluente et sont défigurées. Catherine Beudet a communiqué sa maladie à trois personnes de son village : à un parent, âgé de trente-un ans, qu'on avait vacciné trois fois sans succès au régiment lorsqu'il était au service, et qui a été atteint d'une variole confluente qui l'a défiguré; au desservant, âgé de trente-six ans, vacciné, qui a payé son tribut par une variole modifiée; et à une voisine, âgée de vingt ans, vaccinée, qui en a été quitte également pour une varioloïde.

Tandis que l'épidémie courait ainsi la ville et la campagne, toujours précédée du contagium et toujours modifiée, quand il y avait lieu, par une vaccine antérieure, que devenait le fléau dans l'hôpital de Dijon?

L'épidémie une fois introduite dans l'hôpital s'y est maintenue une douzaine de mois, s'alimentant elle-même par des contagions successives dans cet établissement et recevant aussi sans cesse, mais en petit nombre, des varioleux du dehors. Ces derniers avaient contracté la maladie soit en ville, soit à l'hôpital où ils étaient venus, celui-ci le jeudi, celui-là le dimanche, aux heures réglementaires, pour visiter quelque parent ou quelque ami, dans des salles consacrées à la fois aux fiévreux et aux varioleux. Les malades étrangers à cette épidémie qui sortaient guéris de l'affection pour laquelle ils étaient venus primitivement réclamer des secours, ne partaient pas toujours purs de toute contagion. Plusieurs ont été atteints de variole immédiatement après leur sortie. Marie Delaborde, âgée de trente ans, non vaccinée, sortie de l'hôpital le 1ᵉʳ mai, a été prise de variole le 2, vingt-quatre heures après sa rentrée dans son ménage Son mari, âgé de 43 ans, vacciné dans son enfance, a été pris, le 22 mai, d'une varioloïde. Sa malheureuse sœur, Reine Caillé, non vaccinée, enceinte de quatre ou cinq mois, a également contracté la variole en lui donnant des soins. Elle a succombé ainsi que son enfant.

Il a déjà été exposé que l'épidémie de la ville de Nuits avait eu pour point de départ l'épidémie de Dijon. On ne sera pas surpris que l'hôpital de Dijon ait été aussi l'origine de plusieurs cas de variole observés dans les communes rurales.

Le 20 mai, Anne Durupt, âgée de quarante ans, non vaccinée, était prise de variole à Saint-Thibaut, canton de Vitteaux, arrondissement de Semur. Cette femme, d'après le rapport de M. le docteur

Lacoste, avait fait une visite à l'hôpital de Dijon, quelques jours auparavant. Elle devient, dans cette commune, le point de départ de dix-neuf nouveaux cas de variole, parmi lesquels quatre décès.

Arrivé là, le contagium varioleux fait volte-face. Au lieu de s'étendre dans l'arrondissement de Semur, il se replie sur celui de Dijon, canton de Saint-Seine-l'Abbaye, et frappe successivement Bligny-le-Sec à la fin de l'année 1863; Saint-Seine, Francheville, Vaux-Saules, le Val-Suzon, dans le cours de l'année 1864; après quoi il revient à son point de départ (Vitteaux) pour s'éteindre tout à fait.

Dans le canton de Saint-Seine, comme ailleurs, la variole trouve à qui parler. A la vérité, M. Sonnois, vaccinateur du canton et presque septuagénaire, avait déjà commencé à se retirer peu à peu de la vie active. Mais l'invasion du fléau dans sa circonscription vaccinale, ranime son énergie; il fait cette dernière campagne avec un zèle digne des plus grands éloges.

Voici le tableau synoptique comprenant les cas de variole observés dans le cours de l'épidémie en regard des communes qui ont été frappées.

CANTON.	COMMUNES.	HABITANTS	VARIOLÉS	MARQUÉS	MORTS.
Dijon.	Dijon	37,074	85	27	15
	Hôpital général	300 lits	41	6	7
	Bressey-sur-Tille	158	4	»	4
	Plombières-lès-Dijon	1,582	3	»	»
	Hauteville	233	1	»	»
Nuits.	Gilly-les-Cîteaux	536	2	1	»
	Nuits	3,346	82	6	4
Is-sur-Tille	Diénay	235	4	1	1
Gevrey-Chambertin	Saulon-la-Chapelle	518	4	2	»
	Savouges	121	1	1	»
Vitteaux	Saint-Thibaut	403	20	6	4
	Sainte-Colombe	189	1	»	1
St-Seine-l'Abbaye	Bligny-le-Sec	566	10	»	2
	Saint-Seine-l'Abbaye	734	9	1	3
	Francheville	519	40	7	3
	Vaux-Saules	527	1	1	»
	Val-Suzon	253	10	2	»
	TOTAUX généraux		318	61	44

VILLE DE DIJON.

Il vient d'être établi que l'épidémie de Dijon a eu pour point de départ un varioleux en bas âge, nouvellement arrivé et de passage dans notre ville.

Cette épidémie a duré dix mois. Deux cas se sont faits observer en janvier, cinq en février, dix-sept en mars, vingt-cinq en avril, dix-sept en mai, trois en juin, quatre en juillet, six en août, trois en septembre, un en octobre.

Tableau des varioleux de la ville de Dijon.

AGE DES VARIOLEUX.	NOMBRE DES MALADES	NON VACCINÉS.	MORTS.	VACCINÉS.	MORTS.	VARIOLE en RÉCIDIVE.
3 jours	1	1	1	»	»	
4 mois	2	2	2	»	»	
10 mois	1	1	»	»	»	
12 mois	2	2	»	»	»	
15 mois	1	1	1	»	»	
18 mois	3	3	1	»	»	
22 mois	1	1	1	»	»	
24 mois	1	1	1	»	»	
30 mois	1	1	1	»	»	
3 ans	2	»	»	2	»	
4 ans	3	3	1	»	»	
5 ans	4	2	»	2	»	
6 ans	6	4	»	2	»	
7 ans	6	5	1	1	»	3, mort 1
8 ans	3	3	»	»	»	
9 ans	3	3	1	»	»	1
10 ans	3	2	»	1	»	
de 10 à 15 ans	8	5	»	3	»	
de 15 à 20 ans	5	»	»	5	»	
de 20 à 30 ans	10	2	2	8	»	
de 30 à 40 ans	9	1	»	8	»	
de 40 à 50 ans	4	1	»	3	»	
de 50 à 60 ans	5	»	»	5	2	
de 60 à 70 ans	1	1	»	»	»	
TOTAUX	85	45	13	40	2	4

Sur 85 varioleux, 40 avaient été vaccinés, et 45 ne l'avaient point été.

Sur 40 varioleux vaccinés, il y a eu 38 varioles modifiées, 2 varioles confluentes, 2 décès.

Sur 45 varioleux non vaccinés, on compte 25 varioles confluentes, 15 varioles discrètes, 5 varioloïdes, 13 décès, 27 marqués.

Sur le chiffre total des varioleux, 51 appartiennent au sexe féminin, 34 au sexe masculin. Cette prédominance du sexe féminin sur le masculin s'explique en partie par cette considération que le fléau a pu pénétrer dans une école de filles, et qu'il n'a pas pénétré dans les écoles de garçons.

Si on jette un coup d'œil sur le précédent tableau, on est frappé de ce fait que plus de la moitié des varioles a porté sur des enfants au-dessous de quinze ans ; mais cette particularité s'explique bien vite si on arrête son attention sur les colonnes établissant le rapport de la variole avec la vaccine. On voit, en effet, que plus des trois quarts des varioleux de cette catégorie n'étaient pas vaccinés.

Le chiffre des varioleux au-dessous de quinze ans s'élève à 49, et sur ce nombre, 9 seulement avaient été vaccinés. Il n'est donc pas étonnant que sur la somme totale de 15 décès, onze aient porté sur un âge aussi tendre. Au-dessus de quinze ans, le rapport des vaccinés et des non vaccinés change dans ses proportions. La somme des vaccinés l'emporte, au contraire, de beaucoup sur les non vaccinés, et le chiffre des décès ne s'élève qu'à 4 seulement. Les varioles modifiées remplacent en grand nombre les varioles confluentes et les varioles discrètes vraies de la première catégorie.

Lorsque la vaccine ne s'est pas substituée entièrement à la variole, elle a usé son action à la modifier. Chez les petits enfants vaccinés que la variole a atteints, le fléau n'a fait que les effleurer. Ici il y a eu seulement fièvre sans éruption ; là, il y a eu éruption presque sans fièvre ; ailleurs, il y a eu fièvre et éruption sans fièvre secondaire, etc. Les modifications pleines de variétés apportées par la vaccine dans le développement de la variole chez ceux qu'elle ne préserve pas entièrement sont très intéressantes à étudier.

Catherine Schœndorf, morte d'une variole confluente dans une pièce très peu espacée, n'a pas donné la variole aux personnes qui l'ont soignée ; elle était la seule de la famille qui ne fût pas vaccinée. Néanmoins plusieurs de ses parents ont été indisposés. Son père, âgé de 34 ans, a présenté les symptômes suivants : fièvre, lassitude dans les jambes, transpiration abondante pendant une huitaine, et surtout pendant trois jours, près d'un mois de malaise. Son oncle, âgé de 55 ans, raconte gaiement que lui aussi, selon ses expressions, a eu la suette, c'est-à-dire de la fièvre et de la sueur. Sa tante, âgée de 63 ans, variolée à 7 ans, n'a eu ni fièvre ni sueur, mais seulement sur la joue une grosse pustule ombiliquée, dont on voit encore la cicatrice caractéristique. Cette femme pense que cette pustule a été le résultat de l'application du virus sur une écorchure survenue par mégarde en soignant sa nièce. Victorine Stéblin, âgée de 12 ans, non vaccinée, a été atteinte d'une variole confluente. Au moment où elle touchait à la convalescence, sa sœur, âgée de 14 ans, vaccinée sans succès à 7 ans et à 8 ans, a été prise d'une fièvre qui a duré huit jours sans qu'il soit sorti un seul bouton.

Nous arrivons à la catégorie, beaucoup plus importante par le nombre, des varioleux après vaccine qui ont offert des éruptions. Les premiers âges de la vie ne fournissent qu'un contingent imperceptible. Un nommé Lanchy habite un pâté de maisons où la variole régnait de toutes parts. Lanchy a quatre enfants ; Joséphine, âgée de 9 ans, porte les marques d'une variole qui l'a frappée en nourrice ; Héloïse, âgée de 5 ans, vaccinée à trois mois ; Denis, âgé de 3 ans, vacciné à six mois ; Thérèse, âgée de 12 mois, non vaccinée. La contagion ayant pénétré dans cette famille, voici ce qui a eu lieu : Denis, sans être arrêté, a offert un certain nombre de petits boutons caractéristiques, dont quatre au visage ; Héloïse a présenté les mêmes phénomènes, de plus elle a gardé le lit deux jours. Inutile d'ajouter que Thérèse, non vaccinée, a pris une variole bien caractérisée auprès de ses frère et sœurs, et que Joséphine, qui avait été variolée peu après sa naissance, a joui de la plus complète immunité. Si cette famille n'avait pas vécu au milieu d'un foyer épidémique, les microscopiques affections varioleuses que l'on vient de signaler n'eussent pas même été remarquées. C'est là en quelque sorte le plus bas échelon de la variole modifiée, mais offrant néanmoins fièvre et éruption A mesure qu'on s'éloigne de l'époque où l'individu a été vacciné, on voit la variole prendre un caractère plus net, plus accentué, si bien qu'il arrive un moment où les premiers huit jours de la variole modifiée sont identiques aux premiers huit jours de la variole vraie. La fièvre d'invasion peut être extrêmement violente pendant trois ou quatre jours dans l'un et l'autre cas. L'éruption elle-même dans les deux cas peut prendre une forme confluente, et, en intensité, répéter la fièvre, suivant l'heureuse expression de M. Serres, comme dans la variole confluente vraie. Pendant cette première huitaine, on est disposé à croire que la vaccine a perdu de sa vertu préservatrice. Mais bientôt arrive la desquamation. La fièvre secondaire ou de suppuration est supprimée. La modification porte sur la suppression de la période varioleuse la plus redoutable, celle dans laquelle la mort se fait plus souvent observer. La vaccine en supprimant cette période, supprime du même coup les décès qui surviennent pendant son cours Ceci n'implique pas que la mort ne puisse avoir lieu soit pendant la fièvre d'invasion, soit pendant la période d'éruption ; mais ces faits ne s'observent guère que sur les adultes, vaccinés depuis un certain nombre d'années et en petit nombre. On ne pourrait invoquer de tels exemples pour arguer de l'affaiblissement dans son énergie du virus vaccin, puisque ce sont les anciens vaccinés qui ont eu le plus à souffrir de la variole. Ceux qui étant le plus près de la découverte de Jenner, ont été placés sous l'influence du vaccin le plus virulent ; tandis que les individus de vaccination récente, ceux qui, dans cette hypothèse, auraient reçu du vaccin affaibli, sont précisément ceux-là qui ont échappé au fléau.

Cependant un petit nombre de varioleux après vaccine ont eu la variole vraie, la variole sans modification, sans qu'aucune période ait été affaiblie ou supprimée. Mais la responsabilité de la vaccine est entièrement dégagée. Ces varioleux appartiennent à trois catégories bien distinctes :

Varioleux vaccinés pendant la période d'incubation de la variole ;

Varioleux ayant été vaccinés en temps utile, mais irrégulièrement (fausse vaccine) ;

Varioleux ayant été vaccinés en temps utile, et régulièrement (vaccine légitime), mais pouvant être classés parmi ceux qui sont susceptibles d'avoir la variole en récidive.

Dans le premier cas la vaccine a été pratiquée trop tard, dans le second elle a été mal réussie, dans le troisième elle ne pouvait faire davantage.

Quatre enfants ont été pris de variole après vaccine, parmi lesquels trois ont succombé. Ce sont :

Claude Miquel, âgé de six ans ; vacciné le 26 mars. Le médecin constate sept jours après l'opération, le 2 avril, une éruption varioleuse en travail de développement. L'opération avait eu lieu avec du vaccin conservé sous verre ; circonstance qui a peut-être été cause que deux boutons seulement ont réussi ; ils ont été magnifiques. Ils se sont développés en leur temps et ont parcouru régulièrement leur évolution. Quant à la variole, elle a affecté la forme confluente ; mais la fièvre de suppuration a manqué, et il n'est resté aucune marque sur le corps.

Joseph Bertrand est né le 5 avril. Vacciné le 8, une éruption varioleuse s'est déclarée le 13 ; ce qui fait supposer que la fièvre initiale de cette affection éruptive avait dû débuter le 10, deux jours après la vaccination. A côté de cela, la vaccine a commencé à poindre le 11. Elle a suivi d'abord une marche régulière ; mais le 13, au moment où l'éruption varioleuse a marqué son début, l'aréole qui circonscrivait la pustule vaccinale a disparu. Cet enfant est mort le 14. L'éruption varioleuse était très abondante sur l'abdomen ; on n'observait que quelques pustules çà et là sur le reste du corps.

Maria Coquet, âgée de deux ans, a été vaccinée le 16 mai. Pendant que la vaccine suivait son cours régulier, cette petite fille est prise tout à coup, le 22, de fièvre et de convulsions. Le 25, éruption varioleuse confluente. Mort le 28.

Il est évident, et on doit se hâter de le dire, que les trois enfants dont il vient d'être question, avaient la variole à l'état d'incubation lorsqu'ils ont été soumis à l'influence du fluide vaccin, et que la vaccination n'a pas été pratiquée assez à temps pour pouvoir les soustraire à l'action du contagium varioleux.

En temps d'épidémie, il n'est pas rare que les vaccinateurs inoculent à leur insu le virus vaccin à des individus placés dans de semblables conditions Comme ces individus ont déjà contracté la maladie au moment où l'opérateur vient leur inoculer le virus précieux, et que dès lors la vaccine n'est pas arrivée à temps pour pouvoir se substituer à la variole, celle-ci fait explosion à son heure et parcourt ses périodes, pendant que la vaccine, de son côté, parcourt parallèlement son évolution. Dans ce cas, on ne peut guère accuser la vaccine que d'impuissance. Les populations vont souvent plus loin dans leurs appréciations. Beaucoup de personnes croient que c'est la vaccine qui a fait sortir la variole, et que celle-ci ne se fût pas déclarée si la vaccination n'avait pas été pratiquée. Et si le varioleux meurt, c'est la vaccine qui l'a tué. Ce préjugé n'est heureusement pas général ; néanmoins, nous avons été plus d'une fois dans l'obligation de le combattre et d'essuyer même les plaintes vives et injustes des mères désolées.

Si Claude Miquel, Joseph Bernard et Maria Coquet ont eu la variole, c'est parce que la vaccination a été pratiquée trop tard. Mais chez l'un d'eux, la variole semble s'être modifiée avantageusement, puisque après avoir revêtu une forme grave, elle s'est terminée sans laisser de cicatrices indélébiles sur les téguments. Sur les deux autres la variole a déterminé la mort. La vaccine qui n'a pas eu assez de force pour prévenir le développement de la variole, aurait-elle eu assez de puissance pour la modifier ?

Pour se ranger du côté de l'affirmative, on est tout de suite obligé d'admettre une contradiction ; car, la variole aurait été modifiée favorablement chez le petit Miquel au point que la vaccine aurait produit une varioloïde, tandis que la variole aurait été aggravée par la même opération chez Joseph Bertrand et Maria Coquet, au point d'amener la mort. En ce qui concerne l'enfant Miquel, nul ne contestera que la maladie dont il a été atteint ne soit une des formes naturelles de la variole, en dehors de toute participation vaccinale. Il n'y a pas que la vaccine qui puisse modifier favorablement la variole. Il faut aussi tenir compte du bénéfice de l'âge, du degré d'aptitude individuelle, etc., etc. Si, ensuite, on considère un instant la maladie de Maria Coquet dans sa symptomatologie et dans ses rapports avec la vaccine, on voit, d'une part, que la variole a débuté par des convulsions et s'est terminée par la mort au seuil de la période de suppuration, et que, d'autre part, la vaccine a suivi son évolution normale. Mais ne sait-on pas qu'il est fréquent de voir les convulsions se manifester chez les enfants, au début des fièvres éruptives ? Ne sait-on pas également que le plus grand nombre des décès dans la variole, s'observe pendant le cours de la fièvre secondaire ? Ajoutons que cette petite fille était d'une complexion fort délicate et qu'elle était placée dans des conditions hygiéniques laissant beaucoup à désirer.

Quant à Joseph Bernard, il est également remarquable que le travail vaccinal a marché chez lui d'un pas ferme et assuré. Nous devons avouer cependant que l'aréole du vaccin s'est effacée devant l'éruption varioleuse et à l'instant même où celle-ci s'est déclarée ; ce qui tendrait à établir que si la vaccine n'a eu aucune influence sur la marche de la variole, il n'en a pas été ainsi de la variole sur la vaccine. Mais il faut remarquer que l'aréole s'est effacée le 13 et que le décès n'a eu lieu que le 14. On pourrait donc tout aussi bien rattacher ce phénomène aux symptômes précurseurs de la mort.

Toutes les fois qu'il s'est offert à notre observation un malade porteur en même temps de variole et de vaccine, parcourant parallèlement leur évolution, nous avons soumis la double série des symptômes répondant à ces deux états, à une analyse sévère, et il n'est jamais résulté de nos observations la preuve évidente que dans ce cas la variole et la vaccine se soient modifiées réciproquement. Il faut pour que cette modification ait lieu, que l'une ait le pas sur l'autre, et non qu'elles marchent ensemble.

A la vérité, le quatrième cas de variole après vaccine dont il nous reste à rendre compte, semble se produire tout exprès pour heurter cette proposition. En effet, Mathilde Berger a neuf ans; elle a été vaccinée il y a trois ans. Elle va à l'école chez les sœurs. Une variole confluente s'empare d'elle le 16 mars et elle succombe le 23. On ne peut pas dire qu'ici la vaccine n'a pas eu le pas sur la variole ; elle l'a précédée de trois ans. On ne pourrait pas davantage s'étayer, pour innocenter la vaccine, sur cette considération qu'avec l'âge, le virus a perdu de sa vertu préservatrice, puisqu'il ne s'agit que d'un espace de trois années, d'un laps de temps insignifiant. Mais l'inoculation du fluide vaccin sur cette jeune fille, pratiquée au mois de février 1860, n'avait donné lieu qu'à une fausse vaccine. Sa sœur Eugénie, âgée de 7 ans, vaccinée le même jour, et son frère Marcel, âgé de 3 ans, vacciné la semaine suivante, ayant eu l'un et l'autre une vaccine légitime, ont échappé à la variole, malgré leur cohabitation avec Mathilde pendant sa maladie.

Encore bien que Mathilde Berger eût bénéficié d'une vaccination régulière, ce fait ne mettrait nullement la vaccine dans l'embarras. Est-il sans exemple qu'un individu ayant déjà été atteint de variole une première fois, soit pris de cette maladie une seconde? Cette question qui a divisé les médecins pendant douze siècles, ne fait plus, il y a lieu de le supposer, de doute pour personne. Or, le plus que puisse faire la vaccine, c'est de tenir lieu d'une petite vérole.

Sur moins de deux cents cas de variole observés à Dijon, tant en ville qu'à l'hôpital, dans l'épidémie dont nous essayons en ce moment de donner la relation, quatre cas de variole en récidive se sont fait remarquer.

Voici en peu de mots l'historique de ces quatre malades :

Adèle Fréneau a été atteinte à l'âge de quatre ans d'une variole discrète. Sa mère montre sur le corps de cette enfant quatre ou cinq cicatrices dont le caractère n'est pas douteux. Il y avait cinq ans et demi qu'Adèle avait été variolée pour la première fois, lorsqu'elle l'a été une seconde : fièvre prodromique violente, éruption confluente, etc ; mais la fièvre secondaire a fait défaut et la variole en récidive ne laisse aucune trace.

Elisa Combeau a été, comme Adèle Fréneau, atteinte d'une petite vérole très discrète en bas âge (deux ans). Plusieurs cicatrices sont encore visibles sur le front. Cinq ans se sont écoulés entre la première variole et la variole en récidive. Celle-ci a été confluente, sans fièvre de suppuration et n'a point laissé de marques.

On objectera certainement que touchant ces deux malades, il y a eu récidive sans doute, mais que la première variole a pu modifier favorablement la seconde. D'accord. Mais dans les deux cas qui vont suivre, la variole en récidive a été, au contraire, plus grave que la première.

Marie Bernard a eu la variole discrète à l'âge de trois ans. Il est resté peut-être plus de cent cicatrices. Elle était âgée de sept ans quand elle a eu la variole pour la deuxième fois. La variole en récidive a été confluente. Quoique l'état parût fort grave vers le sixième jour, néanmoins, d'après ce qu'on avait observé chez Adèle Fréneau et Elisa Combeau, on pouvait espérer la suppression de la fièvre secondaire. Il n'en fut rien. La période de suppuration ne fit point défaut. La vériole en récidive suivit le cours de la variole vraie confluente ordinaire. Un an après la guérison, les parents de cette petite fille font remarquer que les cicatrices de la première variole sont plus apparentes qu'avant la récidive. Quant aux marques de la seconde variole, on les distingue parfaitement. Le nez, le front, une partie des joues en sont criblés.

Catherine Schœndorf a présenté des phénomènes à peu près identiques. Elle avait eu la variole discrète à l'âge de 18 mois. Les marques indélébiles qu'elle portait sur le corps, attestaient assez que le médecin n'avait point erré dans son diagnostic. On voyait encore sept à huit cicatrices sur les reins, deux au front, une assez large sur la joue et une quarantaine sur les cuisses. Comme Marie Bernard, elle était âgée de sept ans lors de sa seconde atteinte varioleuse, et, comme chez elle, la variole en récidive était la variole vraie confluente. Mais moins heureuse, elle a succombé le septième jour, au début de la période de suppuration.

Il est inutile de faire remarquer qu'aucune de ces quatre petites filles, qui, par parenthèse, allaient toutes à l'école chez les sœurs Saint-Bénigne, n'avait été vaccinée. Le médecin avait prévenu les parents que la variole tenant lieu de vaccine, il devenait superflu de les faire vacciner. Il est bien vrai qu'une première variole met à l'abri d'une seconde, au moins aussi bien que la vaccine. Si un individu est atteint de variole après une vaccine légitime, par suite d'une nouvelle aptitude à contracter la maladie, cette variole est en général plus ou moins atténuée par l'effet de cette opération. Une première variole, au lieu d'une première vaccine, conduit au même résultat, et même plus sûrement. Elle préserve d'une seconde variole; et si elle ne préserve pas absolument, elle peut la modifier dans un sens favorable. Mais enfin, il est des cas, rares, il faut en convenir, où l'organisme paraît tellement avide du virus varioleux, qu'une vraie variole en récidive devient possible et que même la seconde est plus grave que la première. Dans de semblables circonstances, la vaccine paraît humiliée dans ses promesses. Mais peut-on raisonnablement demander que la vaccine fasse mieux, pour prévenir la variole, que la variole elle-même ?

Un enfant de 23 mois non vacciné, atteint d'une variole confluente, avait sur la joue, au début de sa maladie, un impétigo du périmètre d'une pièce d'un franc. L'éruption varioleuse a donné lieu à la formation d'un masque impétigineux. La variole guérie, tout disparaît. Tandis que sa sœur qui avait, à l'âge de 18 mois, des croûtes impétigineuses au visage, et cà et là sur le corps, les a gardées deux ans, avec des ganglions cervicaux engorgés. Elle n'a pas été atteinte par la petite vérole (1).

---

(1) Quelques-uns des varioleux qui font l'objet de cette dissertation ont été visités par MM. les docteurs Bolut fils, Coquelu, Petit, Quevy et Vétu. Ces excellents confrères, non satisfaits de donner gratuitement leurs soins à ces malheureux, se sont en outre empressés de nous signaler la demeure de leurs malades; attention bienveillante qui a rendu plus faciles nos recherches. Nous leur en exprimons ici toute notre reconnaissance.

HOPITAL GÉNÉRAL

(300 lits environ, plus les crèches).

C'est au milieu de décembre de l'année 1862 que la variole a fait son entrée à l'hôpital dans la personne de Pierre Leclerc, qu'un enfant de six ans, appartenant à une famille nomade, avait contaminé dans une auberge. L'épidémie dans cet établissement n'a été close qu'au mois de décembre 1863. Elle a donc eu une durée d'environ un an. Trois cas se sont fait observer en décembre 1862, deux en janvier 1863, trois en février, trois en mars, seize en avril, onze en mai, trois en juin, deux en juillet, un en août, zéro en septembre et octobre, un en novembre, un en décembre.

Sur un chiffre total de quarante-six varioleux, quinze déjà admis depuis plusieurs semaines à l'hôpital où ils étaient venus réclamer des soins pour d'autres maladies, ont contracté la variole dans les salles auprès de varioleux venus du dehors ; trois ou quatre de ceux-ci ont succombé. Quatre malades transportés à l'hôpital dès le début de leur affection varioleuse, avaient pris le germe de leur mal dans cet établissement à l'occasion de visites faites à des parents ou à des amis. Vingt-cinq ont paru avoir contracté la variole en ville. A l'égard des deux autres, les renseignements ont fait défaut. Ainsi, plus du tiers, près de la moitié des varioleux observés à l'hôpital, ont pris le germe de leur maladie à l'hôpital même. Et l'on a pu remarquer à l'hôpital ce qui a également été observé en ville, à savoir, la localisation du fléau dans la sphère plus ou moins restreinte de la contagion. En ville la variole a presque exclusivement sévi sur un quartier. A l'hôpital, elle n'est guère sortie des salles des fiévreux, où fiévreux et varioleux se trouvaient placés côte à côte et pêle-mêle, conformément à l'usage consacré en France dans la plupart des établissements hospitaliers.

Ce n'est pas la première fois que de l'étude rigoureuse des faits, ressortent, dans nos compte-rendus annuels, les inconvénients graves de l'installation, dans les hôpitaux, des varioleux au milieu des autres malades. Ce système donne des résultats regrettables. Mais aussi longtemps que Paris n'aura pris aucune décision à cet égard, la province subira, nous le craignons bien, par l'effet d'une servile imitation, le joug de cette pernicieuse disposition administrative, contre laquelle nous ne cesserons de nous élever avec énergie.

Si l'on considère maintenant la variole, non plus dans ses rapports avec la contagion, mais avec l'âge des sujets, voici quel sera le résultat du dénombrement.

Un varioleux à l'âge d'un mois, un à deux ans, un à cinq ans, dix de quinze à vingt ans, vingt et un de vingt à trente, huit de trente à quarante, trois de quarante à cinquante, zéro de cinquante à soixante, un de soixante à soixante-dix.

La variole a donc frappé dans les premiers âges de la vie, mais sur trois enfants seulement, et encore faut-il faire la remarque qu'ils n'étaient pas vaccinés. Ce n'est qu'après l'âge de quinze ans, que cette maladie a atteint les vaccinés. De quinze à vingt ans, sur dix varioleux, il y a six vaccinés ; de vingt à trente ans, sur vingt et un varioleux, on en compte treize ; de trente à quarante ans, sur huit on en compte huit ; de quarante à cinquante, sur trois on en compte trois, et ainsi de suite. De sorte que si au-dessous de quinze ans, les varioleux n'avaient pas été vaccinés, au-dessus de trente, ils l'étaient tous ; entre ces deux extrêmes il y avait des vaccinés et des non vaccinés.

Sur 41 varioleux, 31 avaient été vaccinés, 10 ne l'avaient pas été.
Sur 31 varioleux vaccinés, il y a eu :
    28 varioloïdes,
    3 varioles confluentes,
    3 décès.
Sur 10 varioleux non vaccinés :
    7 varioles confluentes,
    3 varioles discrètes,
    4 décès,
    6 défigurés.
Sur le chiffre total des varioleux, 27 appartiennent au sexe mas-

culin, et 14 au sexe féminin. Cette prédominance du sexe masculin sur le féminin tient à ce que la variole s'est multipliée davantage par contagion dans les salles des hommes que dans les salles des femmes. Dès la fin de décembre 1862, le service des hommes recevait des varioleux du dehors. Le service des femmes n'a commencé à en recevoir qu'au mois d'avril suivant.

Une femme, Reine Caillé, âgée de 28 ans, enceinte de cinq mois et demi environ, a été prise, le 23 mai, des premiers symptômes de la variole. Le 26, au début de la période d'éruption, elle a accouché sans incident particulier d'un enfant mort. Elle est morte elle-même le 2 juin, après neuf jours de maladie, dans le cours de la fièvre secondaire, d'une variole confluente, compliquée de purpura. C'est évidemment à l'explosion inopinée de la variole chez cette femme qu'il faut attribuer cet accouchement prématuré et la mort du produit. Aucun autre accident n'a paru y avoir donné lieu. Et, du reste, elle n'était point vaccinée. Le fœtus ne portait aucune marque de variole.

Chez une autre femme, l'invasion de la variole a aussi donné lieu à un accouchement prématuré ; mais comme la manifestation de la maladie n'a précédé que de quelques jours l'époque où le travail naturel de la parturition devait avoir lieu, l'enfant est né vivant et viable.

Voici le fait. Anne Bertrand, âgée de 29 ans, ne portant aucune trace de vaccine, est prise de fièvre vers le premier avril. Le quatre, la douleur continue des lombes, symptôme de variole, se confondait avec de légers et intermittents maux de reins, symptômatiques d'un accouchement au début. Puis les douleurs de l'enfantement finissaient par dominer la scène. L'enfant venait au monde le cinq ; le 5 commençait aussi à paraître sur le corps de l'accouchée l'éruption varioleuse. Vers le huit, la fièvre secondaire ou de suppuration était manifeste. La fièvre de lait a paru s'être combinée avec la fièvre varioleuse, en ce sens que la montée s'est bien faite. Mais l'enfant n'a pas voulu prendre le sein. On l'a élevé au petit pot. Cette alimentation a été bien supportée. Le 13, son corps a présenté l'éruption caractéristique de la variole, et il est mort le 14. Né quelques jours avant terme, produit d'une mère gravement malade à la fin de la gestation, soumis dès sa naissance à une alimentation artificielle : telles sont les causes probables de faiblesse organique qui, dans leur ensemble, n'ont pas permis à l'éruption d'acquérir son entier développement. De même que chez Reine Caillé, l'accouchement chez Anne Bertrand s'est effectué le premier jour de la période d'éruption et elle est morte pendant la durée de la fièvre secondaire.

Elles ont accouché l'une et l'autre en ville, mais Reine Caillé seule a été transportée à l'hôpital.

Deux malades à peine convalescents de fièvre typhoïde ont été pris de variole.

Georges Monin, ajusteur-mécanicien, âgé de 28 ans, arrivait de Gray, où des travaux l'avaient retenu deux mois. Bientôt, le 23 avril, il ressent les premiers symptômes de la fièvre typhoïde ; il est reçu à l'hôpital le 25. Ce n'est que le 24 mai, après trente-deux jours de maladie, que le malade entre en convalescence.

Dans un lit, tout à côté de Monin, il y avait, à ce moment-là, un varioleux en desquamation Monin prend la variole auprès de lui Le 29, cette maladie éruptive marquait son début. La fièvre est très vive. Le malade dit que son corps est comme un charbon ardent. Grande agitation, soif inextinguible, délire la nuit. Mais la fièvre cesse après une éruption discrète. La période de suppuration est supprimée, et partant il ne reste après guérison aucune cicatrice sur le corps.

En présence de ce fait, les questions se pressent en foule Et d'abord, Monin a-t-il bien eu une fièvre typhoïde? La réponse n'est pas douteuse. M. le docteur Morlot, médecin traitant, les élèves, tout le monde a pu l'observer et le suivre La fièvre a été des mieux caractérisées et des plus graves N'y a-t-il eu aucun doute sur le diagnostic de la variole? Pas davantage. Seulement, comme l'individu avait été vacciné dans son enfance, l'affection varioleuse, après avoir débuté violemment, s'est radoucie après l'éruption, ainsi qu'il arrive souvent aux malades placés dans de semblables conditions. Il est même remarquable qu'au sortir d'une fièvre typhoïde, alors que l'organisme paraissait épuisé, les symptômes d'invasion de cette variole modifiée aient montré tant de vigueur. Enfin on remarquera qu'il ne s'est écoulé que cinq ou six jours entre le moment où la fièvre typhoïde a cessé et celui où la fièvre varioleuse a marqué son début. Le malade a-t-il contracté la variole pendant la convalescence de la fièvre typhoïde, ou pendant la durée de celle-ci? Nous pensons que la variole a été contractée pendant la convalescence, et que si la maladie a marché si vite dans son développement, c'est qu'au moment de la contamination il y avait chez le convalescent une grande activité d'absorption, d'autant plus grande que la guérison avait été on ne peut plus franche. Mais cela ne prouverait toujours pas qu'il y a antagonisme entre la variole et la fièvre typhoïde. Il semble que ce fait tend bien plutôt à prouver le contraire.

Le second exemple de variole, observé immédiatement après la guérison d'une fièvre typhoïde dans les salles de l'hôpital, a porté sur un ouvrier du chemin de fer, âgé de trente-un ans. Pierre Braconnier est pris de fièvre typhoïde le 27 mai; l'hôpital le reçoit au commencement de juin. Dès le 16, le malade entre en convalescence. Il était sans fièvre depuis quatre jours, lorsque la variole se déclare. A la vérité, la fièvre typhoïde n'a duré que vingt et un jours, mais ses caractères n'en ont pas moins été tranchés : épistaxis, céphalalgie violente, météorisme, taches lenticulaires à la peau, etc, etc., la plupart des symptômes les plus caractéristiques de cette fièvre se sont déroulés aux yeux de l'observateur. Comme Pierre Braconnier avait été vacciné dans sa jeunesse, la variole a été profondément modifiée. La fièvre éruptive a été violente seulement pendant trente-six heures, et l'éruption n'a consisté que dans une centaine de pustules répandues sur la figure, les épaules, le dos, les organes sexuels et les fesses.

Dans les deux faits qui précèdent, on constate deux fièvres typhoïdes et deux varioles d'inégale durée et d'inégale gravité, s'étant succédé les unes aux autres. On voit bien que la vaccine a dû modifier la variole; mais on n'aperçoit pas l'ombre de preuve que la variole ait pu être modifiée par la fièvre typhoïde.

BRESSEY-SUR-TILLE (canton de Dijon Est)

(158 habitants).

Anne Lignier est allée plusieurs fois voir son frère, Pierre Leclerc, à l'hôpital de Dijon, où il recevait des soins pour une variole confluente. Deux jours après sa dernière visite, elle éprouvait les premiers symptômes de la maladie de son frère. Cette femme a été le point de départ de trois autres cas de variole dans sa famille.

Le premier cas de variole s'est déclaré en janvier, les trois autres en février.

L'un des varioleux avait cinquante-cinq ans, un autre quarante-deux ans, un troisième vingt-sept ans, le quatrième quatre mois.

Aucun d'eux n'était vacciné.

Sur un total de 4 varioleux, il y a eu :

3 varioles confluentes,
1 variole discrète,
4 décès.

Trois varioleux étaient du sexe masculin, un était du sexe féminin.

Ils vivaient neuf individus dans une seule chambre, au rez-de-chaussée, prenant jour sur la rue par une porte et une petite fenêtre. L'air étant insuffisant, on laissait constamment la porte ouverte. Chez deux d'entre eux, la variole a présenté dès le début un mauvais aspect ; la base des pustules était violacée. Ils sont morts en présentant les caractères décrits par les auteurs de la petite vérole maligne. Cette malignité, il faut, pensons-nous, l'attribuer à l'encombrement.

Anne Lignier avait un enfant de quatre mois qu'elle allaitait. Il a été vacciné le 30 janvier par M. le docteur Adam, avec du vaccin expédié sous verre. La vaccine n'a produit qu'un seul bouton, mais magnifique, qui a parcouru normalement son évolution. Dix jours plus tard (9 février), une variole confluente éclatait. A ce moment, rapporte notre confrère, la pustule vaccinale était encore humide, mais affaissée. La mère de l'enfant étant morte le 2 février, l'orphelin a eu à subir la variole au milieu des épreuves qu'entraîne toujours le passage de l'alimentation naturelle à l'alimentation artificielle Ce décès s'explique donc tout naturellement et par la nature de la maladie, et par les conditions hygiéniques dans lesquelles l'enfant était placé (*circumfusa et ingesta*), sans qu'il soit nécessaire de faire intervenir l'influence de la vaccine. L'opération a été pratiquée trop tard. L'enfant était déjà contaminé quand on y a eu recours; il avait la variole à l'état d'incubation. La variole et la vaccine ne paraissent pas avoir réagi l'une sur l'autre.

PLOMBIÈRES-LEZ-DIJON
(1,582 habitants).

Vers le milieu de janvier, Marie Mugnier quittait Dijon pour aller habiter Plombières. Cinq jours après ce changement de résidence, elle était prise des premiers symptômes de la petite vérole. Elle a communiqué sa maladie à sa sœur et à une autre personne.

Au total, trois varioleux vaccinés, âgés de vingt à trente ans, du sexe féminin, ayant eu la varioloïde. (Vaccinateur : M Remy.)

GILLY-LEZ-CITEAUX (canton de Nuits, arrondissement de Beaune)
(536 habitants).

Gremeau-Galant, âgé de trente-cinq ans, non vacciné, a passé une journée au milieu du foyer épidémique à Dijon, vers les premiers jours de février. Pris de variole confluente le 26 du même mois, il transmit le principe de son mal à sa femme, âgée de trente-trois ans, vaccinée, qui en a été quitte pour une varioloïde, et à son frère, domicilié à Nuits, qui l'avait visité plusieurs fois. Grâce aux nombreuses revaccinations opérées par M. le docteur Truchetet et à la séquestration des malades, la variole n'a atteint que ces trois personnes. C'était bien déjà trop, puisque sur trois varioleux, l'un est resté défiguré et un autre est mort en devenant le point de départ d'une épidémie considérable dans la ville qu'il habitait.

NUITS
(3,346 habitants).

En effet, le contagium varioleux a été apporté dans la ville de Nuits par Nicolas Gremeaux, vigneron, âgé de quarante ans. Il était allé voir son frère, à Gilly, le 6, le 9 et le 13 mars. Atteint le 16, il est mort le 29.

Nicolas Gremeaux et Joseph, son frère, ont été vaccinés en même temps à Vosnes, à l'âge de huit ou douze ans, avec du vaccin conservé. L'opération n'avait pas réussi

L'épidémie a débuté le 16 mars ; elle a pris fin le 6 septembre. Sa durée a été de plus de cinq mois et demi.

Un seul varioleux a été observé en mars, neuf en avril, neuf en mai, trente en juin, vingt-huit en juillet, cinq en août

Au point de vue de l'âge, il résulte du tableau dressé avec un soin parfait par M. le docteur Lenoir, que dix cas de variole se sont produits au-dessous de dix ans; douze, de dix à vingt ans; vingt-huit, de vingt à trente; onze, de trente à quarante ; seize, de quarante à cinquante ; quatre, de cinquante à soixante ; un, de soixante à soixante-dix.

Sur 82 varioleux, 77 avaient été vaccinés, 5 ne l'avaient pas été.

Sur 77 vaccinés, 72 varioles modifiées, 5 varioles discrètes (qui ont laissé des marques légères).

Sur 5 non vaccinés :
>4 varioles confluentes,
>1 variole discrète,
>4 morts.

Les quatre individus décédés étaient âgés de deux ans, vingt-trois ans, trente ans et quarante ans. — Ils étaient étrangers à la localité. L'enfant de deux ans était depuis quinze jours chez sa grand'mère. Un autre était marchand de chiffons. Un boulanger était venu pour prendre un fonds de boulangerie Enfin Gremeaux, on l'a pressenti, était originaire de Vosnes.

33 appartiennent au sexe masculin, et 49 au sexe féminin.

DIÉNAY (canton d'Is-sur-Tille)
(235 habitants).

Rosalie Goux, âgée de trente-trois ans, vaccinée à quatre ans, vient à Dijon, le 22 février, dans une maison habitée par des varioleux. Dès le 7 mars, elle est atteinte de varioloïde. Le principe contagieux s'étend à trois personnes autour d'elle Ces quatre varioleux habitaient la forge de Diénay et occupaient un bâtiment bien séparé des autres habitations. Ils ont reçu les soins éclairés de M le docteur Berthaut.

Un varioleux a été observé en mars, trois en avril.

Voici leur âge : huit mois, vingt-cinq ans, trente-trois ans et trente-cinq ans.

Sur 2 varioleux vaccinés :
1 variole discrète,
1 varioloïde.

Sur 2 varioleux non vaccinés :
1 variole confluente,
1 varioloïde,
1 décès.

Deux appartiennent au sexe masculin, deux au sexe féminin.

SAULON-LA-CHAPELLE (canton de Gevrey)
(518 habitants).

Catherine Beudet, âgée de trentre-trois ans, non vaccinée, s'est mise en rapport le 10 mai, à Dijon, avec la femme Boichard, convalescente d'une varioloïde. Dès le 14 mai, elle a été atteinte d'une variole confluente Trois personnes qui l'ont visitée ont contracté sa maladie.

Un cas de variole a été observé en mai et trois en juin.

Un varioleux était âgé de vingt ans, trois avaient de trente à quarante ans.

Sur 4 varioleux, 2 avaient été vaccinés.

Sur 2 vaccinés, 2 varioloïdes.

Sur 2 non vaccinés, 2 varioles confluentes.

2 défigurés.

Deux appartiennent au sexe masculin et deux au sexe féminin.

SAVOUGES (canton de Gevrey)
(121 habitants).

Marie Boichard, âgée de dix-sept ans, non vaccinée, est une des trois personnes qui ont contracté la variole auprès de la femme Boichard, à Dijon. Sa maladie a débuté le 18 mai. Elle a obtenu la guérison, mais au prix des charmes physiques de sa jeunesse. Elle est restée défigurée. On l'a séquestrée. Aucune autre personne dans la commune n'a été atteinte.

HAUTEVILLE (canton de Dijon Nord)
(233 habitants).

Jenny Gachot, âgée de 19 ans, était, parmi les trois personnes dont il vient d'être parlé, celle qui était vaccinée. C'était la plus jolie fille du village. Chacun la voyait déjà défigurée. Mais l'œuvre de Jenner avait passé par là. Aussi la variole fut-elle par cela même dépouillée de sa période de suppuration et ne laissa-t-elle aucune empreinte sur la peau.

Cependant les deux premières périodes n'ont pas manqué d'une certaine violence. La fièvre a été très vive pendant quatre jours Le troisième jour il y a eu de l'hématémèse; le quatrième, au début de l'éruption, il y a eu des épistaxis et du délire Dès le cinquième jour, l'orage s'est apaisé. Cette varioloïde a pris la forme discrète. Les boutons étaient petits. Il y en avait surtout au front, au nez, au menton.

En rapprochant dans leurs commémoratifs les maladies de Catherine Beudet, Marie Boichard et Jenny Gachot, qui ont été infectées le même jour, nous remarquons que la durée d'incubation n'a pas été la même pour toutes les trois. Pour la première, cette durée a été de quatre jours; pour la seconde, elle a été de huit jours, et pour la troisième, de onze jours; car Jenny Gachot est tombée malade le 21 mai, Marie Boichard le 18 et Catherine Beudet le 14.

SAINT-THIBAUT (canton de Vitteaux, arrondissement de Semur)
(403 habitants).

Il résulte du rapport fourni par M. le docteur Lacoste, vaccinateur, membre du Conseil général, ce qui suit :

La première personne atteinte de variole a été Anne Durupt, laquelle avait fait une visite à l'hôpital de Dijon peu de jours avant de tomber malade. Anne Durupt a transmis ensuite le principe de son mal à sa sœur qui lui a donné des soins, et à quelques personnes qui l'ont visitée. De celles-ci, la variole s'est étendue à quelques autres individus.

Il est remarquable que la maladie a épargné la première enfance. Deux varioleux ont été observés de dix à vingt ans; — trois, de vingt à trente; — quatre, de trente à quarante; — huit, de quarante à cinquante; — un, de cinquante à soixante; — deux, de soixante à soixante-dix.

Cinq varioleux ont été observés en mai et quinze en juin. L'épidémie a débuté le 12 mai, et le dernier malade a été guéri vers le 10 ou le 12 juillet. Sa durée a donc été d'environ deux mois.

Sur 20 varioleux, 10 avaient été vaccinés et 10 ne l'avaient pas été.

Sur 10 varioleux vaccinés, il y a eu :
    10 varioles modifiées,
    Point de décès.

Sur 10 varioleux non vaccinés :
    10 varioles confluentes ou discrètes,
    4 décès.

Sur le chiffre total des varioleux, sept appartiennent au sexe masculin et treize au sexe féminin.

SAINTE-COLOMBE

(189 habitants).

Marguerite Berthault, âgée de quarante-sept ans, non vaccinée, a contracté la variole à Saint-Thibaut en soignant sa sœur. Invasion de la maladie le 2 juillet. Au total :
    1 varioleux non vacciné,
    1 variole confluente,
    1 décès.

BLIGNY-LE-SEC

(566 habitants).

Le 24 octobre, une demoiselle Nicol, religieuse de l'ordre de la Providence, à Vitteaux, vient à Bligny, au sein de sa famille, pour se rétablir d'une sérieuse indisposition. Dès le lendemain de son arrivée, le caractère de sa maladie se révèle à tous les yeux : elle était atteinte de variole. Cette jeune personne, âgée de vingt-quatre ans, avait été vaccinée à l'âge de dix-huit mois. Elle en est quitte pour une varioloïde.

Le 12 novembre, sa sœur, Catherine, âgée de seize ans, qui couche dans sa chambre, est frappée du même mal. Le 16, c'est au tour de son frère Henri, âgé de quatorze ans; et le 17, celui de son frère jumeau Nicolas. Ses frères et sœur avaient été vaccinés comme elle, et comme elle ils n'ont eu à subir qu'une variole modifiée.

On pouvait croire, d'après les mesures de précautions prises, que le foyer épidémique si bien allumé allait s'éteindre dans cette maison Mais une rencontre a lieu au lavoir public entre la mère des enfants Nicol, qui était venue laver du linge ayant servi aux varioleux, et la femme Huguenot, dont la demeure est assez éloignée de celle des Nicol Deux ou trois jours après cette rencontre, Claudine Huguenot, âgée de vingt-quatre ans, fille de cette dernière, est frappée de variole. Marie Huguenot, sœur de Claudine, âgée de vingt-huit ans, paie son tribut dix-sept jours plus tard. Et enfin Victorine, la plus jeune des trois sœurs, âgée de quatorze ans, est atteinte neuf jours après sa sœur Marie. Elles portaient toutes trois les stigmates d'une vaccination régulière. Claudine et Victorine ont une variole modifiée. Mais Marie succombe le sixième jour de sa maladie. Voici en quels termes M. Sonnois, vaccinateur cantonal, rend compte de ce décès :

« La nommée Marie Huguenot, âgée de vingt-huit ans, décédée le sixième jour dans le summum de la période inflammatoire, avait bien réellement été vaccinée (et par moi). Elle portait sur un bras deux cicatrices et sur l'autre trois bien visibles, et plutôt profondes que superficielles. J'allais alors tous les deux jours à Bligny; je visitais cette malade chaque fois. L'éruption a été très confluente, surtout à la figure et sur les téguments crâniens. On était au milieu de décembre. L'hiver, exceptionnellement rigoureux, se faisait désagréablement sentir sur les hauteurs que nous habitons. La chambre occupée par la malade était à la fois froide et humide. Une porte délabrée, tout près du chevet du lit, y dirigeait un courant d'air glacial qui s'engouffrait sous les couvertures au moindre mouvement de la malade. J'avais pressé la mère pour qu'elle fît entourer ce grabat par un rideau quelconque; mais rien de cela n'a été fait. La malheureuse malade ne tenait pas à la vie. Les parents ne paraissaient pas tenir davantage à la conserver. Dans ces conditions et sous cette fâcheuse influence, le mouvement fluxionnaire général de la surface du corps et des membres a été arrêté; une concentration s'est opérée vers l'appareil cérébral, des symptômes de méningite se sont développés, et en quarante-huit heures tout a été terminé. »

Une remarque qui s'applique également aux deux familles dont nous venons de parler, c'est que les père et mère de ces jeunes gens qui se sont réciproquement donné la variole, ont échappé à cette maladie. Et cependant ils vivaient dans la même atmosphère, ils ont soigné leurs enfants; ils ont lavé leur linge contaminé, sinon leur père, au moins leur mère. A la vérité, les parents avaient été vaccinés dans leur enfance. Mais n'avons-nous pas vu que les enfants se trouvaient dans les mêmes conditions? Chez les enfants, la vaccine a eu généralement pour effet de modifier avantageusement la maladie, si elle n'a pu l'empêcher. Chez les parents, le bénéfice de l'âge s'est probablement joint au bénéfice de la vaccine ; car, si la variole est de toutes les époques de la vie, néanmoins l'aptitude à la contracter varie selon les âges. Nous ne parlons pas des différences idiosyncrasiques ; on serait peut-être en droit de nous demander pourquoi cette idiosyncrasie n'aurait pas été transmise aux enfants par leurs auteurs.

En dehors des deux familles dont il vient d'être question, la variole a atteint trois autres personnes appartenant chacune à une famille différente, l'une âgée de trente-six ans, vaccinée à deux ans, une seconde, âgée de seize ans, également vaccinée en bas âge, enfin une troisième, âgée de vingt-sept ans, non vaccinée. Les deux premières ont eu une variole modifiée, et la dernière une variole confluente à laquelle elle a succombé le quatorzième jour de sa maladie.

Ajoutons un certain nombre de cas légers de varioloïde répandus çà et là, qui annonçaient un travail de dissémination du principe contagieux.

Nous nous sommes hâté de mettre M. Sonnois en possession de vaccin frais, recueilli le jour même de l'envoi. Ce vieillard plein de zèle s'est empressé d'inoculer le virus aux enfants non encore vaccinés, les plus rapprochés du foyer de la maladie. Cette première opération ayant eu un complet succès, on a pu commencer en grand les revaccinations d'adultes réclamées par la population avec de vives instances Du 20 novembre 1863 au 10 janvier 1864, M. Sonnois a vacciné d'abord quinze jeunes enfants et quatre personnes adultes qui n'avaient encore été ni vaccinés ni atteints de variole . 19

Puis revacciné 130 adultes de différents âges et différents sexes 130

Au total 149 personnes, sur une population de 566 habitants, ont été vaccinées ou revaccinées.

Sur 10 varioleux, 9 avaient été vaccinés, 1 seul ne l'avait pas été.

Sur 9 vaccinés, 8 varioloïdes,
> 1 variole confluente,
> 1 décès.

Pour 1 non vacciné :
> 1 variole confluente,
> 1 décès.

Sur le chiffre total des varioleux, 4 appartiennent au sexe masculin et 6 au sexe féminin.

SAINT-SEINE-L'ABBAYE
(734 habitants).

Cette bourgade, cachée dans un pli de terrain montueux et située non loin des sources de la Seine (1), a reçu deux fois de Bligny, en trois mois, le principe contagieux. La première fois, c'est le percepteur qui prend la variole en faisant sa tournée de perception. Il était vacciné. Sa maladie est bénigne. Il ne la communique pas aux personnes qui l'entourent. Mais il devient le point de départ de l'épidémie de Francheville.

Deux mois et demi s'étaient à peine écoulés, qu'arrive de Bligny à Saint-Seine un homme qui vient servir en qualité de domestique chez le sieur Alexandre Deher. Ce domestique était convalescent de variole. Il communique bientôt sa maladie à son maître, ainsi qu'à un individu de sa condition. Neuf personnes sont atteintes successivement, une en décembre 1863, quatre en mars et quatre en avril 1864.

Un seul enfant a été atteint. Deux cas ont été observés de vingt à trente ans ; deux, de trente à quarante ; trois, de quarante à cinquante ans, et un à soixante-quatre ans

Sur 9 varioleux, 7 étaient vaccinés et 2 ne l'étaient pas

Sur 7 vaccinés, il y a eu :
> 5 varioloïdes,
> 2 varioles discrètes,
> 1 décès.

---

(1) C'est dans cette localité froide, salubre, austère, qu'est situé l'établissement hydrothérapique le plus rapproché de Dijon et l'un des mieux aménagés de l'empire.

Sur deux non vaccinés :

2 varioles confluentes,
2 morts.

Cinq appartenaient au sexe masculin, et quatre au sexe féminin.

L'individu décédé parmi les vaccinés était âgé de 40 ans. Il est mort le neuvième jour. Son état n'était pas grave, il n'y avait aucune complication. On attribue sa mort à des écarts de régime et à d'autres imprudences. Cet homme était domestique.

FRANCHEVILLE

(519 habitants).

Dans le courant du mois de mars, Jean Bornier, de Francheville, âgé de onze ans, va à Saint-Seine, où se trouvaient depuis quelques jours deux individus atteints de variole grave, desquels il n'approche pas. Mais il est reçu chez le percepteur. Or, le percepteur en avait été atteint au mois de janvier précédent. Il y a lieu de penser que l'enfant a reçu là le contact du miasme contagieux. Il n'est porteur d'aucune marque de vaccine ; les parents affirment néanmoins qu'il a subi l'opération vaccinale à l'âge de dix-huit mois. Quoi qu'il en soit, il a payé son tribut par une simple varioloïde. Son père, âgé de quarante-deux ans, non vacciné, qui lui a donné des soins, a été contaminé aux jours de la convalescence (variole confluente). Sa mère, âgée de trente-quatre ans, vaccinée à cinq ans, a pris à la même source une variole modifiée. La chaîne contagieuse a pu être suivie, anneau par anneau, depuis le premier jusqu'au dernier varioleux.

L'épidémie ayant débuté le 5 avril et ayant pris fin le 15 novembre, a donc duré sept mois et dix jours.

Un cas de variole s'est fait observer en avril, 2 se sont fait observer en mai, 2 en juin, 6 en juillet, 4 en août, 18 en septembre et 7 en octobre.

Quant à l'âge auquel les varioleux ont été frappés, en voici le dénombrement :

A l'âge de 5 mois. . 1
A 3 ans 1
De 10 à 20 ans . . 3
De 20 à 30. . . . 5
De 30 à 40. . . . 13
De 40 à 50. . . . 7
De 50 à 60. . . . 6
De 60 à 70. . . . 4

Sur 40 varioleux, 31 avaient été vaccinés et 9 ne l'avaient pas été.

Sur 31 vaccinés, 29 varioloïdes à tous les degrés,
2 varioles discrètes.

Sur 9 non vaccinés :

1 varioloïde,
1 variole discrète,
7 varioles confluentes,
3 décès,
8 marqués.

Sur le chiffre total des varioleux, 18 appartiennent au sexe masculin et 22 au sexe féminin.

François Moreau, âgé de cinquante-sept ans, a eu la variole en récidive. Atteint pour la première fois à l'âge de onze ans d'une affection varioleuse dont il portait de nombreuses et ineffaçables traces, il avait négligé de se faire vacciner, et il se croyait si bien à l'abri d'une nouvelle infection, qu'il bravait la panique générale; il allait visiter et même soigner les malades. Frappé en récidive le 1er octobre, l'éruption a été, dit-il, moins forte et moins douloureuse que la première fois. Néanmoins, des marques nouvelles se sont surajoutées aux anciennes.

VAUX-SAULES

(527 habitants).

Vaux-Saules n'a offert qu'un varioleux, Tribolet (Jean), âgé de dix-neuf ans, non vacciné. Ce jeune homme est marchand revendeur ambulant. Il est allé fréquemment à Francheville pendant la durée de l'épidémie. Il y a couché plusieurs fois et ne craignait pas de pénétrer, pour offrir ses marchandises, dans les habitations où il y avait des varioleux. Frappé le 27 novembre d'une variole confluente, il était guéri le 30 décembre, mais en conservant des marques nombreuses et indélébiles de cette affection redoutable.

VAL-DE-SUZON

(253 habitants).

La variole avait gagné le Val-de-Suzon dès le 16 février. Sept personnes avaient été successivement atteintes jusqu'au 12 avril. Puis la maladie avait disparu. Un nouveau foyer épidémique s'est formé au mois d'août. Voici à quelle occasion. Jeanne Rochefort, âgée de cinquante-un ans, vaccinée à cinq ans, ayant soigné sa sœur variolée gravement, à Francheville, est prise elle-même de variole en rentrant dans sa famille. Elle communique ensuite sa maladie à son mari et à sa fille. Le mal s'arrête là.

Le pittoresque village du Val-de-Suzon, entouré de bois, situé au fond d'une gorge profonde, dominé par des rochers à pic, est partagé en deux fractions à peu près égales, distantes l'une de l'autre d'environ quinze cents mètres. Une seule fraction a été frappée et à coups redoublés. C'est la fraction qui est traversée par la route de Dijon à Saint-Seine, dite Val-Suzon-Haut.

En résumé, trois cas de variole ont été observés en février, trois en mars, un en avril, trois en août.

Quant à l'âge, trois varioleux ont été atteints de dix à quinze ans; cinq, de trente à quarante; deux, de cinquante à soixante ans.

Les dix cas de variole ont porté sur dix vaccinés, qui ont offert 8 varioloïdes et 2 varioles discrètes.

Cinq appartiennent au sexe masculin et cinq au sexe féminin. Point de décès.

Récapitulation.

Sur un total accumulé de 224 varioleux vaccinés :
- 6 varioles confluentes,
- 12 varioles discrètes,
- 206 varioloïdes,
- 7 décès,
- 11 marqués.

Sur un total accumulé de 94 varioleux non vaccinés :
- 62 varioles confluentes,
- 25 varioles discrètes,
- 7 varioloïdes,
- 37 décès,
- 50 marqués ou défigurés.

Total général. 318 varioleux.

Sur le chiffre total des varioleux, 142 appartiennent au sexe masculin et 176 au sexe féminin.

Décès parmi les non vaccinés.

NOMBRE des DÉCÈS chez les non vaccinés.	DURÉE de LEUR MALADIE.	AGE des VARIOLEUX MORTS.
1	Mort le 3ᵉ jour.	5 ans.
2	Morts le 4ᵉ jour.	3 jours. / 2 ans.
1	Mort le 5ᵉ jour.	15 mois.
4	Morts le 6ᵉ jour.	5 mois. / 22 mois. / 24 mois. / 9 ans.
3	Morts le 7ᵉ jour.	4 mois. / 2 ans. / 64 ans.
4	Morts le 8ᵉ jour.	4 mois. / 4 ans. / 23 ans. / 47 ans.
3	Morts le 9ᵉ jour.	18 mois. / 35 ans. / 36 ans.
1	Mort le 10ᵉ jour.	28 ans.
3	Morts le 11ᵉ jour.	28 ans. / 35 ans. / 45 ans.
6	Morts le 12ᵉ jour.	4 mois. / 7 ans. / 30 mois. / 30 ans. / 40 ans. / 56 ans.
2	Morts le 13ᵉ jour.	27 ans. / 40 ans.
2	Morts le 14ᵉ jour.	27 ans. / 42 ans.
1	Mort le 15ᵉ jour.	55 ans.
1	Mort le 16ᵉ jour.	55 ans.
1	Mort le 22ᵉ jour.	29 ans.
TOTAL 35 variolés		

On comprend pourquoi ce tableau a été dressé. Un célèbre médecin anglais a noté trois jours particulièrement néfastes dans la variole confluente : ce sont les 11ᵉ, 14ᵉ et le 17ᵉ.

Les jours particulièrement funestes de notre tableau sont le 6e et le 12e jour; mais la mort s'est tellement échelonnée depuis le 3e jour jusqu'au 22e, qu'on ne pourrait véritablement rien conclure de sérieux sur ce qu'elle s'est appuyée un peu plus sur un échelon que sur un autre Il est bien plus remarquable que les varioleux qui ont succombé avant le septième jour, c'est-à-dire pendant la première et la seconde période de la variole, appartenaient par leur âge, et sans exception, à la première enfance; tandis que tous les adultes, sans exception, sont morts pendant la période de suppuration. Car, on le sait, la période de suppuration et la période de desquamation sont en quelque sorte confondues dans la variole confluente : la pustule sèche à l'extérieur et continue à suppurer à l'intérieur. C'est pourquoi le varioleux qui a succombé le vingt-deuxième jour, a pu mourir par les effets de la période suppurative. Sydenham a donc été fondé de dire que la période de suppuration est le moment critique pour les varioleux.

Décès parmi les vaccinés.

Quant aux varioleux décédés après vaccine, le chiffre total en est de sept, dont voici le dénombrement :

Nombre.

1 à Bligny, âgé de vingt-huit ans, mort le sixième jour de sa maladie par suite de mauvaises conditions hygiéniques, ainsi que cela a été établi plus haut.

1 à Saint-Seine (domestique), âgé de quarante ans, peu gravement atteint. Mort par imprudence.

3 à l'hôpital de Dijon : l'un âgé de trente-huit ans, pris de variole dans un état préexistant de delirium tremens. Mort le septième jour. — Un second, âgé de vingt-huit ans, entré pour catarrhe pulmonaire; pris de variole un peu plus tard. Mort le huitième jour. — Le troisième, âgé de vingt-huit ans, atteint d'hématémèse depuis plusieurs

A reporter 5

	Nombre.
Report .	5

années, pour laquelle maladie il était venu déjà à l'hôpital. Pris de variole le 15 avril, il mourait le 22 (le septième jour).

2 dans la ville de Dijon, âgés, l'un de cinquante ans, l'autre de cinquante-quatre ans; morts tous deux le huitième jour. — La question de savoir s'ils avaient été oui ou non vaccinés n'ayant pas été élucidée, on les a portés ici pour ne pas être taxé de complaisance en faveur de la vaccine.

Total. 7.

Ainsi donc, cette épidémie a sévi sur dix-sept communes, disséminées dans six cantons et trois arrondissements. Pendant plus de deux ans, la variole a promené dans la Côte-d'Or sa torche incendiaire. Les étincelles ont jailli de tous côtés. Mais elles n'ont produit relativement que peu de dommage. « L'étincelle, a-t on dit, n'allume » un vaste incendie que si elle tombe sur des matières combustibles » amassées d'avance. » Or, les matières combustibles ici sont les vaccinables ; et grâce au zèle persévérant des vaccinateurs, nulle part le contagium varioleux n'a trouvé d'aliment.

CONCLUSIONS

1. — La variole des non vaccinés n'a pas cessé d'être une maladie très grave. La confluente en fait périr un grand nombre (on a dit le tiers) et marque tous les autres.

2. — Parmi les conditions hygiéniques susceptibles d'imprimer aux épidémies varioleuses un cachet de malignité, l'encombrement est, sinon l'unique, du moins une des plus puissantes.

3. — Le vaccin n'a pas dégénéré.

4. — La vaccine préserve de la variole d'une manière absolue immédiatement après l'opération. Le vacciné reconquiert ensuite une aptitude à contracter la maladie en proportion du temps qui s'est

écoulé depuis l'opération et en rapport aussi avec son idiosyncrasie individuelle.

5. — L'aptitude à contracter la variole, quel que temps qui se soit écoulé après la vaccine, n'est jamais complète. La vaccine modifie la variole ou dans sa première période, ou dans la seconde, ou même supprime la troisième sans effleurer les deux autres.

6. — Lorsque la modification imprimée par la vaccine à la variole, porte sur la troisième période et supprime la fièvre secondaire, fièvre pendant laquelle ont lieu la plupart des décès chez les malades atteints de variole confluente vraie ; il peut se faire que malgré cet avantage, en quelque sorte assuré d'avance, un petit nombre de varioleux périssent, soit par la violence des symptômes de la première période ou de la seconde, soit par suite d'imprudences, soit que la variole ait pris pied sur un individu ayant une maladie préexistante.

7. — Si un varioleux ne voit, dans le cours de sa maladie, aucune modification favorable apportée à son état par la vaccine, si notamment la fièvre secondaire ou de suppuration ne fait pas défaut, on peut être certain que le varioleux appartient à l'une des trois catégories suivantes : 1° La vaccine n'a pas été régulière (fausse vaccine); 2° l'individu avait la variole à l'état d'incubation quand on l'a vacciné ; 3° il est du petit nombre des varioleux qui peuvent avoir la variole deux fois.

8. — La fausse vaccine, — lorsque l'individu n'a été antérieurement ni variolé, ni vacciné, — ne peut être le résultat que d'une disposition individuelle ou d'une trop grande faiblesse du vaccin. Dans le premier cas, c'est l'économie qui résiste, dans le second c'est le vaccin qui est impuissant. Une variole confluente survenant à la suite d'une fausse vaccine produite par un vaccin trop faible, n'a rien d'accusateur pour la vaccine régulière dite légitime.

9. — Il n'est pas rare qu'en temps d'épidémie, la vaccine soit pratiquée à l'insu du médecin sur des personnes ayant déjà la variole dans un état plus ou moins avancé d'incubation. Dans cette circonstance, la variole et la vaccine se développent d'une manière parallèle sans se modifier réciproquement. Il faut pour que cette modification

ait lieu que l'une ait le pas sur l'autre et non qu'elles marchent ensemb'e.

10. — On observe des petites véroles en récidive dans une proportion qu'il serait difficile de déterminer Tantôt la première variole paraît modifier favorablement la seconde ; d'autres fois la seconde est plus grave que la première.

11. — Si une femme est prise de variole pendant le cours d'une grossesse, l'accouchement a lieu presque toujours avant terme, et elle met au monde un enfant mort ou non viable, soit qu'il porte ou ne porte pas de marque de petite vérole Si toutefois le développement de la variole coïncide avec le terme naturel de la grossesse, et même s'il ne le devance que de quelques jours, la fièvre varioleuse provoquera également le travail de la parturition, mais l'enfant pourra naître vivant et viable.

12. — Il n'y a pas antagonisme entre la fièvre typhoïde et la variole. Un individu à peine convalescent de fièvre typhoïde peut, sous l'influence d'une contagion inopinée, contracter sur le champ une affection varioleuse, sans que celle-ci paraisse autrement modifiée que par une vaccine antérieure.

13. — La petite vérole à l'état épidémique comme à l'état sporadique semble fréquemment se développer d'une manière spontanée. Elle est toujours le produit de la contagion. La connaissance de ce fait n'est pas indifférente au vaccinateur Il en découle des devoirs importants à remplir.

14. — L'admission des varioleux dans les hôpitaux parmi les sujets affectés de maladies non contagieuses, a deux inconvénients graves. Des malades venus avec confiance pour se faire traiter d'une maladie relativement légère, contractent quelquefois, dans le voisinage d'un varioleux, une maladie mortelle. D'un autre côté, les nombreuses personnes qui visitent les malades deviennent à leur insu des véhicules mystérieux de contagion et font rayonner la maladie sur la ville et la campagne. Ils peuvent eux-mêmes en être victimes. La séquestration des varioleux dans les établissements hospitaliers serait donc évidemment un bienfait.

15. — La sage mesure qu'a prise, à Dijon, l'autorité de désigner des médecins *ad hoc* pour constater avant l'admission des enfants aux salles d'asile, qu'ils ne sont atteints d'aucune maladie contagieuse et qu'ils ont été vaccinés, en vue de se conformer à l'esprit du décret réglementaire impérial du 21 mars 1855, cette mesure, disons-nous, a donné d'excellents résultats. Il serait à désirer que ces exigences fussent appliquées aux autres écoles qui reçoivent les enfants des deux sexes de la classe ouvrière.

RAPPORT

SUR LE

SERVICE DE LA VACCINE

pour l'année 1865

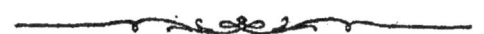

Je venais de transmettre à l'administration mon rapport annuel, pour l'année 1864, sur la propagation de la vaccine et les épidémies varioleuses observées dans le département, rapport d'où je tirais cette conclusion si peu en harmonie avec l'opinion de quelques médecins, à savoir que le vaccin n'a pas dégénéré; lorsque, presque aussitôt, par un jeu bien inattendu d'une fortune jusque là constamment favorable, le vaccin faiblissait, défaillait en mes mains.

Au premier moment, un peu humilié et interdit des phénomènes qui s'offraient à mon observation et dont le développement menaçait de me conduire dans mon prochain compte rendu à des conclusions opposées à celles de l'année précédente, j'éprouvai, j'en fais le sincère aveu, comme le regret de ne pouvoir retirer un travail qui allait me mettre en contradiction avec moi-même. Je ne tardai pas à comprendre que mes craintes étaient exagérées. Mes premières inductions sont sorties intactes de cette singulière et redoutable épreuve.

Parmi le petit nombre d'enfants que j'avais vaccinés dans le premier trimestre de l'année 1865, je n'avais rien remarqué d'insolite dans l'évolution de la vaccine. Voici que tout à coup, dès le commencement du mois d'avril, les vaccinations n'échouent pas absolument, mais les boutons se montrent languissants, peu développés, presque sans aréoles. La plupart entrent dans la période de desquamation au bout de huit ou neuf jours, après avoir offert l'apparence d'un huitième, un quart, un demi-développement. Chez un très petit nombre d'enfants, l'opération donne un résultat nul. Chez un plus petit nombre encore les boutons qui s'étaient montrés étiolés le huitième jour, prennent ensuite un magnifique développement. Le fluide vaccin recueilli sur ces derniers donne un résultat déplorable Il y avait là une perturbation provenant de certaines conditions atmosphériques dont l'essence nous échappait, ou de la nature du terrain sur lequel nous avions déposé notre semence.

S'il est un point sur lequel les vaccinateurs sont d'accord, c'est bien celui-ci : qu'on peut vacciner à toutes les époques de l'année. Ils font néanmoins cette réserve, que l'époque qui paraît le plus favorable est le printemps. C'est au printemps que les vaches ont le *cow-pox*, et c'est aussi à cette époque de l'année que l'homme est le mieux préservé des extrêmes de température. La chaleur, en activant la transpiration, détermine un mouvement fluxionnaire du centre à la circonférence, qui agit en sens inverse de celui qui s'exerce dans l'absorption. M. Castel, médecin en chef du service de santé de l'île Saint-Louis au Sénégal, nous apprend que, pendant l'hivernage, les chaleurs sont si fortes qu'elles déterminent à la peau une irritation vive, qui fait communément échouer la vaccine Il faut vacciner vingt, trente sujets, pour avoir deux ou trois boutons ; aussi la vaccine s'y est-elle perdue plusieurs fois.

A-t-on observé dans les conditions de l'atmosphère un changement assez considérable correspondant à cette perturbation survenue dans l'évolution de la vaccine, pour qu'on ait pu rattacher de pareils phénomènes à l'influence de la température ?

Du dix février au trente et un mars, les deux extrêmes de température ont été, à Dijon, onze degrés au-dessous de zéro, et trois degrés au-dessus, entre lesquels le thermomètre a singulièrement oscillé La neige, alternant quelquefois avec la pluie, a tombé presque constamment. A la fin du mois de mars, on n'en avait vu depuis longtemps sur le sol une aussi grande quantité. Tout faisait présager la continuation de ce temps rigoureux. Mais du jour au lendemain et avec une brusquerie sans pareille, la constitution atmosphérique est profondément modifiée. Le premier avril, le thermomètre monte à huit degrés au-dessus de zéro Le six, il marque vingt-cinq degrés au soleil. Le quinze, de toutes parts, dans les vergers, les arbres sont en fleurs. A partir de cette époque, on se serait cru en plein été. Le printemps avec son souffle tiède, humide, parfumé, a fait presque complétement défaut. La floraison n'a été du printemps qu'un signe fugitif, ou plutôt il a semblé qu'elle se fût égarée dans une saison qui n'était pas la sienne.

Si, comme cela n'est point douteux, les fonctions de la peau ont été mises dans une certaine mesure sous l'influence des milieux où l'homme est placé, si l'absorption et l'exhalation peuvent être plus ou moins modifiées par certaines conditions thermométriques et hygrométriques de l'atmosphère, il ne répugne point à l'esprit d'admettre que la perturbation qui est survenue dans l'évolution de la vaccine à Dijon, en 1865, a pu être le contre-coup de cette autre perturbation survenue dans la marche des saisons ; perturbation telle, du reste, que de mémoire d'homme on n'en avait vu peut-être de pareille. D'autant que c'est précisément dans les commencements d'avril, au moment où la température s'est montrée tout à coup excessive, que la vaccine a subitement commencé à ne donner que des résultats incomplets.

Néanmoins, en entrant dans cet ordre d'idées, on ne tarde pas à voir se dresser devant soi quelques objections fort sérieuses.

Pourquoi, en dehors de l'arrondissement de Dijon, sur les trois autres arrondissements dont se compose la Côte-d'Or, ceux exclusivement qui ont commencé leurs opérations dans la première quinzaine d'avril, ont-ils été le siége des mêmes déceptions, tandis que dans l'arrondissement de Beaune, la chaîne vaccinale annuelle reprise déjà au mois de février précédent, a pu être continuée en avril sans que la vaccine ait aucunement souffert ?

Pourquoi cette élévation subite et inaccoutumée de la température au mois d'avril, aurait-elle agi sur la vaccine de manière à l'amoindrir et à en retarder la marche, quand l'expérience a démontré que les chaleurs excessives hâtent, au contraire, l'évolution des boutons et les froids excessifs en retardent le développement ?

Pourquoi, s'il est admis que cette défaillance de la vaccine au mois d'avril a été produite par la chaleur, cette défaillance n'a-t-elle pas augmenté les mois suivants en proportion de l'élévation de température, et s'est-elle au contraire relevée au mois de mai pour ne plus déchoir ?

De tous ces faits il faut conclure que la constitution atmosphérique n'a pas été la cause unique de cet affaissement momentané du vaccin, et que dans tous les cas il faudrait s'en prendre moins à l'excès de la chaleur qu'à une transition brusque de température.

L'état constitutionnel des enfants vaccinés aurait-il contribué à cette décadence si rapide du vaccin ? Le vaccin, en d'autres termes, déposé dans la trame organique produit-il chez tous les êtres, quant aux apparences du moins, un résultat identique ? Il semble que poser la question c'est la résoudre. Que disent les auteurs les plus autorisés sur ce sujet ? — « Les virus assez puissants pour atteindre uniformément tous les tempéraments, malgré leurs innombrables variétés, ne le sont pas assez pour arriver dans tous au même degré de développement ; jetés sur un sol ingrat, ils avortent ou languissent ; déposés sur un sol à leur convenance, ils germent, croissent et prospèrent à la manière des semences végétales »

Aurions-nous, par une fâcheuse coïncidence, déposé notre vaccin sur un sol infécond au moment même où l'atmosphère devenait le théâtre d'une perturbation profonde ?

C'est, on s'en souvient, le premier avril que le froid a brusquement cessé.

La veille le thermomètre marquait une température au-dessous de zéro. Le vent était au nord. Le baromètre marquait 747. La neige tombait à gros flocons.

Le lendemain tout est changé. Le thermomètre marque huit degrés de chaleur. Le dégel est foudroyant. La ville est à peine praticable.

Le deux avril est mon jour de vaccine. Une pluie fine et incessante augmente l'étendue des flaques d'eau boueuse dont les rues, places et carrefours sont encombrés. Les ruisseaux sont changés en torrents. Un seul enfant, Joseph B., âgé de sept mois, est présenté à l'inoculation vaccinale.

La décadence du vaccin remonte à cet enfant. Il nous est impossible de ne pas nous arrêter un instant à cette origine.

La famille B. habite au premier étage un logement bien éclairé et bien aéré. Elle se compose du père, cordonnier, âgé de trente-cinq ans, de la mère, âgée de vingt-sept ans, et du petit Joseph Le père et la mère sont bruns, d'une taille moyenne ; ils sont rarement malades. Cependant la femme B. avoue avoir perdu une aïeule, deux sœurs et un frère de la phthisie. Son enfant est venu au monde chétif. Il est nourri au sein ; mais sa mère qui est aussi sa nourrice, originellement maigre, sort rarement du logis, fait rarement prendre l'air extérieur à son enfant et a peu de lait.

Quoiqu'il existe encore, parmi les médecins, une grande dissidence sur ce que l'on doit entendre par rachitisme, sur les phénomènes généraux de cette affection, sur la nature et la fréquence des difformités qui la caractérisent, et sur les différentes espèces d'altérations qu'elle détermine dans le système osseux ; néanmoins, on ne pourrait contester que le petit Joseph ne présente, aujourd'hui qu'il est âgé de dix-neuf mois, quelques-uns des symptômes qui se rapportent à cet état pathologique. La face est pleine, la tête un peu grosse. Les épiphyses des os longs, aux membres inférieurs, sont gonflés, et les diaphyses incurvées. La marche est difficile, pleine d'hésitation. Il se traîne volontiers sur les genoux. La dentition est en retard. Mais il n'a plus la maigreur qu'il avait offerte dans les premiers mois de sa vie. Une diarrhée verte s'était emparée de lui peu après sa naissance ; ce dérangement intestinal avait duré plusieurs semaines ; on avait un moment perdu l'espoir de le sauver. Vers le dixième ou onzième mois, la maigreur a diminué, et ce n'est qu'à la sortie de ses deux premières dents qu'il a repris une diarrhée séreuse qui n'a été que passagère. Si bien qu'il n'a pas, à proprement parler, de gros ventre, et qu'il est assez potelé.

Cet enfant s'est donc montré chétif, surtout pendant les deux premiers mois de la vie extra-utérine, soit que sa faiblesse ait été originelle, soit qu'elle ait été le résultat d'une alimentation mal appropriée, ou d'une entérite. Cependant, déjà à l'âge de sept mois, lorsque nous avons eu l'occasion de le vacciner, sa situation était améliorée. Il était, il est vrai, petit, menu; mais il n'offrait aucun symptôme de maladie, et ne portait sur son corps aucune tare, aucune marque de scrofule.

Le vaccin inoculé de bras à bras à cet enfant provenait d'une petite fille, âgée de cinq ans, blonde, saine de corps. Celle-ci tenait le sien d'une autre petite fille aux cheveux châtain clair, âgée de six ans, jouissant également d'une belle santé. La vaccination chez ces deux derniers enfants, pratiquée le 19 mars et le 26 du même mois, avait donné lieu à un résultat normal. Chez Joseph B , les boutons étaient gros, mous, presque sans aréole.

Or, le neuf avril (le petit Joseph ayant été vacciné le deux) j'ai, au bout de sept jours révolus, vacciné de bras à bras deux autres enfants avec le vaccin de celui-ci. Et le surplus du vaccin, recueilli sur plateaux de verre, a été expédié le dix à MM. les docteurs Adam, à Arc-sur-Tille; Requichot, à Selongey; Bonnardot, à Genlis; Bourée, à Châtillon.

Voici le résultat qu'a donné ce vaccin :

Entre les mains de M. le docteur Adam, le vaccin a produit d'emblée et jusqu'à la fin les effets habituels. Dans son rapport, ce médecin s'exprime ainsi : « J'ai eu un excellent résultat, tous les boutons ont » parfaitement réussi, j'avais du très beau vaccin. »

M. Bonnardot n'a pas été aussi heureux. — « Je n'ai tout d'abord » pas été satisfait du résultat, m'a-t-il écrit plus tard. Le bouton » était petit et l'aréole peu marquée. A la troisième série d'en- » fants, le vaccin était plus beau. Ensuite il n'a plus rien laissé à désirer »

Le rapport de M. Requichot est presque identique au précédent.

« Au début le vaccin ne m'a point satisfait. Ce n'est que porté con-
» sécutivement sur plusieurs beaux bras qu'il a offert de belles
» apparences »

M. le docteur Bourée, conservateur du dépôt de vaccin à Châtillon, a éprouvé les mêmes déceptions. Il a signalé de plus que : « Tandis
» que sur quelques enfants la vaccination donnait un résultat
» négatif ou incomplet, chez d'autres elle développait, au point
» d'insertion du vaccin, une pustule qui parcourait avec lenteur son
» évolution et finissait par prendre une extension insolite, fournis-
» sant une sécrétion muco-purulente des plus abondantes, se pro-
» longeant pendant quelque jours, et à laquelle succédait une croûte
» large, épaisse et jaunâtre, qui, après sa chute qui arrivait du 20°
» au 25° jour, laissait à nu une ulcération superficielle il est vrai,
» mais longue à se cicatriser. »

Pendant que mes confrères passaient par ces vicissitudes sans que j'en fusse informé, j'éprouvais de mon côté des difficultés que je croyais uniques dans le département. Avec le vaccin du petit Joseph j'ai vacciné deux enfants sains, mais d'assez faible complexion, puis avec ces deux j'ai vacciné la semaine suivante une série de cinq autres d'une constitution fort médiocre. Mon vaccin s'est affaibli graduellement. Accablé de demandes par les vaccinateurs qui tous, en raison du beau temps, voulaient commencer à la fois leurs vacci-nations annuelles, sentant peser sur moi une lourde responsabilité, j'ai fait une demande à l'Académie impériale de médecine, qui n'a pu disposer en notre faveur que de deux petits plateaux. Le vaccin académique a donné un beau résultat Mais au moment où nous constations ce fait avec joie (nous étions au mois de mai), les élèves en médecine qui nous assistaient dans nos opérations, consta-taient aussi avec nous que notre propre vaccin avait repris sa beauté, sa vigueur normale. Ces deux vaccins, propagés parallèle-ment, ont donné désormais des résultats semblables et extrêmement satisfaisants.

Il est évident que le virus en sortant du bras de l'enfant B. n'était que légèrement affaibli, puisque déposé sur un terrain favorable par

M. le docteur Adam, il a donné un résultat normal immédiatement. Les enfants vaccinés par nos trois autres confrères et par nous-même n'ont pas eu la puissance de relever un vaccin, qui, à notre insu, menaçait de défaillir MM. Bonnardot et Requichot n'ont observé, ainsi que le Directeur, qu'un affaiblissement du fluide vaccin. M. le docteur L. Bourée a observé chez bon nombre d'enfants des ulcérations impétigineuses développées sous l'influence d'une disposition diathésique ; ce qui l'a obligé de suspendre ses opérations. Mais au mois de mai il a repris son œuvre avec du beau vaccin, dont il a été pourvu par nos soins ; et désormais le résultat a été normal.

Il suit de ces faits qu'un vaccin seulement affaibli par son passage dans de faibles constitutions, peut se relever en passant par des constitutions vigoureuses ou du moins plus en harmonie avec les besoins de son développement ; mais qu'il ne faut rien attendre d'un vaccin altéré. Les semences végétales ne sont-elles pas soumises à cette loi? Et si elles sont semées dans un temps peu propice et sur un terrain peu favorable, et qu'après cela le fruit ait perdu de sa beauté naturelle, il n'y a rien dans ces phénomènes qui étonne l'agriculteur. L'année suivante il sèmera le grain en un meilleur temps et sur un sol plus fécond ; et tout sera réparé. Que si quelques grains sont altérés, il ne les livrera pas à la terre.

Pourquoi en présence d'un vaccin passagèrement affaibli se hâter de déclarer qu'il est dégénéré, quand on peut si vite le régénérer ? — Il n'y a pas que le choix de la saison et le choix du terrain qui puissent influer sur le développement de la vaccine. Il faut tenir compte aussi du moment où on fait la récolte du vaccin, car le fluide recueilli à différentes époques de son évolution n'a pas la même vigueur Il a d'autant plus d'énergie et mérite d'autant plus de confiance qu'il est plus jeune. Cette vérité a été signalée par le traducteur de Jenner au commencement de ce siècle.

« J'ai observé, dit-il, que la matière employée à la fin du sixième jour ou au début du septième a plus d'activité que celle du huitième ou neuvième, quoique toutes les deux possèdent au même degré les propriétés préservatrices, et je crois que, pour les sujets auxquels on n'aurait pu communiquer l'infection dans une première ou dans une seconde tentative, il serait à propos d'employer à la troisième le virus vaccin dans son état de plus grande activité. »

Des vaccinateurs d'une grande expérience reconnaissent dans leurs écrits que si dans leurs vaccinations ils ont quelquefois mieux réussi que d'autres, c'est pour avoir eu l'attention de suivre les indications de Jenner. Nous-même, lorsque nous voulons raviver l'énergie de notre vaccin, nous avançons une fois ou deux de suite la reprise de nos opérations. Si, par exemple, on a vacciné le samedi, au lieu de prendre le vaccin la semaine suivante à pareil jour, on convoque les vaccinés et les vaccinables pour le vendredi, on anticipe ainsi d'un jour. Mais pour recourir à ce procédé, il faut pouvoir attendre et n'avoir pas un besoin pressant de vaccin ; le bouton au sixième jour contient beaucoup moins de fluide qu'à l'expiration du septième. Encore moins serait-il possible de poursuivre cette marche anticipante pendant plusieurs mois. Les jours de vaccination variant toutes les semaines et les familles étant bientôt déroutées, l'œuvre du vaccinateur, déjà si pleine de difficultés, n'en deviendrait que plus embarrassée. Mais la vaccination à huitaine, telle qu'on la pratique partout, donne des résultats satisfaisants, et il n'y a fort heureusement pas nécessité absolue à changer cette coutume.

Il est en outre d'observation, que moins il y a de vaccin dans un bouton, plus ce virus est sûr ; que, d'une autre part, le vaccin du premier âge produit des effets plus assurés que celui des âges subséquents.

Voilà bien des circonstances qui peuvent influer sur le développement du vaccin. Mais, encore une fois, les semences végétales ne subissent-elles pas également de nombreuses vicissitudes, se rapportant au climat et aux saisons, à la nature du terrrain, aux soins apportés dans les diverses opérations de la culture, etc.

J'ai dit plus haut, en me plaçant en dehors des accidents passagers qui font l'objet de ces réflexions, que le vaccin, pris dans l'ensemble de ses effets, n'a pas dégénéré. Je n'entends point dire par là, qu'à l'avenir, la chose fût impossible si, contre toute vraisemblance, dans la suite des temps, le vaccin ne pouvait être renouvelé. Je n'affirme pas davantage qu'après avoir été propagé un certain nombre d'années, le vaccin conserve sa beauté et sa virulence primitive Le vaccin n'a pas dégénéré, parce qu'il n'a pas perdu de ses qualités préservatrices. On l'a renouvelé en 1836 (vaccin de Passy), en 1841 (vaccin de Pellerey — Côte-d'Or —), en 1847 (vaccin de Poméranie), etc., etc. Eh bien, il n'a pas été démontré que les vaccinations opérées avec le vaccin de Jenner, à la fin de cette longue période de trente-cinq ans, aient été moins préservatrices qu'aux premiers jours de la découverte. Et ce qui n'a pas été démontré pour le vaccin de Jenner, ne l'a pas été non plus pour les autres vaccins. Nous n'admettrons le principe de la dégénérescence que lorsque cette démonstration aura été faite. Non, le fils qui a conservé les vertus de son père n'est pas dégénéré.

Un jour le célèbre Fox demandait à Jenner si la vaccine n'avait subi aucun changement. Ecoutez sa réponse : « Pas plus que l hèrbe » des champs, pas plus que la feuille de la rose. »

ARRONDISSEMENT DE DIJON

(14 cantons, 264 communes, 149,149 habitants).

3,187 naissances,
2,501 vaccinations,
189 cas de variole,
32 infirmes ou défigurés,
18 morts.

Médecins qui ont opéré le plus grand nombre de vaccinations :

M. Bolut, docteur-médecin à Auxonne. . . . 233
M. Demorey père, officier de santé à Gevrey. . 138
M. Joliot, docteur-médecin à Pontailler . . . 136
M. Moyret, id. à Pontailler . . . 129
M. Gautrelet père, id à Fleurey 113

Le chiffre des vaccinations dans l'arrondissement de Dijon, justifié par des pièces régulières, est peut-être des quatre arrondissements celui qui est le plus au-dessous de la réalité des faits.

D'après un travail approximatif déjà établi, on peut estimer que la somme des vaccinations pratiquées en dehors du service officiel, ne s'élève pas même à un dixième A Dijon, il s'élève à près de la moitié. Les nombreux médecins qui exercent dans cette ville, vaccinent sans avoir à rendre compte à l'administration de leurs travaux. Ils répandent le virus préservatif avec d'autant plus d'empressement, qu'il y a là, au cœur de la Bourgogne, un dépôt de vaccin.

Le médecin chargé de ce dépôt et qui écrit ces lignes, a la double mission de se tenir toujours prêt à satisfaire aux besoins multipliés du service dans le département, et de ménager la somme des enfants qu'il est appelé à vacciner à Dijon, de manière à entretenir la chaîne vaccinale à peu près toute l'année. Il ne peut, pour soutenir cette chaîne, s'appuyer sur les crèches. Les enfants assistés sont mis, dès leur naissance, en nourrice à la campagne, et il est d'usage parmi nous de ne vacciner que par exception des enfants âgés de moins de trois mois. L'entretien de la chaîne vaccinale repose entièrement sur la classe ouvrière.

En se plaçant au point de vue des discussions académiques qui ont eu lieu récemment sur la *syphilis vaccinale,* le directeur n'a qu'à se louer de n'avoir pas à répandre le vaccin d'enfants naturels, c'est-à-dire d'origine suspecte. Il s'applaudit également d'avoir continué la tradition de ses prédécesseurs qui ne vaccinaient pas les enfants dans un âge trop tendre. L'enfant nouveau-né, entaché du vice syphilitique, ne voit guère s'écouler les premiers mois de sa vie sans offrir des symptômes accusateurs. Or, la grande majorité des enfants vaccinés au dépôt de vaccin, offre, comme extrême limite, l'âge de six mois à deux ans. On ne recueille de vaccin que sur les plus beaux et les plus sains. Les médecins qui en ont besoin, le font prendre ou viennent le chercher eux-mêmes à l'heure des vaccinations publiques, et l'inoculent quelques instants après, pendant qu'il est encore liquide entre deux lames de verre. Les vaccinateurs cantonaux le reçoivent le lendemain par la poste sous le couvert de l'administration. La plaque de verre est un bon mode de transmission, mais c'est un mauvais moyen de conservation. Nous lui préférons le tube capillaire, scellé aux deux extrémités par la fusion, immédiatement après l'introduction du vaccin, et conservé ensuite en immersion dans l'eau. En cet état le vaccin est malheureusement d'un difficile transport.

Variole dans la ville de Dijon.

A la fin de l'année 1864, l'orphelinat Pérard, rue Chancelier-Lhôpital, reçoit les atteintes de la variole. Cette maladie frappe *la seule personne qui ne fût pas vaccinée,* Claudine Lécrivain, âgée de quinze ans. D'où le contagium était-il venu ? On l'ignore. Il y a dans cet établissement environ quatre-vingts filles, de six à vingt et un ans, la plupart originaires de la campagne, recevant une ou deux fois par semaine, à jours fixes, la visite de leurs parents ou tuteurs.

Claudine Lécrivain est envoyée à l'hôpital le 17 décembre. Le 20, M. l'abbé Sylvestre, homme d'un certain âge, secrétaire de Mgr l'évêque, en même temps qu'aumônier de la maison Pérard, va à l'hôpital offrir les secours de son ministère à Claudine. Il avait été vacciné dans son enfance. Il tombe malade à son tour huit jours après cette visite (28 décembre). — On le soigne à l'orphelinat où il avait éprouvé les premières atteintes de sa maladie. Parmi les personnes qui l'environnent et qui ont avec lui des rapports directs ou indirects, il y a Mathilde Ligibel, âgée de trente-six ans, vaccinée dans son enfance, et Marie Toulouse, âgée de quarante-deux ans, variolée dans sa jeunesse. L'une porte des traces indélébiles de vaccine, l'autre des traces indélébiles de variole. Elles ne sont pas moins atteintes de variole confluente le 12 et le 22 janvier, et meurent le dixième jour et le cinquième jour de leur maladie.

Notons en passant que M. l'abbé Sylvestre n'a eu qu'une variole modifiée, et que non seulement il a guéri, mais que le mal n'a laissé aucune trace. Néanmoins, cette simple varioloïde a été le point de départ de deux varioles mortelles sur des personnes qui, en apparence, devaient jouir du même degré d'immunité que lui. Mais il y a dans l'organisme divers degrés d'aptitude à contracter la variole Et même chez les individus non vaccinés, il en est dans le cours des épidémies qui paient leur tribut par une éruption insignifiante, pendant que d'autres, placés dans les mêmes conditions et du même âge, ont deux varioles confluentes successives, à intervalle plus ou moins rapproché, et la dernière peut être plus grave que la première. Le contagium varioleux, comme le virus vaccin, comme les semences végétales, est subordonné dans ses effets visibles à l'idiosyncrasie individuelle qui en reçoit les atteintes, à la nature du terrain au sein duquel il a été déposé. C'est pourquoi la plus simple varioloïde peut produire par contagion la variole la plus grave.

Dans les premiers jours du mois d'octobre de l'année 1859, un étudiant est pris, à Dijon, d'une varioloïde tellement légère, que le médecin hésite à donner un nom à cette maladie; le diagnostic est douteux. Ce jeune homme se rend, pendant la période de desquamation, dans sa famille, à la campagne. Il communique une variole confluente à sa mère qui en meurt. Tel fut le point de départ d'une épidémie varioleuse qui s'étendit à huit communes, atteignit quarante-quatre personnes, et donna lieu à plusieurs décès.

Dans l'établissement Pérard, la variole, après avoir fait deux victimes, ne semblait pas devoir arrêter là ses progrès. M. l'abbé, en traitement, était soumis à une séquestration relative Toutefois, on était en présence d'un foyer menaçant Bientôt madame Violle-Lamblin, âgée de cinquante-neuf ans, directrice de la maison, est prise de variole à son tour. Elle avait été vaccinée dans son enfance. Mais elle est douée d'un tempérament délicat. Des complications catarrhales la mettent à deux doigts de sa perte. Elle n'est sortie de ce mauvais pas que grâce aux bons soins de M le docteur Sedillot La panique s'est alors emparée de toutes les têtes Madame Violle a désiré que le personnel, au complet, de sa maison fût revacciné ; nous nous sommes prêté à ce désir avec empressement. A l'instant le mal a disparu de l'orphelinat.

Rien ne démontre que Claudine Lécrivain, qui est entrée à l'hôpital vers le milieu de décembre, ait contaminé quelqu'un dans cet établissement. Mais l'orphelinat Pérard a envoyé à l'hôpital une nouvelle varioloïde le 5 février (Caroline Coulaud). Or, Caroline Coulaud a communiqué sa maladie dans les salles à trois autres personnes dans le même mois. Celles ci l'ont donnée à deux autres dans le mois de mars Ces dernières ont infecté sept autres personnes dans le mois d'avril. Et c'est ainsi que successivement des malades qui étaient venus réclamer des soins de l'hôpital pour d'autres maladies, ont continué à contracter la variole dans cet établissement : 2 en mai, 3 en juin, 2 en juillet, 4 en septembre, 2 en octobre, 5 en novembre.

La contagion, ayant acquis dès lors une source fixe et constante à partir du mois de février, a gagné incessamment la ville, qui, en échange, a envoyé toute l'année des malades en petit nombre à l'hôpital Si, en effet, on consulte le registre du bureau des entrées, on trouve un varioleux entré en mars, un en avril, un en mai, deux en août, deux en octobre, un en novembre et huit en décembre.

Le chiffre des varioleux traités dans leur famille nous échappe.

Quant à la mortalité constatée à Dijon, tant à l'hôpital qu'en ville, nous avons le chiffre exact Dix personnes seulement sont mortes de la variole. Neuf n'avaient pas été vaccinées. La dixième l'avait été, mais elle était atteinte de tremblement mercuriel en récidive, et peut-être pourrait-on considérer que la variole, en cet état, n'a joué le rôle que d'une simple complication.

SELONGEY

(1,530 habitants)

« La commune de Selongey, située au centre de plusieurs vallons, traversée par la rivière la Venelle, est assise sur un sol éminemment calcaire.

» Sur son territoire on ne trouve ni argile, ni marais, ni eaux croupissantes Point de fabriques où l'enfance s'étiole. Les montagnes qui l'entourent au nord et à l'ouest sont couvertes de belles et épaisses forêts.

» Les épidémies y sont inconnues. A peine si le choléra y a fait, en 1854, une légère apparition. Il faut remonter au xvii° siècle pour trouver cette commune tributaire de quelque fléau- »

Ainsi s'exprime M. le docteur Requichot, maire de Selongey et vaccinateur de ce canton depuis près de trente ans. Avant l'épidémie dont nous allons rendre compte, il n'avait observé un seul cas de variole

A la fin de décembre de l'année 1861, un nommé Andriot-Baillet va à Paris et ramène son petit-fils, encore enfant, avec son linge à lessiver. Cet enfant sortait-il d'une maison où la petite vérole régnait, ou bien était-il allé seulement dans une famille où cette affection, qui existe à Paris d'une manière endémique, avait atteint quelques personnes? Sur ce point les renseignements font défaut. Quoi qu'il en soit, M. Requichot n'hésite pas à rattacher l'invasion du fléau à l'arrivée de cet enfant. Et, en effet, la variole a débuté dans la maison d'Andriot et la première personne atteinte a été sa femme qui a lavé le linge du petit parisien. De cette maison on a pu suivre anneau par anneau la chaîne contagieuse jusqu'au moment où une femme qui sert d'intermédiaire entre une fabrique de chaussures de Dijon et les ouvriers chaussonniers de Selongey auxquels elle remet l'ouvrage, a été atteinte. La variole a été confluente. A peine remise, cette femme a transmis son mal à des ouvriers. Une fois que la maladie a été au milieu de cette catégorie d'individus, comme leurs familles se voient, se fréquentent et échangent entre elles leurs ouvrages, on a vu la variole se montrer de tous côtés (1). Cette extrême facilité dans la contamination explique la persistance, la durée, l'envahissement, sinon la gravité d'une épidémie qui s'est maintenue plusieurs mois avec peu d'aliments. Les individus non vaccinés n'y ont figuré qu'en très petit nombre.

Cette épidémie a duré huit mois Quatre cas ont été observés en

---

(1) Les ouvriers chaussonniers à Selongey sont au nombre d'environ 150, des deux sexes et de tout âge.

décembre 1854, un en janvier 1865, quatre en février, quatorze en mars, quarante-sept en avril, trente et un en mai, trente en juin et onze en juillet.

Tableau des varioleux de la commune de Selongey.

AGE DES VARIOLEUX.	NOMBRE des VARIOLEUX.	Non vaccinés.	MORTS.	VACCINÉS	MORTS.
Un mois et demi.	1	1	1	»	»
Dix mois.	1	1	1	»	»
2 ans.	1	»	»	1	»
4 ans.	1	»	»	1	»
5 ans.	1	»	»	1	»
6 ans.	1	»	»	1	»
8 ans.	1	»	»	1	»
De 10 à 15 ans.	3	»	»	3	»
De 15 à 20 ans.	10	»	»	10	»
De 20 à 30 ans.	28	3	2	25	1
De 30 à 40 ans.	27	»	»	27	»
De 40 à 50 ans.	30	2	»	28	»
De 50 à 60 ans.	30	1	»	29	1
De 60 à 70 ans.	7	3	2	4	»
	142	11	6	131	2

Sur 142 varioleux, 131 avaient été vaccinés et 11 ne l'avaient pas été.

Sur 131 varioleux vaccinés, on compte :
  7 varioles discrètes,
  124 varioloïdes,
  5 marqués.
  2 morts.

Sur 11 varioleux non vaccinés, on compte :
  8 varioles confluentes,
  3 varioles discrètes,
  5 marqués,
  6 morts.

Sur le chiffre total des varioleux, 72 appartiennent au sexe féminin 70 au sexe masculin.

Si on jette un coup d'œil sur le précédent tableau, on voit que la variole a épargné le jeune âge. Deux enfants sont morts au-dessous d'un an. Ils n'avaient pas été vaccinés. Ils étaient allaités par leur mère. L'une des deux mères a eu la petite vérole et l'a transmise à son enfant. L'autre n'en a pas été atteinte; elle est horriblement gravée de vieille date; mais elle restait peu chez elle et elle allait tous les jours d'une maison à l'autre avec son enfant visiter les malades atteints par l'épidémie.

Déduction faite de ces 2 enfants, il en reste 7 ou 8 au-dessous de quinze ans qui ont également été frappés par le fléau, mais si légèrement que c'est pour l'exactitude rigoureuse des faits que nous avons cru devoir les mentionner dans ce travail. Du reste, ils avaient été vaccinés dans les premiers mois de leur vie. « Chez tous, rapporte le vaccinateur cantonal, on voyait dix, douze, quinze pustules tout au plus sur la face et quelques-unes sur le tronc et les membres. Elles séchaient et tombaient en peu de jours. Si ces éruptions, ajoute-t-il, s'étaient présentées chez les mêmes enfants en tout autre temps qu'à l'époque d'une épidémie de variole, les parents ne s'en fussent certainement pas occupés et les enfants n'eussent point cessé leurs jeux dans la rue. »

Au-dessus de quinze ans, en s'éloignant de l'époque à laquelle les malades avaient été vaccinés, la maladie a pris de plus en plus de la gravité, mais sans que jamais ou presque jamais, la fièvre secondaire ou de suppuration se soit manifestée. Si bien que cinq seulement parmi les vaccinés sont porteurs de marques indélébiles, et encore ces marques sont-elles clair-semées.

Deux sont morts de variole après vaccine : Peltier (Pierre), âgé de 26 ans, et Peltier (Gertrude), âgée de 58 ans.

Pierre Peltier, vacciné dans son enfance, était d'une faible constitution, fort tourmenté depuis un mois de la crainte d'être victime de l'épidémie. Obligé bientôt de soigner sa mère atteinte d'une variole grave, il résista aux désirs de sa famille qui voulait le forcer à se soigner et à prendre du repos lorsque déjà il se sentait pris des premiers symptômes de la maladie régnante. Il ne s'alita que vaincu par la fièvre. Le jour suivant, éruption caractéristique. Le deuxième jour, taches violacées sur tout le corps ; le sang sort par la bouche et les urines. Mort le cinquième jour.

Gertrude, vaccinée également dans les premiers mois de la vie, était convalescente d'une gastro-entérite, lorsqu'elle a été prise de variole. L'éruption s'est faite avec difficulté, par plaques noirâtres, irrégulières. La langue est devenue brune. Le délire s'est manifesté. Et la mort est survenue sans agonie.

Au total, sur cent trente et un vaccinés atteints par l'épidémie il y a eu deux décès ; et ces décès s'expliquent encore mieux par des complications et le mauvais état de santé préexistant des malades que par l'intensité de la variole.

Tandis que sur un total de onze varioleux non vaccinés, il y a eu six morts, chiffre proportionnel effrayant et qui dispense de tout commentaire.

ARRONDISSEMENT DE SEMUR

6 cantons ; — 138 communes ; — 64,120 habitants.

1,358 naissances,
1,108 vaccinations,
   30 cas de variole,
    7 infirmes ou défigurés,
    0 mort.

M. le docteur Judrin, conservateur du dépôt de vaccin de cet arrondissement, fait ainsi qu'il suit le dénombrement des vaccinations par canton :

Canton de Flavigny.	129
— de Montbard	206
— de Précy.	109
— de Saulieu	240
— de Semur.	277
— de Vitteaux.	147
TOTAL . . .	1,108

Médecins qui ont opéré le plus grand nombre de vaccinations :

M. Judrin,	docteur médecin,	à Semur. . . .	122
M. Carré,	id.	à Epoisses . . .	120
M. Lavergne,	id.	à Saulieu . . .	113
M. Viard.	id.	à Montbard. . .	109

La variole a régné dans la circonscription vaccinale de M. le docteur Lavergne (canton de Saulieu), pendant le cours des mois d'avril, mai, juin, juillet, août, septembre et octobre.

Trente personnes ont été atteintes, dont seize du sexe féminin et quatorze du sexe masculin.

Huit malades n'avaient pas été vaccinés, et vingt-deux l'avaient été.

Sur 8 non vaccinés, il y a eu :
     5 varioles confluentes,
     2 varioles discrètes,
     1 varioloïde,
     Point de décès

Sur 22 vaccinés, il y a eu :
     5 varioles discrètes,
     17 varioloïdes,
     Point de décès.

La variole a d'abord été apportée dans le hameau de Montyran, à un demi-kilomètre de Saulieu, par un nommé Tixier (Isidore), âgé de 14 ans, non vacciné, domestique, rentré dans sa famille pendant la période d'éruption. La famille se compose du père, qui seul a été épargné, de la mère, d'un frère et d'un oncle. Aucun d'eux n'avait été vacciné. Aussi la maison devint-elle un véritable foyer d'infection et la variole rayonna-t-elle de toutes parts Fort heureusement que le contagium ne rencontre plus çà et là qu'un fort petit nombre de non vaccinés. Ses effets s'épuisent dans des varioloïdes sur des adultes.

Un individu âgé de 49 ans, parti de Saulieu à la fin de juin, avec une variole à l'état d'incubation, tombe malade huit jours après à Semur où il est reçu à l'hôpital. Il transmet sa maladie à sa belle-fille, âgée de 30 ans. Tous deux avaient été vaccinés dans leur enfance et n'ont eu qu'une variole modifiée. Du reste, grâce aux soins qu'a pris M. le docteur Judrin, médecin de l'hôpital, de sequestrer les varioleux, il n'y a pas eu d'autre contamination. Semur a encore une fois été préservé de la variole.

ARRONDISSEMENT DE CHATILLON-SUR-SEINE.

(6 cantons ; — 116 communes ; — 50,361 habitants.)

865 naissances, en 1865.
849 vaccinations.
0 cas de variole.

Médecins qui ont opéré le plus grand nombre de vaccinations :

M. Bourée,	docteur-médecin	à Châtillon. . .	130
M. Magdelaine,	id.	à Belan. . . .	84
M Dimey,	id.	à Montigny. . .	71
M. Quevy,	id.	à Vanvey. . . .	60

Voici de quels commentaires M. le docteur L. Bourée, conservateur du dépôt de vaccin de cet arrondissement, accompagne ce tableau.

« Le nombre des vaccinations pratiquées dans le cours de l'année étant toujours en rapport avec le produit des naissances de l'année précédente, puisque les tournées vaccinales commencent dans les premiers jours du mois de mai, pour être terminées vers la fin de juillet ; il ne m'a pas paru hors de propos, M. le Directeur, de mettre sous vos yeux ces deux facteurs pour les comparer entre eux, et vous donner en même temps la mesure des efforts, du zèle, de nos collaborateurs dans l'œuvre souvent ingrate de cette branche importante de l hygiène publique

» Le chiffre des naissances, en 1864, s'est élevé à . . . 895
» Celui des vaccinations, en 1865, a atteint le nombre de. 849
» Différence au profit des naissances 46

» Si du chiffre des naissances, vous défalquez celui des enfants décédés pendant la première année de leur existence qui, d'après les tables de la mortalité en France dressées par Duvillard, est de 24 p. 0/0, vous arriverez à un nombre de vaccinations supérieur, au contraire, à celui des survivants.

» Je n'ajouterai rien à l'éloquence de ces chiffres qui parlent assez d'eux-mêmes en faveur du zèle de ceux de nos confrères de l'arrondissement qui partagent nos travaux. Et, je ne crains pas de le dire, c'est dans l'appui moral de l'administration et dans l'organisation intelligente et forte de notre service, qu'ils s'inspirent de ce dévouement si digne d'éloges et qui amène chaque année un aussi fécond résultat Je mets en doute qu'en dehors de ces conditions et sans les encouragements de l'autorité administrative, nous ayions jamais atteint à un pareil succès

» La correspondance de nos confrères, nos observations particulières, ne nous ont révélé à la campagne, comme à la ville, aucun cas de variole et même de varioloïde dans l'arrondissement pendant l'année qui vient de s'écouler. Et je ne serais pas éloigné, si je ne m'abuse, d'attribuer l'immunité dont jouissent nos campagnes à l'endroit de la variole, — alors même qu'elle apparaissait dans quelques villages voisins des nôtres, — au soin avec lequel la vaccination est pratiquée dans notre arrondissement, et à l'empressement que mettent les vaccinateurs cantonaux à soustraire à cette affection contagieuse, par le bénéfice du vaccin, tous les jeunes enfants, à de rares exceptions près, nés dans le cours de l'année précédente. Serait-il donc si déraisonnable de penser qu'à l'aide d'un cordon sanitaire aussi solidement établi et maintenu chaque année par la main ferme et vigilante de l'administration, nous soyons arrivés à élever dans nos contrées une barrière à l'invasion varioleuse ou tout au moins à réduire à de bien faibles proportions ses rares tentatives ? Telle est du moins ma conviction »

Ainsi parle M. le D' Léon Bourée. Mais ce qu'il ne dit pas, c'est que ce cordon sanitaire si solidement établi, dont il glorifie si justement l'administration, a été établi par ses instigations sur les confins du département. Il s'est concerté avec les médecins rapprochés de cette frontière, appartenant par leur résidence soit à la Côte-d'Or, soit au département limitrophe; et chacun a été chargé avec l'agrément de l'administration, selon les convenances de ses occupations et de sa clientèle, de la vaccination d'un nombre de communes déterminé d'avance. Depuis cette époque, des communes, des villages, des hameaux perdus dans les bois, ou situés sur des collines d'un difficile accès ont été soumis plus régulièrement que par le passé aux bienfaits de l'inoculation vaccinale.

D'une autre part, pour apprécier comme il convient le zèle des vaccinateurs, ce serait s'exposer à des méprises que de prendre toujours pour base unique le chiffre de leurs opérations respectives Tous les arrondissements ne sont pas également peuplés. Ici, ce sont des vignobles riches et fort habités; la vaccine y donne chaque année une riche moisson : tel est l'arrondissement de Beaune où on compte un hectare soixante-seize centiares par habitant. Là ce sont des collines, des bois, des terrains tourmentés et d'une pauvreté relative, comme dans le Châtillonnais, où on compte trois hectares quatre-vingt-quatorze centiares par habitant. L'exercice de notre art y est pénible et peu rémunérateur. La pratique de la vaccine s'y heurte sans cesse contre des difficultés renaissantes. C'est pourquoi il faut, pour juger l'œuvre vaccinale tant individuelle que collective de l'arrondissement de Châtillon, se placer à un autre point de vue qu'à celui de la somme absolue des résultats.

ARRONDISSEMENT DE BEAUNE

(10 cantons ; — 199 communes ; — 120,510 habitants.)

2,680 naissances,
2,547 vaccinations,
  23 cas de variole,
   2 infirmes ou défigurés,
   2 morts

Médecins qui ont opéré le plus grand nombre de vaccinations :

M. Develle,	docteur-médecin,	à Beaune. . . .	271
M. Duroussin,	officier de santé,	à Arnay. . . .	220
M. Lenoir,	docteur-médecin,	à Nuits. . . .	195
M. Gantheret,	id.	à Seurre. . . .	166
M. Cunisset,	id.	à Pouilly. . . .	152

C'est toujours avec plaisir que l'on constate la régularité avec laquelle se fait le service de la vaccination dans l'arrondissement de Beaune.

Le nombre des vaccinations officielles s'élève cette année à 2,547. M. le Dr Develle, conservateur du dépôt de vaccin dans cet arrondissement, observe avec justesse que dans les six dernières années, une seule (1861) présente un chiffre plus élevé.

Cependant quelques communes n'ont pas été vaccinées. Dans l'une d'elles le médecin accuse l'insuccès du premier vaccin, mais il pouvait se pourvoir à nouveau; dans deux ou trois seulement, c'est la résistance aveugle des parents qui y a fait obstacle ; dans le plus grand nombre l'empêchement est venu tantôt de l'état maladif des enfants, tantôt des occupations inaccoutumées des vaccinateurs.

La variole a sévi assez vivement en 1865 dans le département de Saône-et-Loire, limitrophe, sur une assez grande étendue, de l'arrondissement de Beaune.

Le principe épidémique s'est propagé, comme on devait s'y attendre, sur plusieurs points de notre département.

Marie Chapuzot, âgée de 30 ans, enceinte de huit mois, non vaccinée, venant du Creuzot (Saône-et-Loire), où régnait la variole, arrive à Paquier, hameau de la commune de Painblanc, canton de Bligny-sur-Ouche, le 15 janvier 1865. Elle accouche le 17 février, et est prise de variole confluente le 27. — Guérison.

Seize jours après sa naissance, l'enfant de cette malheureuse est atteint de l'affection de sa mère et meurt après cinq jours de maladie.

Une fille, âgée de 22 ans, non vaccinée, qui a donné des soins à la première variolée, est prise de variole le 7 mars — Guérison.

La variole dans cette commune s'arrête là.

Au total, sur trois varioleux, un mort et deux défigurés Aucun d'eux n'était vacciné.

Il y a dans l'infection de Marie Chapuzot une particularité digne de fixer notre attention. Si on rapproche la date de son retour du Creuzot (15 janvier), de la date de l'invasion de la variole (27 février) on voit que la période d'incubation a duré 43 jours. Car du quinze janvier au 27 février, cette femme a habité un lieu indemne de variole ; et il résulte de renseignements précis, qu'elle n'a eu aucun rapport nouveau avec les personnes du Creuzot ou de tout autre lieu où régnait cette maladie.

C'est encore le Creuzot qui a été le point de départ de la variole à Labergement, canton de Seurre. Mais ici le principe contagieux a pris un détour. Ce n'est pas la personne venue du Creuzot, veuve Rion, qui a été atteinte la première, mais sa sœur, Marguerite Javouhey, âgée de 31 ans, non vaccinée, et qui n'avait pas quitté le pays.

La veuve Rion, vaccinée dans son enfance, avait soigné, sans en éprouver la moindre indisposition, son mari, décédé de la petite vérole. Arrivée à Labergement le 11 mars, ses rapports ont été fréquents avec sa sœur ; celle-ci a éprouvé les atteintes de la maladie le 14 avril. Cette femme a été le point de départ de trois autres cas de variole.

Deux varioleux ont été observés en avril, et deux en mai.

Ils étaient âgés de 22 ans, 30 ans, 31 ans et 60 ans.

Un seul n'avait pas été vacciné ; il a eu une variole confluente.

Trois avaient été vaccinés dans leur enfance : deux ont eu une varioloïde et un une variole discrète.

Un était du sexe masculin et trois du sexe féminin.

Nous voici à Pernand, canton de Beaune (nord), en présence, pour la troisième fois, d'une infection varioleuse venue du Creuzot.

Catherine Mutin, âgée de 34 ans, vaccinée dans son enfance, quitte

Pernand le 14 mai pour aller au Creuzot visiter sa fille atteinte de variole. (La maladie de celle-ci était bénigne et n'a laissé après elle que de légères marques, grâce à une légitime vaccine dans son enfance)

Le trois juin se déclare la maladie qu'elle a contractée auprès de sa fille. (19 jours d'incubation.)

Remarque Une variole bénigne chez la fille communique à la mère la maladie qui devient grave chez elle. La fille a été vaccinée depuis moins de temps que sa mère. La fille porte huit profondes cicatrices vaccinales, et la mère une seule et bien superficielle. Néanmoins toutes deux ont guéri.

A Viévy, canton d'Arnay-le-Duc, les cas de variole qu'on y a observés, n'ont pas eu le Creuzot pour origine, mais bien Igornay, appartenant également au département de Saône-et-Loire.

Une épidémie de variole régnait à Igornay avec intensité dès le commencement de l'année. Andrée (Laurent), âgé de 17 ans, non vacciné, domicilié à Viévy, était obligé d'aller travailler tous les jours à Igornay. Il est tombé malade un jour en rentrant du travail (le 9 mars). La variole a été discrète. Ses deux sœurs, également non vaccinées, âgées l'une de 14 ans, l'autre de 9 ans, ont été infectées par leur frère, et sont tombées malades le 30 mars et le 10 avril, alors que le jeune Andrée était déjà en convalescence. Sur trois varioleux, deux varioles discrètes et une varioloïde. Point de décès. Aucun d'eux n'avait été vacciné. (Vaccinateur cantonal, M Duroussin.)

Cependant toutes les atteintes de variole reçues en 1865 par l'arrondissement de Beaune, n'ont pas eu pour origine le département de Saône-et-Loire. Le principe contagieux a été déposé à Charrey, canton de Saint-Jean-de-Losne, par des individus nomades connus sous le nom de camps-volants. Ils ont séjourné quelque temps, à la fin de février, dans cette commune. Plusieurs d'entr'eux étaient atteints de variole. Les personnes de Charrey qui ont été prises de cette maladie, habitaient s, sans exception, la partie du village où les nomades avaient campé, ainsi que l'a établi, dans son rapport, M. le Dr Bouhin.

La variole à Charrey a duré trois mois. Trois cas se sont fait observer en mars, deux en avril et quatre en mai.

De 15 à 20 ans,	2
De 20 à 30 ans,	3
De 30 à 40 ans,	1
De 40 à 50 ans,	»
De 50 à 60 ans,	2
De 60 à 70 ans,	1
Total.	9 varioleux

Sur 9 varioleux, 7 avaient été vaccinés et 2 ne l'avaient pas été.

Sur 7 vaccinés, il y a eu 7 varioloïdes. Point de décès. Point de marqués.

Sur 2 non vaccinés, on compte une variole confluente (à 39 ans) terminée par la mort, et une variole discrète (à 21 ans) qui a laissé des cicatrices indélébiles

Sur le chiffre total, six appartiennent au sexe féminin et trois au sexe masculin.

Il résulte de ce qui précède, que la variole a fait invasion dans l'arrondissement de Beaune dans quatre communes, appartenant chacune à quatre cantons différents, que le principe contagieux a eu trois fois pour point de départ le département de Saône-et-Loire et une fois des nomades, et que partout le principe contagieux a été frappé d'impuissance.

Nous devons signaler encore deux infections, l'une ayant pris sa source à l'hôpital de Dijon, l'autre ayant une origine inconnue.

Anne Roger, âgée de 42 ans, vient à Serrigny, canton de Beaune (sud), le 17 septembre, en sortant de l'hôpital de Dijon où elle avait séjourné quelque temps parmi des varioleux. Le jour suivant elle éprouve des symptômes précurseurs de la variole et dès le 20 l'éruption était caractéristique. C'était une varioloïde à forme confluente. Cette femme avait été vaccinée dans son enfance. La maladie dans cette commune s'est bornée à cette femme.

Un homme, âgé de 40 ans, domicilié à Beaune, également vacciné dans son enfance, a présenté également une variole modifiée.

Je ne connais pas de preuve plus évidente que la vaccine est en honneur dans un pays, que cette impuissance radicale dont est frappé le principe contagieux dans ses attaques multipliées contre la sécurité publique.

Aussi longtemps que le contagium varioleux n'est pas accidentellement déposé au sein d'une population, il est impossible de se rendre exactement compte si cette population a été prophylactiquement mise dans des conditions défavorables au développement des épidémies de petite vérole; car la petite vérole, contrairement à l'opinion généralement accréditée, ne se développe point spontanément dans nos climats. Elle est toujours le fruit de la contagion.

Or donc, quand un vaccinateur présente annuellement dans la circonscription qui lui est confiée un chiffre de vaccinés approchant ou égalant même parfois celui des naissances, cela est fort beau. Mais il lui reste à prouver que ses opérations ont été bien surveillées, qu'après sept jours écoulés le résultat de l'inoculation vaccinale a été bien et dûment constaté, et que si par aventure ce résultat a été nul ou incomplet, il s'est empressé de reprendre son travail en sous-œuvre. C'est la variole qui se charge le plus souvent de révéler les oublis ou les négligences du vaccinateur. C'est une épreuve redoutable.

Si le principe contagieux est déposé au milieu d'une population vaccinée avec soin, le mal pourra sans doute se propager jusqu'à un certain point à la faveur des rares individus échappés jusque-là à l'opération, et aussi des personnes vaccinées qui ont reconquis avec le temps un certain degré d'aptitude à contracter la variole. En pareils cas les épidémies varioleuses se propagent peu et ont aussi peu de gravité relative.

La situation n'est plus la même si le contagium pénètre fortuitement dans des agglomérations humaines déshéritées en masse des bienfaits de la vaccine. Le principe subtil de la contagion est alors l'étincelle qui allume un vaste incendie dont les ravages jettent partout l'épouvante et la mort.

On peut aussi tirer de ces faits cette conclusion, que les départements sont solidaires les uns des autres, aussi bien au point de vue de l'hygiène que de toute autre manière, et que chacun d'eux est intéressé à ce que son voisin adopte des mesures efficaces pour empêcher la propagation des maladies contagieuses.

La vaccine, avouons-le hautement, ne sera généralement bien pratiquée en France, que du jour où toutes les parties de l'Empire auront adopté un bon système d'organisation administrative, assurant l'application annuelle de cette excellent moyen prophylactique dans toutes les communes, ainsi que cela se voit déjà dans quelques-uns de nos départements et dans plusieurs contrées de l'Europe. Car, il ne faut pas se faire illusion, les populations, quelqu'éclairées qu'on les suppose, sont à cet égard de fort mauvais juges; elles ne sont nullement compétentes en matière d'hygiène. Et comme le danger auquel on veut parer par la vaccine n'est, en général, pas imminent; qu'au contraire, la tendre mère songe avant tout aux petites piqûres qu'on va être obligé de faire à son enfant, piqûres dont son imagination exagère la douleur, tout est prétexte pour se soustraire au sacrifice et déconcerter le vaccinateur. Celui-ci ne brave volontiers les ennuis de sa charge qu'en se sentant soutenu par l'autorité. Toutes les branches de l'hygiène publique en sont là; aucune ne prospérerait sans le concours actif des administrations locales et des gouvernements.

LES ÉTABLISSEMENTS INDUSTRIELS

ET

L'HYGIÈNE PUBLIQUE

Par C. LADREY

Professeur à la Faculté des Sciences de Dijon,
Membre du Conseil central d'hygiène et de salubrité de la Côte-d'Or.

CHAPITRE I.

Examen de la législation qui régit les établissements incommodes, dangereux ou insalubres.

La législation actuellement en vigueur pour la réglementation des établissements incommodes, dangereux ou insalubres est presque entièrement comprise dans le décret du 15 octobre 1810. Ce décret a été modifié sur quelques points par l'ordonnance royale du 14 janvier 1815, et par le décret du 25 mars 1852, sur la décentralisation administrative.

C'est dans l'examen de ces trois documents que nous trouverons tous les éléments nécessaires pour la discussion qui va suivre. Nous devons donc commencer cette étude par la reproduction intégrale des dispositions du décret du 15 octobre 1810.

Décret impérial relatif aux manufactures et ateliers qui répandent une odeur insalubre ou incommode.

« Art. 1er. A compter de la publication du présent décret, les manufactures et ateliers qui répandent une odeur insalubre ou incommode ne pourront être formés sans une permission de l'autorité administrative.

» Ces établissements seront divisés en trois classes :

» La première classe comprendra ceux qui doivent être éloignés des habitations particulières ;

» La seconde classe, les manufactures et ateliers dont l'éloignement des habitations n'est pas rigoureusement nécessaire, mais dont il importe néanmoins de ne permettre la formation qu'après avoir acquis la certitude que les opérations qu'on y pratique sont exécutées de manière à ne pas incommoder les propriétaires du voisinage, ni à leur causer des dommages ;

» Dans la troisième classe seront placés les établissements qui peuvent rester sans inconvénients auprès des habitations, mais doivent être soumis à la surveillance de la police.

» Art. 2. La permission nécessaire pour la formation des manufactures et ateliers compris dans la première classe, sera accordée avec les formalités ci-après, par un décret rendu en notre conseil d'Etat.

» Celle qu'exigera la mise en activité des établissements

placés dans la seconde classe, le sera par les préfets sur l'avis des sous-préfets.

» La permission pour l'exploitation des établissements placés dans la troisième classe, le sera par les sous-préfets qui prendront préalablement l'avis des maires.

» Art. 3. La permission pour les manufactures et fabriques de première classe ne sera accordée qu'avec les formalités suivantes :

» La demande en autorisation sera présentée au préfet et affichée par son ordre dans toutes les communes à 5 kilomètres de rayon; dans ce délai, tout particulier sera admis à présenter ses moyens d'opposition. Les maires des communes auront la même faculté.

» Art. 4. S'il y a des oppositions, le conseil de préfecture donnera son avis, sauf la décision du conseil d'Etat.

» Art. 5. S'il n'y a pas d'opposition, la permission sera accordée, s'il y a lieu, sur l'avis du préfet et le rapport de notre Ministre de l'Intérieur.

» Art. 6. S'il s'agit de fabriques de soude, ou si la fabrique doit être établie dans la ligne des douanes, notre directeur général des douanes sera consulté.

» Art. 7. L'autorisation de former des manufactures et ateliers compris dans la seconde classe ne sera accordée qu'après que les formalités suivantes auront été accomplies.

» L'entrepreneur adressera d'abord sa demande au sous-préfet de son arrondissement, qui la transmettra au maire de la commune dans laquelle on projette de former l'établissement, en le chargeant de procéder à des informations *de commodo et incommodo.*

» Ces informations terminées, le sous-préfet prendra sur le tout un arrêté qu'il transmettra au préfet ; celui-ci statuera, sauf le recours à notre conseil d'Etat par toutes parties intéressées. S'il y a opposition, il sera statué par le conseil de préfecture, sauf le recours au conseil d'Etat.

» Art. 8. Les manufactures et ateliers, ou établissements portés dans la troisième classe ne pourront se former que sur la permission du préfet de police, à Paris, et sur celle des maires dans les autres villes. S'il s'élève des réclamations contre la décision prise par le préfet de police ou les maires, sur une demande en formation de manufactures ou d'ateliers compris dans la troisième classe, elles seront jugées en conseil de préfecture.

» Art. 9. L'autorité locale indiquera le lieu où les manufactures et ateliers compris dans la première classe pourront s'établir, et exprimera sa distance des habitations particulières. Tout individu qui ferait des constructions dans le voisinage de ces manufactures et ateliers, après que la formation en aura été permise, ne sera plus admis à en solliciter l'éloignement.

» Art. 10. La division en trois classes des établissements qui répandent une odeur insalubre ou incommode, aura lieu conformément au tableau annexé au présent décret. Elle servira de règle toutes les fois qu'il sera question de prononcer sur des demandes en formation de ces établissements.

» Art. 11. Les dispositions du présent décret n'auront point d'effet rétroactif. En conséquence, tous les établissements qui sont aujourd'hui en activité continueront à être exploités librement, sauf les dommages dont pourront être passibles les entrepreneurs de ceux qui préjudicient aux propriétés des voisins ; ces dommages seront arbitrés par les tribunaux.

» Art. 12. Toutefois, en cas de graves inconvénients pour la salubrité publique, la culture ou l'intérêt général, les fabriques ou ateliers de première classe qui les causent pourront être supprimés en vertu d'un décret rendu en notre conseil d'Etat, après avoir entendu la police locale, pris l'avis des préfets, reçu la défense des manufacturiers ou fabricants.

» Art. 13. Les établissements maintenus par l'article 11 cesseront de jouir de cet avantage dès qu'ils seront transférés dans un autre emplacement, ou qu'il y aura une interruption de six mois dans les travaux. Dans l'un et l'autre cas, ils rentreront dans la catégorie des établissements à former, et ils ne pourront être remis en activité qu'après avoir obtenu, s'il y a lieu, une nouvelle permission. »

Nous ne reproduisons pas le tableau dont il est fait mention à l'art. 10, parce qu'il a été plusieurs fois modifié depuis la publication du précédent décret.

Une série nombreuse de décrets et d'ordonnances a classé successivement dans les trois catégories d'établissements insalubres ceux qui n'y avaient pas été compris dans l'origine, et sur lesquels a été appelée l'attention de l'administration.

Nous donnerons plus loin la liste et la classification complète de ces établissements, telles qu'elles sont admises aujourd'hui, avec l'indication sommaire des inconvénients que ces établissements peuvent présenter, et, pour quelques-uns d'entre eux, le résumé des conditions qu'il convient d'insérer dans les arrêtés d'autorisation afin de remédier à ces inconvénients.

L'ordonnance royale du 14 janvier 1815, complète et explique plutôt qu'elle ne modifie le décret de 1810. Elle donne d'abord une nouvelle nomenclature des établissements insalubres ; nous n'avons pas besoin de nous y arrêter, d'après l'observation que nous venons de faire, mais nous devons signaler les articles suivants de cette ordonnance.

« ART. 2. Le procès-verbal d'information *de commodo et incommodo* exigé par l'art. 7 du décret du 15 octobre 1810, pour la formation des établissements compris dans la seconde classe, sera pareillement exigible, en outre de l'affiche de demande, pour la formation de ceux compris dans la première classe. Il n'est rien innové aux autres dispositions de ce décret.

» ART. 3. Les permissions pour la formation des établissements compris dans la troisième classe seront délivrées dans les départements, conformément aux art. 2 et 8 du décret du 15 octobre 1810 par les sous-préfets, après avoir pris préalablement l'avis des maires et de la police locale.

» ART. 5. Les préfets sont autorisés à faire suspendre la formation ou l'exercice des établissements nouveaux, qui, n'ayant pu être compris dans la nomenclature, seraient cependant de nature à y être placés ; ils pourront accorder l'autorisation pour tous ceux qu'ils jugeront devoir appartenir aux deux dernières classes de la nomenclature, en remplissant les formalités prescrites par le décret du 15 octobre 1810, sauf, dans les deux cas, à en rendre compte à notre directeur général des manufactures et du commerce »

Enfin, le décret du 25 mars 1852 a donné aux préfets le droit de statuer sur les demandes tendant à obtenir l'autorisation de créer les établissements rentrant dans la première classe. Ces autorisations doivent être accordées dans les formes déterminées pour cette nature d'établissements, et avec les recours existants pour les ateliers de deuxième classe.

Nous trouvons dans les instructions envoyées aux préfets à cette occasion qu'ils doivent toujours prendre préalablement l'avis du conseil d'hygiène et de salubrité de l'arrondissement dans lequel l'établissement est projeté. L'avis des conseils d'hygiène et de salubrité, dont l'organisation actuelle remonte seulement à 1848, était autrefois remplacé par la visite des lieux faite par un architecte, et par un rapport rédigé par les personnes chargées dans la localité de ce qui concerne la salubrité publique.

Relativement au décret du 25 mars 1852, qui confère aux préfets un droit réservé jusqu'alors à l'administration supérieure, nous devons ajouter une observation, c'est qu'il s'applique uniquement aux cas de demandes d'autorisation. Mais s'il s'agit de la suppression d'un établissement, ce décret n'est plus applicable. La circulaire ministérielle du 15 décembre 1852 établit nettement que, conformément à l'art. 12 du décret du 15 octobre 1810, les affaires de ce genre doivent être soumises à l'administration supérieure qui ne statue qu'après avoir pris l'avis du conseil d'Etat.

En résumé, nous pouvons admettre les conséquences générales suivantes comme résultant des dispositions que nous venons de rapporter :

1º Les établissements réputés insalubres, incommodes ou dangereux, et classés comme tels par décision de l'administration supérieure, ne peuvent être fondés sans une autorisation préalable ;

2º Ces établissements sont divisés en trois classes, suivant l'importance des inconvénients et des dangers qu'ils présentent ;

3º Les autorisations nécessaires pour la fondation de ces établissements sont accordées pour ceux des deux premières classes, par les préfets, pour ceux de troisième classe, par les sous-préfets, après l'accomplissement des formalités prescrites.

Nous aurons à revenir sur le détail de ces formalités, et sur les recours qui peuvent avoir lieu, soit au conseil de préfecture, soit au conseil d'Etat, contre les décisions prises par l'autorité préfectorale.

CHAPITRE II.

Nomenclature des Etablissements classés depuis 1810 jusqu'au mois de septembre 1866.

ÉTABLISSEMENTS DE Iʳᵉ CLASSE.

Les établissements de première classe sont ceux qui doivent être éloignés des habitations particulières.

On a souvent demandé qu'on déterminât d'une manière positive la distance à laquelle ces établissements devaient être des habitations. Cette détermination n'est guère possible, car un établissement dangereux peut, quoique très rapproché des maisons, ne leur causer aucun préjudice, tandis que tel autre, placé à une plus grande distance, sera, au contraire, très incommode.

C'est aux autorités locales à déterminer, dans chaque cas particulier, la distance à laquelle un établissement devra être placé.

Ainsi, ces sortes d'établissements peuvent parfaitement être situés dans l'enceinte des villes, pourvu que leur isolement soit suffisant, et qu'on y mette en pratique les procédés propres à faire disparaître ou à diminuer les inconvénients qu'ils présentent.

ABATTOIRS PUBLICS et communs à ériger dans toute commune, quelle que soit la population. — Mauvaise odeur, danger de voir les animaux s'échapper.

ACIDE NITRIQUE (fabrication de l'), vulgairement appelé eau forte. — Odeur désagréable et incommode. Ce produit ne se fabrique plus d'après l'ancien procédé. *(Voy. à la seconde classe.)*

ACIDE PYROLIGNEUX (fabriques d'), lorsque les gaz se répandent dans l'air sans être brûlés. — Beaucoup de fumée, odeur empyreumatique très désagréable.

ACIDE SULFURIQUE (fabrication de l'). — Odeur désagréable, insalubre et nuisible à la végétation.

Il est important, dans les fabriques d'acide sulfurique, de faire élever la cheminée de l'usine servant au dégagement des gaz à une hauteur convenable, qui sera déterminée d'après l'examen de la localité, et de faire condenser complétement les vapeurs ou gaz odorants et nuisibles.

AFFINAGE DE L'OR OU DE L'ARGENT PAR L'ACIDE SULFURIQUE, quand les gaz dégagés pendant cette opération sont versés dans l'atmosphère. — Dégagement de gaz nuisibles.

AFFINAGE DE MÉTAUX, au fourneau à manche, au fourneau

à coupelle, ou au fourneau à réverbère. — Fumée et vapeurs insalubres et nuisibles à la végétation.

Allumettes (fabrication d') préparées avec des poudres ou matières détonnantes, fulminantes ou inflammables ; allumettes dites chimiques. — Explosion, danger d'incendie ; inconvénients pour les ouvriers résultant de l'emploi du phosphore.

L'instruction adressée aux préfets le 15 décembre 1852 sur la décentralisation administrative en ce qui regarde les établissements insalubres de première classe, contient les conditions suivantes à insérer dans les arrêtés d'autorisation relatifs aux fabriques d'allumettes chimiques :

1° N'employer dans la confection des allumettes ni chlorate de potasse, ni aucun autre sel rendant les mélanges explosibles ;

2° Broyer à sec et séparément les matières premières dont on fait usage ;

3° Ne jamais préparer à la fois au-delà d'un litre de matières mélangées de phosphore, lesquelles devront être conservées à la cave, dans un vase plongé dans l'eau ;

4° Se livrer à cette opération dans un atelier légèrement construit, plafonné et non plancheié, et isolé de toute construction ;

5° Recouvrir en plâtre tous les bois apparents dans les pièces où l'on confectionne les allumettes ;

6° Déposer les objets fabriqués dans un local séparé, qui ne présente aucun danger sous le rapport du feu ;

7° Opérer le transport des allumettes fabriquées dans des boîtes de métal, telles que fer-blanc, zinc, etc. ;

8° Se conformer, en outre, à toutes les dispositions des règlements existants, et à toutes celles qui pourraient être prescrites ultérieurement sur le fait des fabriques d'allumettes chimiques.

L'instruction ajoute que l'autorisation devra être limitée à cinq ans.

AMIDONNERIES. — Odeur très désagréable ; écoulement des eaux. *(Voy. à la seconde classe.)*

AMORCES FULMINANTES. — Explosion et danger d'incendie.

L'instruction du 15 décembre 1852 contient les prescriptions suivantes :

Dans les fabriques d'amorces fulminantes, on devra se conformer à toutes les dispositions mentionnées dans les ordonnances des 25 juin 1823 et 30 octobre 1836 pour les fabriques de poudres ou matières fulminantes ; construire le séchoir et l'atelier de tamisage en matériaux légers, et la poudrière en maçonnerie ; séparer les diverses parties de l'établissement par des talus de terre de 3 mètres de hauteur ; établir en dehors des talus les fourneaux du séchoir, pour l'élévation de la température duquel il ne sera employé que la vapeur ou l'eau chaude.

L'autorisation devra être limitée à cinq ans.

ARCANSONS OU RÉSINES DE PIN (travail en grand des), soit pour la fonte et l'épuration de ces matières, soit pour en extraire la térébenthine. — Danger du feu et odeur très désagréable.

ARTIFICIERS. — Danger d'incendie et d'explosion.

La poudrière devra être établie au-dessus du niveau du sol, et elle sera couverte d'une toiture légère. Il n'y aura jamais en dépôt plus de 4 à 5 kilogrammes de poudre à la fois pour les besoins de la fabrication.

L'autorisation devra être limitée à cinq ans.

BLEU DE PRUSSE (fabriques de), lorsqu'on n'y brûle pas la fumée et l'hydrogène sulfuré. — Odeur désagréable, insalubre. *(Voy. à la seconde classe.)*

BOUES (dépôts de) et de toute autre sorte d'immondices. — Odeur très désagréable et insalubre.

BOYAUDERIES. — Odeur très désagréable et insalubre.

L'atelier devra toujours être tenu dans un grand état de propreté au moyen de fréquents lavages, soit à l'eau pure, soit à l'eau chlorurée. On n'y permettra que l'admission de menus convenablement préparés ou nettoyés, et on n'y conservera aucun résidu susceptible de fermenter et de se putréfier. Les eaux de lavage auront un écoulement rapide.

CALCINATION D'OS D'ANIMAUX, lorsqu'on ne brûle pas la fumée. — Odeur très désagréable de matières animales brûlées portée à une très grande distance. *(Voy. à la seconde classe.)*

L'établissement devra être clos de murs. On n'y apportera que des os complètement décharnés, et les approvisionnements seront limités aux besoins de la fabrication. La calcination des os sera faite en vases clos et la fumée des fours sera dirigée dans une cheminée commune, construite en briques, et élevée de 10 mètres au-dessus du sol.

CENDRES D'ORFÈVRE (traitement des) par le plomb. — Fumée et vapeurs insalubres.

CENDRES GRAVELÉES (fabrication des), lorsqu'on laisse répandre la fumée au dehors. — Fumée très épaisse et très désagréable par sa puanteur. *(Voy. à la seconde classe.)*

CHAIRS OU DÉBRIS D'ANIMAUX (dépôts de); ateliers et fabriques où ces matières sont préparées par la macération, ou

desséchées pour être employées à quelque autre fabrication.—
Odeur très désagréable.

CHANVRE (rouissage du) en grand par son séjour dans l'eau ; rouissage du lin. — Emanations insalubres ; infection des eaux ; fièvres.

CHARBON ANIMAL (fabrication du), ou sa revivification lorsqu'on ne brûle pas la fumée.— Odeur très désagréable de matières animales brûlées portée à de grandes distances. (*Voy. à la seconde classe.*)

CHARBON DE TERRE (épurage du) lorsqu'on opère à vases ouverts ; cet article comprend les fours à coke placés dans les mêmes conditions. — Fumée et odeur très désagréable. (*Voy. à la seconde classe.*)

CHLORURE DE CHAUX (fabrication du) en grand. — Odeur désagréable et incommode quand les appareils perdent, ce qui a lieu de temps à autre. (*Voy. à la seconde classe.*)

CITERNES A ENGRAIS. — Très peu d'inconvénients.

COLLE-FORTE (fabriques de). — Mauvaise odeur.

COMBUSTION DES PLANTES MARINES, lorsqu'elle se pratique dans des établissements permanents. — Exhalaisons désagréables, nuisibles à la végétation et portées à de grandes distances.

CORDES A INSTRUMENTS (fabriques de). — Sans odeur si les eaux de lavage ont un écoulement convenable, ce qui n'a pas lieu ordinairement.

CRETONNIERS. — Mauvaise odeur et danger du feu.

CRISTAUX, VERRES, etc. (fabriques de). — Danger du feu et fumée.

—Cuirs vernis (fabriques de). — Mauvaise odeur et danger du feu.

Débris d'animaux (dépôts de). — Odeur très désagréable.

Dégras (fabriques de) ou huile épaisse à l'usage des tanneurs et des corroyeurs. — Odeur très désagréable et danger d'incendie.

Désargentage (ateliers de) du cuivre par le mélange de l'acide sulfurique et de l'acide nitrique. — Dégagement de gaz nuisibles.

Echaudoirs, dans lesquels on prépare et l'on cuit les intestins, abattis et autres débris, soit des animaux tués pour la boucherie, soit des autres. — Très mauvaise odeur.

Emaux (fabriques d'). — Fumée.

Encre d'imprimerie (fabriques d'). — Odeur très désagréable et danger du feu.

Engrais. Cet article comprend tous les dépôts de matières provenant de la vidange des latrines ou des animaux et destinés à servir d'engrais. — Odeur très désagréable et insalubre.

Les prescriptions relatives à l'autorisation des dépôts d'engrais et de poudrette se résument dans les suivantes :

Les matières fécales doivent être désinfectées dans les fosses d'aisances et transportées au moyen de tonneaux hermétiquement fermés. Elles seront déposées dans des fosses recouvertes de hangars, et on les couvrira de charbon afin d'éviter toute émanation désagréable.

Ces fosses seront construites en maçonnerie, et elles seront cimentées de façon à empêcher le liquide de filtrer à travers les terres et d'infecter les puits ou citernes.

Une fois converties en engrais, les matières seront déposées sous des hangars et à l'abri de l'humidité.

Essences (fabriques d'). — *(Voyez* Pétrole.*)*

Equarrissage (ateliers d'). — Odeur très désagréable ; vue des opérations.

Les ateliers d'équarrissage doivent être clos de murs et entourés d'arbres. Les cours intérieures seront pavées et fréquemment lavées, ainsi que les caves où seront abattus les animaux.

Le pourtour de l'atelier d'équarrissage et celui des ateliers de cuisson seront garnis de dalles cimentées à la chaux hydraulique, jusqu'à un mètre de hauteur.

Les matières liquides résultant du travail de l'équarrissage seront reçues dans des citernes voûtées et closes. Les chairs et autres matières animales seront soumises à une dessiccation suffisante pour qu'elles ne soient plus sujettes à se corrompre.

On ne fera dans l'établissement aucune accumulation d'os ni de résidus. La cuisson des chairs s'opèrera dans des vases clos et dans les vingt-quatre heures qui suivront l'abattage.

Les animaux morts seront transportés à l'équarrissage dans des voitures couvertes et munies d'une plaque indiquant leur destination.

Ether (fabriques d') et dépôts d'éther lorsque ces dépôts en contiennent plus de quarante litres à la fois. — Explosion et danger d'incendie.

Etoupilles (fabriques d') préparées avec des poudres ou

des matières détonnantes et fulminantes. — Tous les dangers de la fabrication des poudres fulminantes.

Feutres vernis (fabriques de). — Odeur désagréable, crainte d'incendie.

Fourneaux (hauts). — Fumée épaisse et danger du feu. (La formation de ces établissements est, en outre, réglée par la loi du 21 avril 1810 sur les mines.)

Fulminate de mercure (fabriques de), amorces fulminantes et autres matières dans la préparation desquelles entre le fulminate de mercure. — Explosion et danger d'incendie.

Goudron (fabrication du) ; travail en grand des goudrons, soit pour la fonte et l'épuration de ces matières, soit pour en extraire la térébenthine. — Odeur désagréable et insalubre, danger du feu.

Graisses (fonte des) à feu nu. — Très mauvaise odeur et danger du feu.

Huiles de lin (cuisson des). — Odeur très désagréable et danger du feu.

Huile de pied de bœuf (fabriques d') et de cornes. — Mauvaise odeur causée par les résidus.

Huile de poisson (fabriques d'). — Odeur très désagréable et danger du feu.

Huile de foie de morue (extraction d').

Huiles de goudron et de schiste (travail en grand des). (*Voyez* Pétrole.)

Huile de térébenthine (distillation de l') et de l'huile

d'aspic en grand. — Odeur très désagréable et danger du feu.

Huile épaisse (fabriques d'), ou dégras à l'usage des tanneurs. — Odeur très désagréable et danger d'incendie.

Huile rousse (fabriques d') extraite des cretons et débris de graisse à une haute température. — Odeur très désagréable et danger d'incendie.

Litharge (fabrication de la). — Exhalaisons dangereuses.

Massicot (fabrication du). — Première préparation du plomb pour le convertir en minium. — Exhalaisons dangereuses.

Ménageries. — Danger de voir les animaux s'échapper des cages.

Minium (fabrication du). — Préparation du plomb pour les potiers, les faïenciers, fabricants de cristaux, etc. — Exhalaisons moins dangereuses que celles du massicot.

Noir animalisé (fabriques et dépôts de). — Odeur très désagréable et insalubre occasionnée par les os en magasins et par la carbonisation.

Noir d'ivoire (fabrication du) et du noir d'os lorsqu'on ne brûle pas la fumée. — Odeur très désagréable de matières animales brûlées, portée à de grandes distances. (*Voyez à la seconde classe.*)

Os d'animaux (calcination d') lorsqu'on n'y brûle pas la fumée. — Odeur très désagréable de matières animales brûlées, portée à une grande distance.

Pétrole (usines pour la fabrication, la distillation et le travail en grand du), des huiles de schiste et de goudron, des essences et autres hydrocarbures servant à l'éclairage, au chauffage, à la fabrication des couleurs et vernis, au dégraissage des étoffes, ou à tout autre usage, quel que soit le degré de leur inflammabilité. — Danger d'incendie. — Décret impérial du 18 avril 1866.

Ces substances sont rangées en deux catégories : la première comprend celles qui sont très inflammables, c'est-à-dire qui émettent, à une température inférieure à 35°, des vapeurs susceptibles de prendre feu au contact d'une allumette enflammée.

La seconde comprend les substances moins inflammables, c'est-à-dire celles qui n'émettent des vapeurs susceptibles de prendre feu au contact d'une allumette enflammée qu'à une température égale ou supérieure à 35°.

Les dépôts de ces substances appartenant à la 1re catégorie sont rangés dans la 1re classe s'ils contiennent, même temporairement, 1050 litres ou plus desdites substances.

Les dépôts des substances de la 2e catégorie sont également rangés dans la 1re classe s'ils contiennent, même temporairement, 10500 litres ou plus desdites substances. (*Voyez à la 2e classe*)

PORCHERIES. — Odeur très mauvaise et cris désagréables.

POTASSE (fabriques de), par la calcination des résidus provenant de la distillation des betteraves, des mélasses, etc. — Buées, odeur, danger d'explosion des fours.

POUDRES (fabriques de), ou matières détonnantes et fulminantes; fabrication d'allumettes, d'étoupilles ou autres objets du même genre avec ces sortes de poudres ou matières. — Explosion et danger d'incendie.

Poudrette. — Très mauvaise odeur. *(Voyez* Engrais.*)*

Résines (ateliers où se pratique le travail en grand des) et de toutes les matières résineuses, soit pour la fonte et l'épuration de ces matières, soit pour en extraire la térébenthine. Cette classification comprend les établissements qui distillent les résines pour les convertir en huiles. — Mauvaise odeur et danger du feu.

Rouge de Prusse (fabriques de) à vases ouverts. — Exhalaison désagréable et nuisible à la végétation quand il est fabriqué avec le sulfate de fer (couperose verte). *(Voyez à la deuxième classe.)*

Routoirs, servant au rouissage en grand du chanvre et du lin par leur séjour dans l'eau. — Emanations insalubres, infection des eaux.

Sabots (ateliers à enfumer les), dans lesquels il est brûlé de la corne et d'autres matières animales. — Mauvaise odeur et fumée.

Sang (dépôts et ateliers pour la cuisson ou la dessiccation du) des animaux destiné à la fabrication du bleu de Prusse. — Odeur très désagréable, surtout si le sang n'est pas conservé à l'état sec.

Sel ammoniaque (fabrication du), ou chlorhydrate d'ammoniaque par la distillation des matières animales. — Odeur très désagréable et portée au loin.

Sel ammoniaque (fabriques de), ou chlorhydrate d'ammoniaque extrait des eaux de condensation du gaz. — Odeur extrêmement désagréable et nuisible quand les appareils ne sont pas parfaits.

Soies de cochon (ateliers pour la préparation des) par tout procédé de fermentation. — Odeurs infectes et insalubres.

Soudes de varech (fabrication des) en grand, lorsqu'elle s'opère dans des établissements permanents. — Exhalaisons désagréables, nuisibles à la végétation et portées à de grandes distances.

Soufre (distillation du) et fabrication de la fleur de soufre. — Grand danger du feu et odeur désagréable. (*Voyez à la deuxième classe.*)

Suif en branches (fonderies de), à feu nu ; fabrication du suif brun, dépôts de suif en branches. — Odeur très désagréable et danger du feu. (*Voyez à la deuxième classe.*)

· La chaudière dans laquelle la graisse est mise en fusion doit être recouverte d'une hotte de planches parfaitement jointes. Cette hotte sera mise en communication avec la cheminée de tirage, et les joints seront lutés de manière à forcer les vapeurs à se rendre dans les tuyaux d'appel.

Suif d'os (fabrication du). — Mauvaise odeur, nécessité d'écouler les eaux.

Sulfate d'ammoniaque (fabrication du), au moyen de la distillation des matières animales. — Odeur très désagréable et portée au loin.

Sulfate de cuivre (fabrication du), au moyen du soufre et du grillage. — Exhalaisons désagréables et nuisibles à la végétation. (*Voyez à la deuxième classe.*)

Sulfate de potasse (fabrication du), à vases ouverts. — Exhalaisons dangéreuses, nuisibles à la végétation et portées à de grandes distances.

Sulfures métalliques (grillage des) en plein air. — Exhalaisons désagréables et nuisibles à la végétation.

Tabac (combustion des côtes de) en plein air. — Odeur très désagréable.

Taffetas cirés (fabriques de), de taffetas et toiles vernis, fabriques de toiles cirées. Ce dernier article comprend les toiles grosses d'emballage et les toiles goudronnées pour bâches. — Danger du feu et mauvaise odeur.
L'étuve sera construite en matériaux incombustibles. Le local où l'on fait cuire les huiles sera construit en plâtre et moellons, et les chaudières seront surmontées d'une hotte avec un tuyau pour le dégagement des vapeurs.

Térébenthine (travail en grand pour l'extraction de la). — Odeur insalubre et danger du feu.

Tourbe (carbonisation de la), à vases ouverts. — Très mauvaise odeur et fumée.

Tripiers. — Mauvaise odeur, nécessité de l'écoulement rapide des eaux.

Tueries dans les communes dont la population excède 10,000 ames. — Danger de voir les animaux s'échapper, mauvaise odeur. (*Voyez à la troisième classe.*)

Urates (fabrication d'), mélanges de l'urine avec la chaux, le plâtre et la terre. — Odeur désagréable.

Vernis (fabriques de). — Très grand danger du feu et odeur désagréable.

Verre, cristaux et émaux (fabriques de). — Grande fumée et danger du feu. L'établissement des verreries proprement dites, usines destinées à la fabrication du verre en grand est régi par la loi du 21 avril 1810.

Visières (fabriques de) et feutres vernis. — Odeurs désagréables, crainte d'incendie.

Voiries et dépôts de boue et de toute autre sorte d'immondices. — Odeur très désagréable et insalubre.

ÉTABLISSEMENTS DE 2ᵉ CLASSE.

La deuxième classe des établissements dangereux, insalubres ou incommodes comprend les manufactures et les ateliers dont l'éloignement des habitations n'est pas rigoureusement nécessaire, mais dont il importe de ne permettre la formation qu'après avoir acquis la certitude que les opérations qu'on y pratique seront exécutées de manière à ne pas incommoder les propriétaires du voisinage, ni à leur causer de dommages.

Absinthe (distillerie d'extrait ou fabrication de l'esprit d'). —Danger d'incendie ; odeur ; écoulement des eaux.

Acide chlorhydrique ou muriatique (fabriques d') à vases clos. — Odeur désagréable et incommode quand les appareils perdent.

Acide nitrique (fabrication de l'), eau forte, par la décomposition du salpêtre au moyen de l'acide sulfurique dans un appareil de Wolff. — Odeur désagréable et incommode quand les appareils perdent. (*Voyez à la première classe.*)

Acide pyroligneux (fabrication de l') quand les gaz son

brûlés. — Un peu de fumée et d'odeur empyreumatique. (*Voyez à la première classe.*)

ACIDE PYROLIGNEUX (préparation des combinaisons de l') avec le fer, le plomb ou la soude. — Emanations désagréables qui ont constamment lieu pendant la concentration des produits.

ACIER (fabriques d'). — Fumée et danger du feu.

AFFINAGE DE L'OR OU DE L'ARGENT PAR L'ACIDE SULFURIQUE, quand les gaz dégagés pendant cette opération sont condensés. — Très peu d'inconvénients quand les appareils sont montés et fonctionnent bien. (*Voyez à la première classe.*)

AMIDONNERIES, avec séparation du gluten par des lavages et sans fermentation quand les usines ont un écoulement constant de leurs eaux. — Eau de lavage. (*Voyez à la première classe.*)

BATTAGE en grand et journalier de la laine et de la bourre.— Bruit et poussière fétide ou insalubre et incommode.

BATTES MÉCANIQUES. — Bruit, poussière, ébranlement des maisons voisines.

BATTOIRS A ÉCORCE dans les villes. — Bruit, poussière et danger du feu.

BITUMES EN PLANCHES (fabrication de). — Ateliers pour la fonte et la préparation des bitumes employés au dallage. — Danger d'incendie, odeur.

BLANC DE BALEINE (Raffinerie de). — Peu d'inconvénients.

BLANCHIMENT DES TISSUS et des fils de laine ou de soie par le gaz acide sulfureux. — Emanations insalubres.

BLANCHIMENT des toiles et des fils de chanvre, de lin et de coton par le chlore. — Emanations désagréables. (*Voyez à la troisième classe.*)

BLANC DE PLOMB (fabriques de) ou de céruse. — Inconvénients pour la santé des ouvriers.

BLEU DE PRUSSE (fabriques de), lorsqu'elles brûlent leur fumée et le gaz hydrogène sulfuré. — Très peu d'inconvénients si les appareils sont parfaits, ce qui n'a pas lieu constamment. (*Voyez à la première classe.*)

BRIQUETERIES. — Fumée abondante au commencement de la fournée, quand les briques sont cuites dans des fours. Pour les briqueteries en plein air, l'action de la chaleur et des gaz sur la végétation est préjudiciable; la vue du feu peut effrayer les chevaux.

BUANDERIES des blanchisseurs de profession, et lavoirs qui en dépendent quand ils n'ont pas un écoulement constant de leurs eaux. — Odeurs désagréables et insalubres.

CALCINATION D'OS d'animaux, lorsque la fumée est brûlée. — Odeur toujours sensible, même avec des appareils bien construits. (*Voyez à la première classe.*)

CAOUTCHOUC (fabriques où l'on prépare les tissus imperméables au moyen du) dissous dans la térébenthine. — Classification provisoire en date du 9 août 1844.

CARBONISATION DU BOIS à l'air libre, lorsqu'elle se pratique dans des établissements permanents et ailleurs que dans les bois et forêts ou en rase campagne. — Odeur et fumée très désagréables s'étendant au loin.

CARTONNIERS. — Un peu d'odeur désagréable.

Cendres d'orfèvre (traitement des) par le mercure, et distillation des amalgames. — Dangers pour les ouvriers à cause de la vaporisation du mercure dans les ateliers.

Cendres gravelées (fabrication des) lorsqu'on brûle la fumée. — Un peu d'odeur. *(Voyez à la première classe.)*

Céruse (fabriques de). — Inconvénients pour la santé des ouvriers.

Chamoiseurs. — Un peu d'odeur.

Chandeliers. — Cette industrie comprend la fabrication des bougies stéariques. — Quelque danger du feu et un peu d'odeur.

Chanvre (peignage du); fabrication des chanvres imperméables. — Incommodité produite par la poussière, mauvaise odeur et danger d'incendie. *(Voyez à la première classe.)*

Chapeaux (fabriques de). — Buée et odeur assez désagréable, poussière noire occasionnée par le battage après la teinture et portée au loin.

Chapeaux de soie (fabrication des) ou autres préparés au moyen d'un vernis. — Danger du feu et mauvaise odeur.

Charbon animal (fabrication de) et sa revivification lorsque la fumée est brûlée. — Odeur toujours sensible, même avec des appareils bien construits. *(Voyez à la première classe.)*

Charbon de bois fait a vases clos. — Fumée et danger du feu.

Charbon de bois (magasins de) dans les villes. — Danger d'incendie, surtout quand les charbons ont été préparés à vases clos, attendu qu'ils peuvent prendre feu spontanément.

Charbon de terre (épurage du) lorsqu'on travaille à vases clos. Cet article comprend la préparation du coke faite dans les mêmes conditions. — Un peu d'odeur et de fumée. *(Voyez à la première classe.)*

Chataignes (Dessiccation et conservation des). — Cette industrie présente peu d'inconvénients, attendu que c'est une opération de ménage.

Chaux (fours à) permanents. — Grande fumée, vue du feu par les chevaux ; gaz asphyxiant.

Chiffonniers — Odeur très désagréable et insalubre.

Chlore (fabrication du), quand ce produit est employé dans les établissements même où on le prépare. — Odeur désagréable et incommode quand les appareils perdent.

Chlorure de chaux (fabrication du) quand ce produit est préparé en petite quantité, c'est-à-dire dans une proportion de 300 kilog. au plus par jour, ou bien lorsque le produit est employé dans l'établissement même où il est préparé. — Odeur désagréable et incommode quand les appareils perdent. *(Voyez à la première classe.)*

Chlorures alcalins (fabriques de) ou eaux de javelle, quelles que soient les quantités de leur production. Cette classification des fabriques d'eaux de javelle remonte seulement au 26 août 1865 ; avant cette époque, les usines où la fabrication se faisait en grand étaient rangées dans la première classe. — Odeur désagréable et incommode quand les appareils perdent.

Chromate de potasse (fabriques de). — Dégagement de gaz nitreux.

Chrysalides (dépôts de). — Odeur très désagréable.

Cire a cacheter (fabriques de). — Quelque danger du feu.

Colle de peau de lapin (fabriques de). — Mauvaise odeur.

Corroyeurs. — Mauvaise odeur.

Couverturiers. — Danger causé par le duvet de laine en suspension dans l'air. Odeur d'huile rance et de vapeurs sulfureuses quand les soufroirs sont mal construits.

Cuirs verts (dépôts de) et de peaux fraiches. — Odeur désagréable et insalubre.

Cuivre (fonte et laminage du). — Fumée, exhalaisons insalubres et danger du feu.

Cuivre (dérochage du) par l'acide nitrique. — Odeur nuisible et désagréable.

Distilleries d'eau-de-vie. — Danger du feu.

Distilleries d'eau-de-vie de grains, de genièvre, de mélasse, de jus de betteraves, etc. — Danger d'incendie, mauvaise odeur, écoulement des eaux.

Eaux savonneuses des fabriques (traitement des) pour l'extraction de l'huile et des autres corps gras qu'elles contiennent. — Mauvaise odeur et quelque danger du feu; écoulement d'eau sujette à décomposition.

Eponges (lavage et séchage des). — Mauvaise odeur produite par les eaux qui s'en écoulent.

Faïence (fabriques de). — Fumée au commencement de la tournée.

Feutre goudronné (fabrication de) propre au doublage des navires. — Mauvaise odeur et danger d'incendie.

Filature (ateliers de) de cocons, dans lesquels cette opération se fait en grand, c'est-à-dire qui contiennent au moins six tours. Les ateliers composés d'un nombre moindre de tours sont soumis à la seule surveillance de l'autorité municipale. — Odeur fétide produite par la décomposition des matières animales.

Fonderies au fourneau à la Wilkinson. — Fumée et vapeurs nuisibles.

Fondeurs en grand au fourneau à réverbère. — Fumée dangereuse, surtout dans les fourneaux où l'on traite le plomb, le zinc, le cuivre, etc.

Forges de grosses œuvres, c'est-à-dire celles où l'on fait usage de moyens mécaniques pour mouvoir soit les marteaux, soit les masses soumises au travail. — Beaucoup de fumée, crainte d'incendie, ébranlement.

Four à cuire les cailloux destinés à la fabrication des émaux. — Beaucoup de fumée.

Galons (brûleries en grand des) et des tissus d'or et d'argent. — Mauvaise odeur.

Galvanisation du fer. — Emanations dangereuses.

Gaz (établissement d'éclairage par le), tant les usines où le gaz est fabriqué, que les dépôts où il est conservé, et en particulier les gazomètres. — Odeur désagréable, fumée, danger d'incendie et d'explosion.

Gaz (ateliers où l'on prépare les matières grasses propres à la production du). — Danger du feu.

Guano (dépôts de). — Odeurs ammoniacales.

Hareng (saurage du). — Mauvaise odeur.

Hongroyeurs. — Mauvaise odeur.

Huile (extraction d') et autres corps gras contenus dans les eaux savonneuses des fabriques.

Huile de térébenthine (dépôts d') et autres huiles essentielles — Danger du feu d'autant plus grand que l'huile peut se volatiliser dans les magasins, et que l'approche d'une lumière détermine l'inflammation. Ces dépôts doivent être isolés de toute habitation.

Huiles de schiste et de goudron (dépôts des). *Voyez* Pétrole.)

Huiles (épuration des), au moyen de l'acide sulfurique. — Danger du feu et mauvaise odeur produite par les eaux d'épuration.

Lard (ateliers à enfumer le). — Odeur et fumée.

Lavoirs des blanchisseuses de profession, quand ils n'ont pas un écoulement constant de leurs eaux. — Odeurs désagréables et insalubres. (*Voyez à la troisième classe.*)

Liqueurs (fabrication des). — Danger du feu.

Maroquiniers. — Mauvaise odeur.

Mégissiers. — Mauvaise odeur, emploi de substances dangereuses, envoi dans les cours d'eau de composés arsenicaux.

Moulins à broyer le plâtre, la chaux et les cailloux. — Ce travail étant fait par la voie sèche, a des inconvénients graves pour la santé des ouvriers, et même un peu pour le voisinage.

Moulins a farine dans les villes. — Bruit et poussière.

Noir de fumée (fabrication du). — Danger du feu.

Noir d'ivoire (fabrication du) et du noir d'os, lorsqu'on brûle la fumée. — Odeur toujours sensible, même avec des appareils bien construits. (*Voyez à la première classe*)

Noir minéral (carbonisation et préparation de schistes bitumeux pour fabriquer le). — Mauvaise odeur.

Orseille (fabrication de l'), à vases clos, en n'employant que de l'ammoniaque ou des sels alcalins, à l'exclusion formelle de l'urine. — Odeur désagréable.

Os (blanchiment des) pour les éventaillistes et les boutonniers. — Très peu d'inconvénients, le blanchiment se faisant par la vapeur et par la rosée.

Os (calcination d') d'animaux lorsque la fumée est brûlée. — Odeur toujours sensible, même avec des appareils bien construits. (*Voyez à la première classe.*)

Oxyde de zinc. — Grande fumée, poussière.

Papier (fabriques de). — Danger du feu, écoulement d'eaux sales.

Parcheminiers. — Un peu d'odeur désagréable.

Peaux de lièvre et de lapin (secrétage des). — Emanations fort désagréables.

Peaux fraiches. — Odeur désagréable et insalubre.

Peignage (ateliers pour le) en grand des chanvres et des lins dans les villes. — Inconvénients produits par la poussière et danger d'incendie.

Pétrole (dépôts de), huiles de schiste, essences et autres hydrocarbures pour l'éclairage, le chauffage, la fabrication des couleurs et vernis, le dégraissage des étoffes, ou pour tout autre emploi, quand ces substances appartiennent à la 1re catégorie et que leur quantité varie de 150 à 1050 litres; ou bien quand elles appartiennent à la 2e catégorie, et que la quantité emmagasinée varie de 1050 à 10500 litres. *(Voyez à la première classe.)* Danger d'incendie. — Décret impérial du 18 avril 1866.

Phosphore (fabriques de). — Danger d'incendie. Les ouvriers ont aussi à respirer des gaz acides et des vapeurs de phosphore.

Pipes a fumer (fabrication des). — Fumée, comme dans les petites fabriques de faïence.

Platre (fours à) permanents — Fumée considérable, bruit et poussière. *(Voyez à la troisième classe.)*

Plomb (fonte du) et laminage de ce métal. — Très peu d'inconvénients.

Poeles et fourneaux (fabrication des) en faïence et en terre cuite. — Fumée dans le commencement de la fournée.

Porcelaine (fabrication de la) — Fumée dans le commencement du petit feu et danger d'incendie.

Potiers de terre. — Fumée au petit feu.

Rogues (dépôts de salaisons liquides connues sous le nom de). — Odeur désagréable.

Rouge de Prusse (fabriques de) en vases clos. — Un peu d'odeur nuisible et un peu de fumée. *(Voyez à la première classe.)*

Salaison (ateliers pour la) et le saurage des poissons. — Odeur très désagréable.

Salaisons (dépôts de). — Odeur désagréable.

Sardines (fabriques de) situées dans les villes. — Odeur désagréable.

Schistes bitumineux (carbonisation et préparation des) pour la fabrication du noir animal. — Mauvaise odeur.

Sécheries de morues. — Odeur très désagréable, eaux putrescibles.

Secrétage des peaux ou poils de lièvre ou de lapin. — Emanations fort désagréables.

Sel d'étain (fabrication du) ou chlorure d'étain. — Odeur très désagréable.

Soufre (fusion du) pour le couler en canon et épuration de cette même matière par fusion ou décantation. — Grand danger du feu et odeur très désagréable. *(Voyez à la première classe.)*

Sucre (fabriques et raffineries de). — Fumée, buée et mauvaise odeur ; eau de condensation.

Suif en branches (fonderies de), soit à l'aide des acides et des alcalis, soit au bain marie ou à la vapeur. — Quelque danger du feu, odeur désagréable. *(Voyez à la première classe.)*

Sulfates de fer et de zinc (fabrication des), lorsqu'on forme ces sels de toutes pièces avec l'acide sulfurique et les substances métalliques. — Un peu d'odeur désagréable.

Sulfate de soude (fabrication du) à vases clos. — Un peu d'odeur et de fumée.

Sulfures métalliques (grillage des) dans des appareils propres à utiliser l'acide sulfureux qui se dégage. — Un peu d'odeur désagréable.

Tabac (fabriques de). — Odeur très désagréable.

Tabatières de carton (fabrication des). — Un peu d'odeur désagréable et danger du feu.

Tanneries. — Mauvaise odeur.

Tapis (ateliers où le battage des) est exercé en grand et d'une manière permanente. — Inconvénients pour la commodité et la salubrité du voisinage.

Teintureries. — Buées et odeur désagréable quand les soufroirs sont mal construits ; écoulement des eaux.

Tissus d'or et d'argent (brûleries en grand des). — Mauvaise odeur.

Toiles (blanchiment des) par le chlore. — Odeur désagréable.

Tôle vernie. — Mauvaise odeur et danger du feu.

Tourbe (carbonisation de la) en vases clos. — Odeur désagréable.

Tuileries. — Fumée épaisse pendant le petit feu.

Vernis (fabriques de) à l'esprit de vin. — Danger d'incendie.

Zinc (usines à laminer le); l'instruction des demandes en établissement d'usines à fondre le zinc ou le minerai de zinc est régie par la loi du 21 avril 1810 sur les mines. — Danger du feu et vapeurs nuisibles.

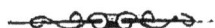

ÉTABLISSEMENTS DE 3ᵉ CLASSE.

Les établissements placés dans la troisième classe sont ceux qui peuvent rester sans inconvénients auprès des habitations, mais qui doivent cependant être soumis à la surveillance de l'administration.

Acétate de plomb (fabrication de l') ou sel de saturne. — Quelques inconvénients, mais seulement pour la santé des ouvriers.

Acide acétique (fabrication de l'). — Peu d'inconvénients, danger du feu, écoulement des eaux.

Acide tartrique (fabrication de l') — Un peu de mauvaise odeur.

Alcali caustique (préparation de l') en dissolution. — Très peu d'inconvénients.

Alun (fabriques d'); extraction des sulfates de fer et d'alumine des matériaux qui les contiennent tout formés, et transformation du sulfate d'alumine en alun. — Odeur, fumée, buées.

Ammoniaque (fabrication en grand de l') ou alcali volatil, au moyen de sels ammoniacaux. — Odeur désagréable.

ARDOISES ARTIFICIELLES (fabriques d') et de mastics de différents genres. — Odeur désagréable, danger du feu.

BALEINE (travail des fanons de). — Abondantes vapeurs d'une odeur fade et tenace; putréfaction des eaux quand on n'a pas soin de les jeter immédiatement.

BATTEURS d'or et d'argent. — Bruit.

BLANCHIMENT des toiles et des fils de chanvre, de lin ou de coton par les chlorures alcalins. — Emanations désagréables, écoulement d'eaux alcalines ou acidulées, impropres à l'alimentation des bestiaux ; résidus de chlorure de chaux. *(Voyez à la deuxième classe.)*

BLANC D'ESPAGNE (fabriques de). — Très peu d'inconvénients.

BOIS DORÉS (brûleries de). — Très peu d'inconvénients, l'opération se faisant tout à fait en petit.

BORAX (raffinage du) ; fabriques de borax artificiel. — Très peu d'inconvénients.

BOUGIES (fabriques de) de blanc de baleine. — Quelque danger d'incendie.

BOUTONS MÉTALLIQUES (fabrication des). — Bruit; inconvénients des vapeurs mercurielles pour les ouvriers lorsque la dorure se fait au moyen du mercure.

BRASSERIES. — Fumée épaisse quand les fourneaux sont mal construits, et un peu d'odeur; écoulement des eaux.

BRIQUETS (fabriques de) phosphoriques. — Danger d'incendie.

BUANDERIES. — Inconvénients graves par la décomposition des eaux de savon quand elles n'ont pas d'écoulement.

Les buanderies des blanchisseurs de profession et les lavoirs qui en dépendent rentrent dans cette classe quand ils ont un écoulement constant de leurs eaux. — Buée, décomposition des eaux de savon. *(Voyez à la deuxième classe.)*

CAMPHRE (préparation et raffinage du). — Odeur forte et quelque danger d'incendie.

CARACTÈRES D'IMPRIMERIES (fonderies de). — Très peu d'inconvénients.

CARAMEL (fabriques de) en grand. — Danger du feu, odeur désagréable.

CENDRES (laveurs de). — Très peu d'inconvénients.

CENDRES BLEUES (fabrication des) et autres précipités de cuivre. — Aucun inconvénient si ce n'est celui de l'écoulement au dehors des eaux de lavage.

CHANTIERS DE BOIS A BRULER dans les villes. — Danger du feu nécessitant la surveillance de la police.

CHARBON DE BOIS (dépôts de) dans les villes. — Danger d'incendie, surtout quand les charbons ont été préparés en vases clos, attendu qu'ils peuvent prendre feu spontanément.

CHAUX (fours à) ne travaillant pas plus d'un mois par année. — Grande fumée.

CHICORÉE (fabriques de), café-chicorée. — Très peu d'inconvénients.

CHROMATE DE PLOMB (fabriques de). — Très peu d'inconvénients.

CIRIERS. — Danger du feu.

COLLE (fabriques de) de parchemin et d'amidon. — Très peu d'inconvénients.

CORNE (travail de la) pour la réduire en feuilles. — Un peu de mauvaise odeur.

CRISTAUX DE SOUDE (fabrication des), sous-carbonate de soude cristallisé. — Très peu d'inconvénients.

CUISSON DES TÊTES D'ANIMAUX dans des chaudières établies sur un fourneau de construction, quand cette opération n'est pas accompagnée de la fonte du suif — Fumée, légère odeur.

DÉGRAISSEURS. — Très peu d'inconvénients.

DOREURS SUR MÉTAUX. — Inconvénients pour la santé des ouvriers, maladie des doreurs, tremblement.

EAU SECONDE (fabrication de l') des peintres en bâtiments, alcali caustique en dissolution. — Très peu d'inconvénients.

ÉCHAUDOIRS, dans lesquels on traite les têtes et pieds d'animaux, afin d'en séparer le poil — Fumée et légère odeur.

ENCRE A ÉCRIRE (fabriques d') — Très peu d'inconvénients.

ENGRAISSAGE DES OIES (établissement en grand pour l'). — Mauvaise odeur et incommodité.

ESSAYEURS. — Très peu d'inconvénients.

ETAIN (fabrication des feuilles d'). — Très peu d'inconvénients, l'opération se faisant au laminoir.

FÉCULES DE POMMES DE TERRE (fabriques de). — Mauvaise odeur provenant des eaux de lavage quand elles sont gardées.

Fer-blanc (fabriques de). — Très peu d'inconvénients.

Fondeurs au creuset. — Un peu de fumée.

Fromages (dépôts de). — Odeur très désagréable.

Gaz (petits appareils domestiques pour fabriquer le) d'éclairage, quand ces appareils fournissent au plus dix mètres cubes en douze heures, et sont destinés à alimenter au plus dix-huit becs d'éclairage. Cet article comprend également les gazomètres qui en dépendent, et dont la capacité est de sept mètres cubes au plus. — Odeur, danger d'explosion et d'incendie.

Gazomètres, non attenant à des appareils producteurs, et dont la capacité excède dix mètres cubes. Ceux d'une capacité moindre peuvent être établis après déclaration à l'autorité municipale. — Odeur, danger d'explosion et d'incendie.

Gélatine (fabrication de la), extraite des os par le moyen des acides et de l'ébullition. — Odeur assez désagréable quand les matières ne sont pas fraîches.

Glaces (étamage de). — Inconvénients pour les ouvriers qui sont sujets au tremblement.

Grillage (ateliers pour le) des tissus de coton par le gaz.— La surveillance de la police locale établie par l'ordonnance du 20 août 1824 pour les ateliers d'éclairage par le gaz est applicable aux ateliers pour le grillage. — Peu d'inconvénients, l'opération se faisant en petit.

Laques (fabrication des). — Très peu d'inconvénients.

Lavoirs a laine (établissement des). — Ils doivent être placés sur les rivières et ruisseaux au-dessous des villes et des villages.

Lavoirs des blanchisseurs de profession quand ils ont un écoulement constant de leurs eaux. — Odeurs désagréables et insalubres. *(Voyez à la deuxième classe.)*

Lustrage des peaux. — Très peu d'inconvénients.

Moulins a huile. — Un peu d'odeur, quelque danger du feu, bruit et ébranlement.

Ocre jaune (calcination de l') pour le convertir en ocre rouge. — Un peu de fumée.

Papiers peints (fabriques de) et de papiers marbrés. — Danger du feu et emploi de substances vénéneuses.

Plomb de chasse (fabrication du). — Très peu d'inconvénients.

Plombiers et fontainiers. — Très peu d'inconvénients.

Potasse (fabriques de). — Très peu d'inconvénients lorsqu'il ne s'agit que de lessiver les cendres.

Potiers d'étain. — Très peu d'inconvénients.

Sabots (ateliers à enfumer les). — Fumée.

Salpêtre (fabrication et raffinage du). — Fumée et danger du feu.

Savonneries. — Buées, fumée et odeur désagréable.

Sel (raffineries de). — Très peu d'inconvénients.

Sel de soude sec (fabrication de), sous-carbonate de soude sec. — Très peu de fumée.

Sirop de fécules de pommes de terre (préparation du). — Nécessité d'écouler les eaux.

Soude (fabrication de la) ou décomposition du sulfate de soude. — Fumée.

Sulfate de cuivre (fabrication du) au moyen de l'acide sulfurique et de l'oxyde de cuivre, ou du carbonate de cuivre. — Très peu d'inconvénients.

Sulfate de potasse (raffinage du). — Très peu d'inconvénients.

Tartre (raffinage du). — Très peu d'inconvénients.

Teinturiers. — Très peu d'inconvénients, buées et odeurs, écoulement des eaux.

Toiles peintes (ateliers de). — Mauvaise odeur et danger du feu.

Tréfileries — Bruit, danger du feu.

Tueries dans les communes dont la population est au-dessous de 10,000 habitants. — Danger de voir les animaux s'échapper; mauvaise odeur.

Vacheries dans les villes dont la population excède cinq mille habitants. — Mauvaise odeur, nitrification des murs.

Verdet (fabrication du) et du vert-de-gris. — Très peu d'inconvénients.

Viandes (salaison et préparation des). — Légère odeur.

Vinaigre (fabrication du). — Très peu d'inconvénients.

Les listes qui précèdent nous montrent que le même établissement peut appartenir à la première classe ou à la seconde, suivant que les méthodes qui y sont appliquées sont plus ou moins perfectionnées. Nous y voyons également que certains établissements de deuxième classe doivent être rangés dans la troisième, s'ils sont placés dans des conditions favorables qui atténuent les inconvénients qu'ils présentent dans les circonstances ordinaires.

L'examen attentif de cette nomenclature nous y fait reconnaître dans la troisième classe et même dans la deuxième un grand nombre d'établissements dont l'existence et le fonctionnement n'offrent, dans la plupart des cas, presque aucun inconvénient. Aussi dans beaucoup de localités ne sont-ils soumis à aucune formalité et à aucune surveillance, malgré leur classification officielle.

On comprend cependant que le développement plus grand donné à certaines industries qui s'exercent le plus souvent en petit seulement, ou bien le manque de soins et l'incurie des personnes chargées de leur direction, modifieraient promptement leur caractère. L'attention de l'autorité doit donc être éveillée sur ces établissements, afin qu'ils ne puissent sortir des limites qui assurent leur innocuité.

L'administration supérieure a dû classer toutes les industries dont l'exercice peut présenter des inconvénients au point de vue de la sûreté et de la salubrité; en établissant des règlements destinés à prévenir ces inconvénients, elle a rempli son devoir envers la société et les particuliers. C'est aux autorités locales, aux industriels eux-mêmes à faire le reste, en répondant par une application intelligente des règlements aux vues de l'administration.

Nous devons également faire remarquer que le classement

de certaines industries est uniquement fondé sur les dangers que présentent ces industries pour la santé des ouvriers qu'elles emploient; et ici se révèle, d'une manière très nette, l'un des buts que l'on s'est proposé d'atteindre par les dispositions du décret de 1810.

On peut dire que les règlements appliqués depuis cette époque, loin de nuire aux progrès de l'industrie, les ont au contraire favorisés et souvent provoqués. Ce qui le prouve, c'est que là où l'industrie est le plus développée, nous trouvons aussi ces règlements appliqués avec plus de sévérité, et en même temps avec plus d'intelligence de l'esprit qui les a dictés.

Autrefois la formation des établissements dangereux et insalubres n'était soumise à aucune règle fixe. Il en résultait que les propriétaires de ces établissements se trouvaient exposés aux tracasseries que suscitait trop souvent la malveillance, la mauvaise volonté ou l'envie des voisins, et la clôture des ateliers était quelquefois ordonnée sans motif sérieux et par des considérations d'intérêt tout à fait privé.

Aujourd'hui, les dispositions du décret de 1810 donnent aux industriels des garanties qui assurent leur existence et en même temps sauvegardent, d'une manière complète, la salubrité publique et les intérêts des particuliers. Il ne faut donc pas s'étonner des immenses services que son application a rendus, surtout dans les villes, à la société tout entière, et spécialement à l'industrie.

Une application intelligente des mesures que nous venons de faire connaître doit avoir certainement pour résultat d'amener la création et d'augmenter promptement la liste d'une nouvelle classe d'établissements dans laquelle entreront un grand nombre de ceux que nous avons cités.

Dans cette quatrième classe seraient compris les établissements qui peuvent être formés sans autorisation préalable, mais dont l'existence doit être connue, et qui ont certaines prescriptions à remplir, toujours dans le but de sauvegarder l'hygiène et la salubrité publiques.

Le décret impérial du 18 avril 1866, portant règlement pour l'exploitation des dépôts et magasins d'huiles minérales nous donne un exemple de cette nature d'établissements.

Les usines dans lesquelles on fabrique ces produits, ainsi que les magasins où ils sont déposés, sont placés dans la première ou la deuxième classe, suivant le degré d'inflammabilité des produits et aussi d'après la quantité emmagasinée.

Mais le décret a également prévu le cas où les dépôts resteraient dans des limites de nature à diminuer considérablement les chances d'accident, et l'autorité supérieure n'a pas voulu entraver par des formalités inutiles la formation et les déplacements de ces magasins.

Ainsi, pour les huiles minérales très inflammables, c'est-à-dire qui émettent, à une température au-dessous de 35 degrés, des vapeurs susceptibles de prendre feu au contact d'une allumette enflammée, les dépôts de vente au détail peuvent être établis sans autorisation préalable, si la quantité réunie dans ces dépôts ne doit pas excéder 150 litres.

Il en est de même pour les dépôts d'huiles moins inflammables et ne pouvant émettre qu'à 35 degrés et au-dessus des vapeurs susceptibles de s'enflammer au contact d'une bougie allumée, quand ces dépôts ne doivent pas contenir plus de 1050 litres.

Toutefois les personnes qui désirent établir ces dépôts sont tenues d'adresser au préfet une déclaration indiquant la désignation précise du local, la quantité à laquelle ils entendent limiter leur approvisionnement, et de se conformer à une série de mesures que le décret fait connaître avec détails.

Nous les rapporterons ici, car plusieurs d'entre elles trouvent leur application dans un grand nombre d'autres industries.

« 1° Le local du dépôt ne pourra être qu'une pièce au rez-de-chaussée ou une cave ; il sera dallé en pierres posées et rejointoyées en mortier de chaux et sable ou ciment ;

» 2° Les portes de communication avec les autres parties de la maison et avec la voie publique seront garnies de seuils en pierre, saillant d'un décimètre au moins sur le sol dallé, de manière à retenir les liquides qui viendraient à se répandre ;

» 3° Si le dépôt est établi dans une cave, celle-ci devra être bien éclairée par la lumière du jour, convenablement ventilée et sans aucune communication avec les caves voisines, dont elle sera séparée par des murs pleins en maçonnerie solide et de 30 centimètres d'épaisseur au moins ;

» 4° Si le local du dépôt est au rez-de-chaussée, il ne pourra être surmonté d'étages ; il sera largement ventilé et éclairé par la lumière du jour. Ses murs seront en bonne maçonnerie et la toiture sera sur supports en fer ;

» 5° Dans tous les cas, le local sera d'un accès facile et ne devra être en communication avec aucune pièce servant à l'emmagasinage du bois ou autres matières combustibles qui pourraient servir d'aliments à un incendie ;

» 6° Les liquides seront conservés, soit dans des vases en métal munis d'un couvercle, soit dans des fûts solides et parfaitement étanches, cerclés en fer, dont la capacité ne dépassera pas cent cinquante litres, soit dans des touries en verre ou en grès, revêtues d'une enveloppe en tresses de paille, osier ou autres matières de nature à mettre le vase à l'abri de la casse par le choc accidentel d'un corps dur; la capacité de ces touries ne dépassera pas soixante litres, et elles seront très soigneusement bouchées;

» 7° Les vases servant au débit courant seront fermés et munis de robinets;

» 8° Le transvasement ou dépotage des liquides en approvisionnement ne se fera qu'à la clarté du jour, et autant que possible au moyen d'une pompe;

» 9° Dans la soirée, le local sera éclairé par une ou plusieurs lanternes fixées aux murs, en des points éloignés des vases contenant les liquides inflammables, et particulièrement de ceux qui serviront au débit courant;

» 10° Il est interdit d'y allumer du feu, d'y fumer, d'y garder des fûts vides, des planches ou toutes autres matières combustibles;

» 11° Une quantité de sable ou de terre proportionnée à l'importance du dépôt sera conservée dans le local pour servir à éteindre un commencement d'incendie, s'il venait à se déclarer;

» 12° Le propriétaire du dépôt devra toujours avoir à sa disposition une ou plusieurs lampes de sûreté garnies et en bon état, dont on se servirait au besoin pour visiter les parties du local que les lanternes fixées au mur n'éclaireraient pas suffisamment. Il est expressément interdit de circuler dans le local avec des lumières portatives découvertes qui ne seraient pas de sûreté et pourraient communiquer le feu à un mélange d'air et de vapeurs inflammables. »

Telles sont les mesures de précaution que sont tenus de prendre les propriétaires de dépôts dont l'approvisionnement doit varier de 5 litres à 150 litres pour la première catégorie d'huiles, et de 60 litres à 1050 pour la seconde.

De plus, l'approvisionnement des marchands en détail est limité à 5 litres pour les huiles très inflammables, et à 60 pour les huiles moins inflammables, et ceux-là devront remplir toutes les mesures qui leur seront dans chaque cas indiquées et prescrites par l'autorité municipale.

Les dépôts qui ne satisferaient pas aux conditions prescrites ou qui cesseraient d'y satisfaire, seront fermés sur l'injonction de l'autorité administrative, sans préjudice des peines encourues pour contravention aux règlements de police.

Plusieurs autres fabriques ou dépôts se trouvent dans le même cas que les précédents ; nous citerons notamment les gazomètres ou réservoirs à gaz non attenant à des appareils producteurs, et dont la capacité est inférieure à dix mètres cubes ; il suffit, pour les établir, d'en faire la déclaration à l'autorité municipale.

Si les décrets et ordonnances qui se sont succédé depuis 1810, ont classé toutes les industries qui ont été signalées, on n'a pu prévoir l'avenir, ni désigner les nouvelles préparations que le développement de la science fait éclore chaque jour. Aussi arrive-t-il fréquemment que l'administration est appelée à se prononcer sur la formation d'établissements non classés. La marche à suivre dans ce cas est nettement tracée par les instructions ministérielles.

Lorsqu'un établissement nouveau paraît de nature à être compris dans la première classe, les préfets doivent en référer au ministre de l'agriculture, du commerce et des travaux publics, sans en déterminer le classement même provisoire. Ils peuvent seulement, au besoin, suspendre la formation ou l'exploitation de l'usine.

Si les établissements non classés paraissent devoir rester dans la deuxième et la troisième classe, les préfets peuvent en permettre provisoirement la formation, en portant immédiatement cette décision à la connaissance du ministre. Seulement on comprendra facilement qu'il convient de n'user de cette faculté que dans les cas urgents, et qu'il est préférable de faire d'abord régler définitivement par un décret la question de classement avant de laisser ouvrir une usine, même à titre provisoire.

En agissant ainsi, on évitera d'avoir à revenir sur la décision prise, si le classement primitif n'est pas maintenu, et on aura l'avantage d'avoir une appréciation uniforme dans tous les départements pour le classement des industries nouvelles.

CHAPITRE III.

Marche à suivre pour les demandes d'autorisation.

Examinons maintenant la marche généralement suivie pour la mise en pratique des prescriptions contenues dans les décrets et ordonnances que nous avons précédemment rapportés.

L'industriel qui désire fonder un établissement rentrant dans la première classe des établissements dangereux ou insalubres, doit adresser une demande d'autorisation au préfet du département.

Cette demande, faite sur papier timbré, est accompagnée de deux plans, dont l'un fait connaître la situation de l'usine par rapport aux propriétés voisines, et l'autre indique les dispositions intérieures de l'établissement.

La demande, après avoir été renvoyée, s'il y a lieu, au sous-préfet de l'arrondissement, est ensuite, par les soins des maires, affichée dans toutes les communes dont le territoire est compris dans un rayon de cinq kilomètres autour de l'établissement projeté.

Cet affichage est suivi d'une enquête *de commodo et incommodo,* dont la durée est fixée à un mois. Dans cette enquête, *tous les voisins de l'établissement projeté doivent être entendus*, et après sa clôture, chaque maire dresse un procès-verbal contenant les observations et réclamations faites, ainsi que son avis personnel. Les mémoires qui pourraient être adressés à l'occasion de l'enquête, doivent être joints au procès-verbal.

Après la réception des pièces qui résultent de ces opérations, le sous-préfet consulte le conseil d'hygiène et de salubrité de l'arrondissement, et renvoie le dossier au préfet avec ses observations.

Le préfet consulte alors le conseil central de salubrité du département; s'il y a eu des oppositions formées, il les soumet au conseil de préfecture et, après avoir reçu l'avis de ces deux conseils, il prend un arrêté d'autorisation ou de refus.

L'avis donné par le conseil de préfecture, dans cette circonstance, ne l'empêche pas de conserver sa juridiction pour le cas où les opposants croiraient devoir y recourir, après la décision d'autorisation, comme nous allons l'expliquer tout à l'heure.

Nous ajouterons que les instructions ministérielles enjoignent seulement aux préfets de consulter le conseil d'hygiène et de salubrité de l'arrondissement dans lequel se trouve l'établissement projeté. Mais dans plusieurs départements, et surtout dans ceux où l'industrie a pris le plus de développement, le Conseil central établi au chef-lieu, est toujours consulté, lorsqu'il s'agit des demandes sur lesquelles le préfet doit statuer; cette disposition présente un grand avantage, parce qu'elle établit plus d'uniformité dans les mesures prises relativement à une même industrie dans un département.

S'il s'agit de la formation d'un établissement de seconde classe, une demande avec plans, comme dans le cas précédent, doit être adressée au préfet ou au sous-préfet.

Cette demande est renvoyée au maire de la commune où est situé l'établissement, et ce magistrat procède à une enquête *de commodo et incommodo*. Après cette enquête dont la durée est en général de quinze à vingt jours, le maire en transmet le procès-verbal accompagné de son avis au sous-préfet qui consulte le conseil de salubrité de l'arrondissement et donne également son avis.

Enfin le préfet statue après avoir consulté le conseil central de salubrité du département, et sur ce dernier point, nous pouvons reproduire l'observation que nous avons faite à propos des établissements de première classe.

Pour les établissements de troisième classe, la demande, également faite sur papier timbré et avec plans, est adressée au sous-préfet qui statue après avoir pris l'avis du maire de la commune où est placé l'établissement, et celui du conseil de salubrité de l'arrondissement.

Dans ce cas, les maires, surtout dans les villes, procèdent préalablement à une enquête *de commodo et incommodo*, dont la durée est de dix à quinze jours.

Lorsque l'autorisation sollicitée est accordée, l'arrêté d'autorisation fait connaître quelles sont les conditions imposées à l'industriel, soit pour la disposition de ses constructions, soit pour la marche des opérations et l'emploi ou l'enlèvement des résidus. Ces conditions ont pour but de diminuer ou de faire disparaître les inconvénients et les dangers que pourrait présenter l'exercice de l'industrie autorisée par cet arrêté.

La décision prise par le préfet ou par le sous-préfet est notifiée à la partie intéressée, par le maire de la commune où est situé l'établissement Ce maire reste chargé de veiller à l'exécution des conditions imposées par l'arrêté d'autorisation.

Il nous paraît très utile que les arrêtés pris dans ces circonstances, c'est-à-dire à la suite d'enquêtes publiques, soient livrés à la publicité par la voie des journaux ou des affiches.

La notification aux chefs d'établissements, par l'intermédiaire des maires, ne suffit pas; il faut que toutes les parties qui ont été consultées soient informées des mesures prescrites dans le but de faire disparaître les inconvénients qui ont été signalés, s'ils existent réellement, et de sauvegarder tous les intérêts engagés dans la question. Nous aurons du reste à revenir sur ce point.

CHAPITRE IV.

Des recours possibles contre les décisions relatives à l'autorisation des établissements industriels.

Les mesures administratives prises en matière d'autorisation des établissements classés comme dangereux, insalubres ou incommodes, peuvent donner lieu à deux sortes de recours.

Examinons d'abord la marche à suivre lorsqu'il s'agit des

établissements de première et de deuxième classe, dont l'autorisation est accordée par les préfets seulement.

S'il y a eu autorisation, les opposants peuvent se pourvoir contre cette décision; s'il y a eu refus, l'industriel est également admis à former un recours contre le refus d'autorisation.

Dans ce dernier cas, la réclamation des industriels doit être adressée directement à la commission du contentieux du conseil d'état, par le ministère d'un avocat près de ce conseil. Leur appel au conseil de préfecture n'est pas recevable.

Dans le premier cas, c'est-à-dire s'il y a eu autorisation de l'établissement projeté, tous ceux qui croient avoir à se plaindre de cette autorisation, qu'ils aient ou non figuré dans l'enquête, que leur opposition ait été produite dans le cours de l'instruction qui a précédé l'arrêté du préfet, ou qu'elle soit formulée pour la première fois après cet arrêté, sont indistinctement reçus à former opposition devant le conseil de préfecture.

L'avis que le conseil de préfecture peut avoir émis dans le cours de l'instruction, et avant l'arrêté, ne l'empêche pas de recevoir les plaintes formulées par les opposants, et de statuer sur ces plaintes.

Si la décision du conseil de préfecture n'est pas acceptée par les opposants, ceux-ci peuvent alors en appeler au conseil d'état.

Ces dispositions sur le recours devant le conseil de préfecture, ressortent de l'article 7 du décret de 1810, relatif à l'autorisation des établissements de deuxième classe. Elles doivent être également appliquées maintenant aux établissements de première classe, puisque le décret du 25 mars 1852, en conférant aux préfets le droit d'autoriser ces sortes d'établissements, a décidé que les autorisations seraient accordées avec les recours existants pour les établissements de deuxième classe.

Il est bien évident que, dans le cas où un industriel dont l'autorisation est refusée en appelle au conseil d'état, les opposants ont le droit d'intervenir pour exposer leurs motifs et soutenir leurs intérêts.

Pour les établissements de troisième classe, la marche à suivre est fixée par l'art. 8 du décret de 1810.

D'après cet article, s'il s'élève des réclamations contre la décision prise en matière d'autorisation d'un établissement de troisième classe, elles seront jugées en conseil de préfecture.

On voit que, dans ce cas, il n'est établi aucune distinction entre les réclamations qui peuvent être produites par les opposants, s'il y a eu autorisation, et celles de l'industriel lui-même, si l'autorisation qu'il demandait a été refusée; toutes les réclamations indistinctement doivent être portées devant le conseil de préfecture.

Nous n'avons trouvé, dans les décrets et ordonnances sur le sujet qui nous occupe, aucune disposition fixant le délai pendant lequel le recours des opposants devant le conseil de préfecture, peut avoir lieu après l'arrêté d'autorisation, quelle que soit la classe de l'établissement autorisé.

Cette circonstance peut entraîner de grandes difficultés, car il semble en résulter que les opposants peuvent adresser leurs réclamations à ce conseil, quel que soit le temps qui se soit écoulé depuis l'arrêté d'autorisation. Nous nous contenterons de signaler ici cette lacune de la législation, et nous reviendrons sur ce point lorsque nous nous occuperons de la surveillance des établissements autorisés.

CHAPITRE V.

Rapports entre les établissements classés et les autorités municipales.

Le décret du 15 octobre 1810, en réglementant la formation des établissements dangereux et insalubres, a déterminé sous tous les points de vue la juridiction de laquelle relèvent ces établissements.

Une des conséquences de ces dispositions, c'est qu'ils échappent complètement à l'action de la police municipale; les prescriptions qui les concernent doivent toujours émaner de l'administration départementale.

L'art. 8 du décret de 1810 avait laissé un doute sur ce point en ce qui concerne les établissements de troisième classe, dont la formation pouvait être autorisée par les maires, tandis que, d'après l'art. 2 du même décret, le droit d'autorisation pour ces établissements était réservé aux sous-préfets. L'ordonnance royale de 1815 a fait disparaître cette contradiction, en décidant que les sous-préfets seuls pourraient autoriser ces sortes d'établissements, après avoir pris l'avis des maires.

Il en résulte qu'en matière d'établissements dangereux, insalubres ou incommodes, le rôle des maires se borne, avant l'autorisation, à procéder aux enquêtes prescrites par la loi, et à donner leur avis sur la demande elle-même, sur les oppositions des voisins et sur les conditions qu'il convient d'imposer à ces établissements, pour sauvegarder les intérêts privés ou la santé publique.

Après l'autorisation, les maires doivent veiller à l'exécution des mesures prises par l'autorité préfectorale ; mais ils peuvent, comme tous les intéressés, former opposition devant le conseil de préfecture et le conseil d'État, si leur avis n'a pas été suivi, et si les intérêts de leur commune se trouvent lésés par l'autorisation accordée.

Cependant, malgré la prévoyance des lois et des règlements, il est arrivé souvent que des difficultés se sont élevées par suite de leur fausse interprétation, et du défaut d'application des mesures qu'ils prescrivent.

Pour prévenir de semblables difficultés, nous croyons devoir appeler l'attention sur quelques-uns des cas qui peuvent se produire, c'est le meilleur moyen d'éclairer les maires et les industriels sur ce qu'ils ont à faire dans les différentes circonstances qui peuvent se présenter.

Nous citerons d'abord à cet égard les considérants d'un arrêt de la cour de cassation en date du 1er juin 1855 ; ils règlent d'une manière très nette les rapports de l'autorité municipale et des préfets pour ce qui concerne la police des établissements classés. Voici ces considérants :

« Vu l'art. 1er du décret législatif du 15 octobre 1810, et les ordonnances réglementaires des 14 janvier 1815 et 27 janvier 1837 ;

» Vu les arrêtés du Préfet du Nord, des 25 février 1848 et 21 octobre 1854, relatifs aux précautions ordonnées par l'autorité administrative pour l'épuration et l'écoulement des eaux provenant de la fabrique de sucre et de la distillerie de jus de betteraves, autorisées au profit du sieur C. et établies dans la commune d'Illies ;

» Attendu que la poursuite dirigée contre C. avait pour motif le versement d'eaux salés et impures provenant de son usine dans un ruisseau traversant les communes d'Illies, de

Laventie, de Lorgie et de Neuve-Chapelle; que l'inculpé a été déclaré convaincu d'avoir fait ce versement, et condamné pour ce fait à l'emprisonnement et à l'amende, comme prohibé par un arrêté municipal du 10 février 1848;

» Mais attendu, d'une part, que cet arrêté n'était applicable qu'aux habitants de la commune de Laventie, sur lesquels le maire avait seul compétence, et ne pouvait être étendu aux faits de C., qui est, ainsi que son usine, établi dans la commune d'Illies;

» Attendu, d'une autre part, que, par les arrêtés précités de 1848 et de 1854, le Préfet du Nord avait expressément autorisé C. à verser les eaux de son usine, dont les résidus n'étaient pas consommés dans les bassins à ce prescrits, dans un canal communiquant de la propriété de cette usine au ruisseau d'Illies et se continuant dans le haut courant de Laventie et autres communes limitrophes, à la charge de se conformer à diverses précautions de police tendant à l'épuration de ces eaux, et s'était réservé d'en prescrire de nouvelles, s'il y avait lieu, dans l'intérêt de la santé et de la salubrité publiques;

» Attendu que l'autorité municipale commet un excès de pouvoir et entreprend sur les attributions de l'autorité supérieure, en prenant des arrêtés sur les objets réglés par les préfets, relativement à la police des établissements classés par les lois précitées parmi les ateliers insalubres; que par ces arrêtés elle porterait atteinte à l'existence et au régime de ces ateliers; que l'autorité municipale doit veiller à l'exécution des mesures de police prises par l'administration supérieure, pour assurer la salubrité publique et dresser les procès-verbaux de contravention à ces mesures, ou s'adresser à cette administration pour solliciter de nouvelles mesures, dans le cas où celles prescrites seraient insuffisantes;

» Attendu enfin que C. n'a pas été poursuivi pour infraction aux conditions de police établies par les arrêtés du Préfet pour la transmission des eaux de son usine;

» D'où il suit que le jugement attaqué, en confirmant la sentence du tribunal et en déclarant C. convaincu de contravention à l'arrêté municipal du 10 février 1848, a commis un excès de pouvoir, faussement appliqué les dispositions des lois du 3-14 décembre 1789, art. 50; du 16-24 août 1790, titre II, n° 5, § 3, et du 19-22 juillet 1791, titre Ier, art. 46, en même temps qu'*elle (sic)* a formellement violé l'art. 1er de la loi du 15 octobre 1810. »

Ainsi, lorsqu'un arrêté préfectoral est intervenu pour autoriser la formation d'un établissement et lui imposer certaines conditions, le maire de la commune où se trouve l'établissement doit veiller à son exécution. Ce dernier, pas plus que les maires des communes voisines, ne peut prendre d'arrêté contraire dans ses dispositions, aux termes de l'arrêté du préfet, ni faire poursuivre le propriétaire de l'établissement pour infraction à des arrêtés municipaux antérieurs, dans le cas, bien entendu, où l'industriel s'est conformé aux conditions prescrites par l'arrêté d'autorisation.

Par conséquent, si le maire ne s'est pas pourvu contre cet arrêté, c'est au préfet qu'il doit s'adresser pour en obtenir, s'il y a lieu, la modification.

Outre les cas semblables à celui qui fait l'objet de cet arrêt, il est d'autres circonstances que sa discussion jointe à l'étude du texte des lois et des instructions va nous permettre d'éclairer tout aussi facilement.

Il arrive souvent qu'après l'autorisation d'une usine, l'industriel éprouve le besoin d'apporter des changements dans son fonctionnement et, par suite, de modifier les conditions qui lui avaient été préalablement imposées par l'arrêté d'autorisation.

Quelles que soient les causes qui produisent la nécessité ou même seulement l'utilité de ces modifications, c'est le préfet seul, ou le sous-préfet, suivant la classe de l'établissement, qui est compétent pour recevoir les demandes faites à ce sujet et pour statuer après avoir rempli les formalités exigées par les règlements.

Si l'établissement est resté dans les conditions où il était lors de la première demande d'autorisation, l'examen des pièces relatives à l'enquête qui a eu lieu, et du rapport rédigé par le conseil d'hygiène et une nouvelle visite de l'usine faite par les soins de ce conseil, suffiront pour éclairer l'administration sur la demande de modification.

Mais, si au contraire l'établissement n'est pas resté dans les conditions que stipulaient les premières déclarations, si les modifications sollicitées sont la conséquence d'un développement considérable dans les opérations qui s'y pratiquent, ou même de l'addition d'opérations, et par conséquent d'industries nouvelles, il ne sera pas possible de procéder d'une manière aussi simple.

Dans ce cas, c'est une autorisation nouvelle qui devient nécessaire, et elle doit être accompagnée de toutes les formalités accomplies lors de la première demande.

Si la marche à suivre, dans le cas que nous supposons, est nettement tracée par les réflexions qui précèdent, ce n'est pas toujours ainsi que les choses se passent, et nous devons d'autant plus insister sur cette circonstance, qu'elle peut avoir pour les établissements industriels des conséquences fâcheuses.

Beaucoup de personnes pensent qu'une fois l'arrêté d'autorisation rendu, l'administration préfectorale n'a plus aucune action directe sur les établissements classés. D'après cette idée, lorsqu'un industriel veut apporter quelques modifications dans le régime de son usine, ou dans l'exécution des conditions qui lui ont été imposées, c'est au maire de la commune qu'il s'adresse pour en obtenir l'autorisation.

On comprend sans peine tous les dangers d'un pareil système, dont il serait difficile de soutenir un instant la légalité.

D'un autre côté, ces contrats passés entre les industriels et l'autorité municipale ne sont ordinairement accompagnés d'aucune enquête publique ; les conséquences des mesures prises sont très mal étudiées, le plus souvent elles ne sont pas du tout prévues, et c'est seulement lorsque les inconvénients se manifestent que l'on s'aperçoit des fautes ou des erreurs commises dans ces transactions.

L'arrêt de la cour de cassation que nous avons précédemment cité contient la justification de l'incompétence absolue des maires lorsqu'il s'agit de modifier le régime des établissements classés, ou d'accorder à ces établissements des autorisations contraires aux conditions qui leur ont été imposées.

« L'autorité municipale, dit cet arrêt, commet un excès
» de pouvoir et entreprend sur les attributions de l'autorité
» supérieure en prenant des arrêtés sur les objets réglés par
» les préfets, relativement à la police des établissements clas-
» sés parmi les ateliers insalubres. »

Ainsi, lorsqu'un industriel désire apporter quelques modifications dans le régime de son établissement, ou bien faire introduire des changements dans les conditions qui lui ont été imposées, c'est au préfet, et non au maire, qu'il doit s'adresser pour obtenir cette autorisation.

CHAPITRE VI

Obligations imposées aux industriels.

L'administration supérieure a rendu un grand service aux établissements industriels en les soumettant à des règles certaines dont l'accomplissement est, pour ces établissements, une garantie de stabilité ; en même temps elle a complètement sauvegardé les intérêts des particuliers et la salubrité publique. Mais pour que les mesures prescrites soient efficaces, et produisent le bien qu'on est en droit d'en attendre, il faut que les industriels s'y conforment avec soin et que les autorités locales veillent de leur côté à leur stricte exécution.

Nous devons donc examiner maintenant quels sont les devoirs des chefs d'établissements autorisés, et ensuite comment doit s'exercer la surveillance de la police locale.

L'étude que nous venons de faire éclaire suffisamment les industriels sur la manière dont ils doivent procéder pour obtenir l'autorisation de fonder un établissement réputé dangereux ou insalubre. Il en ressort très nettement que cette autorisation doit être demandée et obtenue avant le commencement des opérations et la construction de l'usine.

En ouvrant un établissement classé sans autorisation préalable, avant même d'avoir prévenu l'autorité et formulé une demande, les industriels s'exposent, non-seulement à voir leur établissement fermé, mais ils sont encore passibles de poursuites devant les tribunaux.

D'autres croient pouvoir, lorsqu'ils ont déposé leur demande, commencer les travaux et même faire fonctionner leur établissement avant d'avoir été autorisés. Cette manière de procéder, souvent justifiée par les lenteurs administratives, est très regrettable, car elle peut amener, dans certains cas, des abus et des difficultés sérieuses, et il serait bien préférable qu'on attendît toujours l'arrêté d'autorisation, afin de ne pas compromettre l'exécution des mesures que cet arrêté pourra prescrire.

Admettons maintenant que toutes les formalités exigées aient été remplies et que l'autorisation soit accordée, le point important pour l'avenir est que les conditions qu'elle impose soient rigoureusement accomplies.

Presque toujours, en remontant aux causes des difficultés et des procès qui surviennent entre les industriels et les propriétaires voisins, on les trouve dans l'accomplissement incomplet, souvent dans l'oubli total des mesures prescrites par l'arrêté d'autorisation.

Ces mesures ont non-seulement pour but de sauvegarder la salubrité publique et les intérêts des voisins, mais encore elles prémunissent l'établissement contre les inconvénients qu'entraîne l'exercice de sa propre industrie, elles protégent les ouvriers contre les dangers, et à tous ces points de vue le chef de tout établissement devrait considérer comme le premier de ses devoirs de les remplir avec une attention scrupuleuse.

Si nos industriels se montraient aussi sévères pour l'accomplissement de ces prescriptions, qu'ils le sont ordinairement lorsqu'il s'agit de remplir leurs autres engagements, on éviterait facilement la plupart des inconvénients que l'on signale chaque jour, comme étant la conséquence du développement de l'industrie, et qui sont le plus souvent produits, soit par un envahissement illégal, soit par la négligence ou le défaut de soins convenables.

Outre les conditions imposées par chaque arrêté, il y a certaines prescriptions générales qu'il ne faut également jamais perdre de vue.

L'arrêté d'autorisation d'un établissement définit la nature de l'industrie qui doit y être exercée, il détermine ordinairement les procédés qui seront employés, il peut même fixer la mesure dans laquelle les produits seront fabriqués.

Ces indications doivent être exécutées, et les limites fixées ne doivent pas être dépassées.

Si un industriel ne peut changer les procédés qu'il emploie, il lui est également interdit d'introduire, dans un établissement autorisé, d'autres industries, d'annexer à sa fabrication première d'autres fabrications plus ou moins similaires, lors même qu'il s'agirait d'ajouter des industries appartenant à la deuxième ou à la troisième classe, dans un établissement de première ou de deuxième classe

En un mot, un établissement autorisé doit, sous peine d'avoir besoin d'une nouvelle autorisation, rester ce qu'il était lors de la première demande.

Par conséquent, le défaut d'accomplissement de ces prescriptions générales, tout aussi bien que l'oubli des conditions particulières imposées par l'arrêté d'autorisation peut entraîner la déchéance de cette autorisation.

Le transport d'un établissement autorisé dans une autre commune, ou seulement le changement de local dans une même commune, exige également une nouvelle autorisation. Une fabrique peut même perdre son privilège si les travaux y sont suspendus pendant six mois.

Il résulte de tout cela que, dans son propre intérêt et pour assurer sa tranquillité, tout industriel autorisé ne doit négliger aucune des prescriptions qui lui sont imposées par des règlements. Si, au mépris de toute idée de convenance et de justice, et dans l'unique but de diminuer ses dépenses et d'augmenter ses bénéfices, il ne craint pas de se soustraire à l'accomplissement des mesures propres à assurer l'innocuité de son industrie, il n'aura pas à se plaindre le jour où l'autorité lui retirera la protection qu'elle lui avait accordée.

« Donnant un libre cours à ses utiles progrès, l'industrie
» moderne oublie trop souvent qu'elle doit respecter ses
» aînées, et qu'il est pour tous des droits imprescriptibles.

» Vicier au loin l'air que l'on respire, remplir l'atmosphère
» de vapeurs subtiles, odorantes, nuisibles ou corrosives;
» troubler, infecter les eaux, y anéantir l'une des sources fé-
» condes de l'alimentation humaine, la pisciculture, ce sont
» là des griefs de tous les jours, des envahissements que l'on
» a tolérés d'abord, dans leur isolement, mais que la tolé-
» rance même encourage outre mesure, et qu'il importe de
» réprimer avec d'autant plus d'énergie qu'il y a plus d'inté-
» rêts opposés engagés dans la question. »

Ces paroles extraites du rapport sur les travaux du conseil central de salubrité du Nord, en 1853, peignent parfaitement les effets qui sont naturellement la conséquence des abus que nous venons de signaler.

Nous devons compléter cette citation en ajoutant qu'aujourd'hui, malgré la marche progressive de l'industrie dans ce département, mais grâce à l'exécution des mesures prescrites par l'administration, les choses ont bien changé de face, et cette modification nous prouve suffisamment que ces mesures ne sont pas du tout incompatibles avec le développement industriel, au contraire elles ne peuvent que l'activer en le régularisant et en atténuant les inconvénients qu'il entraîne.

CHAPITRE VII.

Inspection et surveillance des établissements autorisés.

La loi du 22 décembre 1789 a chargé les préfets de veiller au maintien de la salubrité dans les départements.

En ce qui regarde les établissements industriels classés et autorisés conformément à la loi, ces magistrats chargent ordinairement les maires de communiquer aux chefs de ces établissements les arrêtés d'autorisation, et de veiller à l'exécution des prescriptions que ces arrêtés contiennent.

Les maires doivent donc inspecter et surveiller ou bien faire inspecter ces établissements, et rendre compte aux préfets des observations auxquelles a pu donner lieu l'accomplissement de cette mission.

Le devoir des maires, vis-à-vis des établissements dangereux et classés, comporte par conséquent deux ordres de choses tout à fait distinctes :

Avant l'autorisation, ils ont à présider l'enquête et à la résumer, en y ajoutant leur avis tant pour apprécier la valeur des objections faites par les opposants, que pour sauvegarder, s'il y a lieu, l'intérêt de leur commune.

Après l'autorisation, ils peuvent exercer un recours contre l'arrêté, et lorsque celui-ci a été notifié et accepté, ils ont à surveiller l'exécution des mesures prises par l'autorité préfectorale.

Il nous reste à examiner maintenant comment les maires arriveront à remplir cette dernière obligation, à laquelle ils ne peuvent se soustraire, sans manquer à leurs devoirs et nuire aux intérêts de leurs administrés, ou même souvent sans compromettre la santé publique.

Nous avons d'abord à signaler des mesures générales qui peuvent servir à faciliter cette tâche, et assurer déjà l'exécution des conditions imposées par l'arrêté d'autorisation.

Cet arrêté énumère avec détails tout ce que l'industriel doit faire pour sauvegarder l'intérêt des voisins et se mettre lui-même à l'abri de tous les inconvénients qui ont pu être prévus. Il importe qu'il soit rendu public, soit par les journaux, soit par voie d'affiches, et préférablement par ces deux moyens à la fois.

En effet, il y a eu sur la demande enquête publique, par conséquent le résultat de cette enquête doit être communiqué à toutes les parties intéressées, c'est-à-dire à toutes celles qui ont été appelées à se prononcer.

On aime à savoir, et ce sentiment est bien naturel, s'il a été tenu compte des observations qu'on a présentées, et lorsque la solution n'est pas conforme à notre opinion, nous n'en sommes pas moins rassurés, dès que nous pouvons constater que l'on a cherché à prévenir les inconvénients que nous avons craints et signalés.

La publicité est le seul moyen d'arriver à ce résultat.

Il nous semble en outre que l'arrêté d'autorisation devrait être affiché d'une manière permanente dans l'intérieur de l'établissement autorisé.

L'emploi de ces mesures fera connaître à tous quelles sont les conditions imposées par l'autorisation, et les personnes intéressées pourront s'assurer si les conditions sont ou ne sont pas exécutées.

Nous verrons du reste tout à l'heure quels sont les autres moyens de publicité mis à la disposition de l'autorité par suite de l'organisation actuelle des conseils d'hygiène et de salubrité. Mais il en est un dont l'exécution regarde surtout les maires, et que nous leur recommandons d'une manière toute spéciale.

Dans toutes les mairies on devrait tenir un registre contenant les copies de tous les arrêtés pris en matière d'autorisation des établissements classés existants sur le territoire de la commune. Tout le monde pourrait, à l'occasion, prendre connaissance des dispositions contenues dans ces arrêtés.

Cette mesure a été prescrite par une circulaire ministérielle du 11 mai 1863; elle est très facile à exécuter, et on ne saurait trop insister pour en faire ressortir tous les avantages.

La publicité donnée aux arrêtés d'autorisation nous paraît encore devoir le plus souvent empêcher les difficultés sur un point contesté et que nous avons dû signaler, nous voulons parler du délai pendant lequel les oppositions peuvent se produire après l'autorisation.

Nous avons dit que la loi ne fixait aucun délai pour l'exercice du recours en matière d'autorisation ou de refus des établissements insalubres.

Evidemment, s'il y a refus, dès que ce refus est notifié à l'industriel, celui-ci n'a pas de temps à perdre pour exercer son recours, car alors, qu'il ait ou non commencé les travaux nécessaires à l'exercice de son industrie, il se trouve mis en demeure ou d'accepter les conséquences du refus, ou d'introduire son recours ; s'il y a eu, au contraire, autorisation et qu'il s'agisse des recours que peuvent faire les opposants, les conditions ne sont plus les mêmes.

Pour que l'on puisse, au moment du recours introduit par un opposant, lui objecter un consentement tacite à l'arrêté d'autorisation et à ses conséquences, il faut que cet arrêté lui ait été notifié, et le seul moyen d'arriver à prévenir tous les intéressés, qu'ils aient formulé leur opposition ou qu'ils ne l'aient pas fait, c'est de donner à l'arrêté d'autorisation la plus grande publicité possible.

La surveillance des établissements dangereux ne doit pas se borner à ces mesures, prises au moment de l'autorisation, et ici nous avons à distinguer les communes peu considérables où il existe seulement quelques établissements classés et les villes ou les centres industriels qui renferment un grand nombre de ces établissements.

Dans le premier cas, c'est-à-dire s'il s'agit des communes où il y a très peu d'établissements, le travail des maires est très facile et très nettement indiqué.

Ils doivent surveiller l'exécution des mesures prescrites, et en même temps s'assurer qu'un établissement autorisé reste strictement dans les conditions qui ont été indiquées lors de la demande d'autorisation, ou bien en vertu desquelles a été pris l'arrêté.

Une visite annuelle faite à ces établissements par le maire ou l'adjoint, permettra, dans ce cas, à l'autorité municipale de s'éclairer très complètement sur ces deux points.

Chaque année également, à la suite de leur visite, les maires devront adresser un rapport au préfet, consignant leurs observations et leurs réflexions relativement à tout ce qui regarde l'hygiène publique.

Dans les villes plus importantes et où le développement de l'industrie amène un nombre plus considérable d'établissements classés, la surveillance devient plus difficile. Mais c'est ici le cas de dire que si la mission est plus délicate et moins facile à remplir, elle n'en est que plus nécessaire.

La loi ne charge pas les conseils d'hygiène d'exercer cette surveillance par des visites régulières, comme elle l'a fait pour d'autres établissements; cette charge incombe naturellement à l'autorité municipale, à moins que les préfets ne prennent des mesures pour organiser à cet effet un service spécial, soit dans les villes, soit dans le département tout entier.

La meilleure marche à suivre, toutes les fois que l'industrie d'une localité l'exige, c'est d'établir une commission municipale d'hygiène.

Cette commission fournira au maire de précieux renseignements au moment des enquêtes; ses membres surveilleront les établissements autorisés, et les fréquentes visites qu'ils auront à faire pour cette surveillance, les mettront en état de s'occuper sérieusement de toutes les questions d'hygiène locale, et de satisfaire ainsi à toutes les exigences sur ce point important.

Une indemnité pourrait être accordée aux membres de cette commission chargés de faire la visite des établissements autorisés. Nous trouvons à ce sujet, surtout dans les départements industriels, une clause de l'arrêté d'autorisation, portant que le permissionnaire s'engage à supporter les frais de la visite des lieux, chaque fois que le préfet jugera convenable d'y faire procéder.

Les maires veilleront à ce que ces commissions rédigent chaque année un rapport détaillé sur les résultats de leurs visites et la situation des établissements. Ces rapports devront être adressés au préfet et communiqués au conseil d'hygiène.

Nous pensons qu'il est préférable de laisser aux maires le soin de faire cette inspection, soit directement, soit au moyen de commissions municipales d'hygiène. La nomination d'un inspecteur chargé spécialement dans un département de la surveillance des établissements, n'a pas rendu jusqu'ici les services que l'on pouvait attendre de cette institution.

Seulement il faut que l'action des maires soit bien réelle, et que la surveillance se fasse très sérieusement. L'obligation d'envoyer chaque année un rapport écrit et circonstancié sur chaque établissement assurera bientôt l'exécution de cette mesure avec toute l'exactitude que comportent les actes de l'administration, surtout lorsqu'ils peuvent être contrôlés par les intéressés.

Ce système de surveillance aura pour avantage d'initier l'administration municipale à des faits qu'elle ignore trop souvent et qu'elle ne doit cependant pas négliger. Il lui permettra surtout de prévenir des abus qu'il devient quelquefois très difficile de supprimer, quand on les a laissés subsister pendant trop longtemps.

Toutes ces mesures n'enlèvent rien du reste aux prérogatives, ni aux devoirs des préfets, tels que les a établis la loi de 1789. Ils restent toujours chargés de veiller au maintien de la salubrité dans leur département. Par conséquent, dès qu'une plainte leur est adressée au sujet d'un établissement autorisé, ces magistrats doivent saisir le conseil d'hygiène de l'examen des faits signalés et faire procéder, vis-à-vis de cet établissement, à toutes les mesures légales.

En résumé, quel que soit le système adopté, il résulte de ce qui précède que le but de la loi ne sera pas atteint si les établissements ne sont pas surveillés après l'autorisation. Cette surveillance, qu'elle soit exercée par les maires ou par des inspecteurs nommés par les préfets, est donc de toute nécessité, et les progrès de l'industrie sont gravement compromis dans toutes les localités où elle n'est pas sérieusement organisée.

CHAPITRE VIII.

De la suppression et de la fermeture des établissements insalubres.

Le décret de 1810 ne contient qu'une seule clause relative à la suppression des établissements insalubres, c'est celle qui est contenue dans l'article 12 :

« En cas de graves inconvénients pour la salubrité publique, la culture ou l'intérêt général, les fabriques ou ateliers de première classe qui les causent pourront être supprimés en vertu d'un décret rendu en notre conseil d'Etat, après avoir entendu la police locale, pris l'avis des préfets, reçu la défense des manufacturiers ou fabricants.. »

Nous trouvons également dans la circulaire ministérielle du 15 décembre 1852 une observation qui s'applique à la suppression des établissements de première classe.

D'après les termes de cette circulaire, le droit conféré aux préfets par le décret du 25 mars de statuer sur les établissements de première classe, s'applique seulement aux cas de demandes d'autorisation; mais s'il s'agit de la suppression, les dispositions de l'art 12 du décret de 1810 restent seules applicables. La suppression ne peut, d'après cela, être prononcée que par l'administration supérieure qui statue après avoir pris l'avis du conseil d'Etat.

Les mesures que nous venons de rapporter s'appliquent seulement aux établissements de première classe. Elles montrent très nettement pour ces établissements qu'ils peuvent être supprimés et dans quelle forme doit être prononcée cette suppression.

Il est bien entendu qu'il s'agit ici d'établissements régulièrement autorisés. Pour tout établissement non autorisé, à quelque classe qu'il appartienne, le préfet peut ordonner sa fermeture jusqu'à l'accomplissement des formalités exigées pour arriver à l'autorisation.

La lecture attentive du texte des articles 11 et 12 du décret de 1810 (voyez page 348) conduit à supposer que les dispositions contenues dans l'art. 12, concernent seulement les établissements déjà en activité avant la promulgation de ce décret et exemptés par l'art. 11 des formalités d'autorisation.

Cependant on a toujours entendu l'article 12 d'une manière plus générale, en le considérant comme applicable non seulement à ces établissements anciens, mais à tous les établissements de première classe créés et autorisés depuis le décret de 1810 et soumis aux conditions imposées par ce décret.

La marche à suivre pour arriver légalement à la suppression d'un établissement de première classe est complétement tracée par ce qui précède.

Que les plaintes contre les établissements présentant des inconvénients graves pour la salubrité publique, la culture ou l'intérêt général soient formulées par des particuliers ou par l'autorité municipale, ces plaintes doivent être adressées aux préfets. Ceux-ci les soumettent aux conseils d'hygiène qui vérifient leur exactitude par tous les moyens possibles; ensuite, après avoir pris, s'il y a lieu, l'avis des maires, ils transmettent au ministre les pièces résultant de cette information, et le conseil d'Etat prononce après avoir reçu la défense des industriels.

Nous n'avons rien trouvé ni dans les dispositions législatives ni dans les circulaires ministérielles relativement à la suppression des établissements de deuxième et de troisième classe.

C'est qu'en effet on est porté naturellement à admettre que, pour ces sortes d'établissements, les inconvénients ne deviendront jamais assez graves pour motiver leur suppression.

La suppression d'un établissement de première classe ne peut guère aboutir, d'ailleurs, qu'à un déplacement, car on ne peut pas admettre qu'une industrie puisse être prohibée partout d'une manière absolue. Au contraire, il sera toujours possible d'inscrire dans l'arrêté d'autorisation des mesures de précaution ou des restrictions qui diminueront suffisamment les inconvénients, pourvu que l'emplacement choisi soit convenable, et que la fabrique soit installée dans des conditions favorables.

Pour les établissements de deuxième classe, et à plus forte raison pour ceux de troisième classe, il sera plus facile d'arriver à ce résultat, et on le pourra presque toujours sans avoir besoin de recourir à la suppression.

Ce qui distingue surtout les établissements de première classe, c'est la condition relative à l'éloignement des habitations. Pour tous ceux dont l'éloignement des habitations n'est pas nécessaire, on ne voit pas ce qui pourrait faire retirer l'autorisation, en admettant qu'elle ait été accordée après une étude sérieuse de l'industrie qu'il s'agit d'exercer et de ses conséquences.

S'il était démontré que, même en prenant tous les soins que la science et la prudence conseillent, l'exercice d'une industrie de deuxième ou de troisième classe ne peut être toléré et qu'il faille recourir à la suppression, cela prouverait que cette industrie a été mal classée et qu'elle doit être placée dans la première classe, du moins dans certains cas.

Nous croyons devoir compléter les indications précédentes, en citant les réflexions faites par M. Serrigny, au sujet de la suppression possible des ateliers de deuxième et de troisième classe pour inconvénients graves (1).

« Aucune disposition semblable à celle de l'art. 12 du décret de 1810 n'existe pour ces sortes d'établissements, d'où les auteurs et la jurisprudence ont conclu que ces inconvénients ne pouvaient jamais être réputés assez graves pour en autoriser la suppression.

» Cette solution laisse néanmoins des scrupules dans mon esprit : car la nuance qui sépare les établissements de première et de deuxième classe est purement arbitraire, et il peut arriver que tel établissement rangé dans la deuxième classe devienne beaucoup plus dangereux que tel autre placé dans la première catégorie.

» Je puise un exemple dans l'ordonnance royale du 17 janvier 1846, relative aux bateaux à vapeur qui circulent sur mer

» Les machines à vapeur sont rangées dans la deuxième classe. Il résulte des articles 50 et 51 de l'ordonnance du 17 janvier 1846 que le préfet « pourra suspendre le per-
» mis de navigation jusqu'à l'entière exécution des mesures
» prescrites ; il révoquera le permis, si la machine ou le
» bateau sont déclarés hors d'état de supporter le ser-
» vice. »

» Cette disposition ne pourrait-elle pas être généralisée et étendue à tous les cas analogues où l'état de choses pri-

---

(1) Voyez *Traité de l'organisation de la compétence et de la procédure en matière contentieuse administrative dans leurs rapports avec le droit civil*, par D. SERRIGNY, Paris, 1865, 2ᵉ édition, 3ᵉ vol., page 55.

mitif a été changé par le temps, et où les choses se sont détériorées de manière à offrir des dangers pour le public.

» Si un atelier compris dans la deuxième classe était antérieur au décret de 1810 et n'avait conséquemment point obtenu d'autorisation légale, le fabricant ne pourrait pas se prévaloir de la garantie résultant pour les établissements postérieurs de l'autorisation administrative.

» Le préfet pourrait alors ordonner sa suppression pour inconvénients graves, d'après la règle *nihil tam naturale est, quam eo genere quidque dissolvere, quo colligatum est;* sauf le recours au ministre et au conseil d'État par la voie contentieuse. C'est là un nouvel argument à l'appui des doutes formulés plus haut »

Nous ne croyons pas que l'on puisse établir une distinction entre les ateliers de seconde classe autorisés d'après les dispositions du décret de 1810, et les ateliers de même classe antérieurs à 1810. L'exploitation de ces derniers est tout à fait légale, et ils sont autorisés par l'article 11. Quant à l'observation tirée de la comparaison avec les chaudières des bateaux, elle se trouvera confirmée par l'étude qui va suivre, car il nous reste à examiner le droit de suppression, considéré comme conséquence de la non exécution des mesures prescrites ou d'un changement important dans l'état de choses existant au moment de l'autorisation.

Nous avons, en effet, supposé jusqu'ici, dans l'examen des formalités à remplir pour supprimer un établissement autorisé, que toutes les prescriptions imposées par la loi et par l'arrêté d'autorisation avaient été remplies; mais il ne doit pas en être de même dans le cas où les industriels n'ont pas satisfait à toutes leurs obligations.

Voyons donc, à ce nouveau point de vue, les diverses circonstances qui peuvent se présenter :

Si les établissements maintenus par l'article 11 du décret de 1810, se mettent dans le cas prévu par l'article 13 du même décret (voyez page 349), ils rentrent dans la catégorie des établissements à former et ne peuvent être mis en activité qu'après en avoir obtenu la permission. Par conséquent, jusqu'à ce qu'ils aient été autorisés, ils peuvent dans ce cas être suspendus par les préfets, c'est-à-dire, provisoirement du moins, supprimés. Cette disposition est applicable à toutes les classes d'établissements.

Les préfets peuvent également ordonner la fermeture des établissements postérieurs à 1810, mais non autorisés. Le propriétaire de ces établissements est alors obligé de se soumettre aux formalités prescrites par le décret de 1810, et pour pouvoir arriver à continuer l'exercice de son industrie, il doit se faire autoriser.

Il nous reste encore à examiner le cas d'établissements postérieurs à 1810, légalement autorisés, et sur lesquels il s'élève des plaintes par suite d'inconvénients graves.

Si ces plaintes sont fondées, et si les inconvénients signalés existent réellement, cela peut provenir de deux causes : ou les prescriptions imposées par l'arrêté d'autorisation n'ont pas été exécutées, ou ces prescriptions fidèlement exécutées étaient insuffisantes.

Dans le premier cas, les industriels qui ont accepté les conditions que l'arrêté leur impose peuvent toujours être traduits devant les tribunaux pour contravention à ces dispositions. De plus, les conséquences protectrices de cet arrêté ne peuvent exister pour eux qu'à partir de l'exécution de toutes les mesures qu'il prescrit. La non exécution rend donc nul l'arrêté d'autorisation, et l'industriel qui n'a pas satisfait à ses obligations ne peut s'en prévaloir.

On arrive ainsi à reconnaître que les préfets peuvent supprimer les établissements de deuxième et de troisième classe, pour inconvénients graves, si les industriels ne remplissent pas les conditions qui leur ont été imposées.

Mais si les prescriptions de l'arrêté ont été fidèlement exécutées, il peut se faire qu'elles étaient incomplètes ou qu'elles sont devenues insuffisantes, par suite d'un changement dans les conditions premières de l'exploitation; et alors, sans révoquer l'autorisation, l'autorité qui a donné cette autorisation peut imposer de nouvelles conditions.

Cet acte additionnel justifié par l'obligation dans laquelle se trouvent les préfets de sauvegarder la salubrité publique, doit être soumis aux mêmes formalités et aux mêmes recours que l'autorisation première.

On peut dire ici que ces nouvelles mesures restrictives imposées par les préfets pourraient bien, dans certains cas, équivaloir à une suppression, et par conséquent ce serait un moyen détourné de supprimer un établissement de première classe, tandis que la loi réserve ce droit à l'administration supérieure.

Si telles devaient être les conséquences de ces mesures, les industriels peuvent se pourvoir devant le conseil d'État et les préfets n'ont d'autre moyen de remédier aux inconvénients signalés, qu'en demandant à ce dernier corps la suppression de l'établissement.

Enfin, les dispositions relatives aux établissements antérieurs au décret de 1810, sur les effets d'un changement de local, d'une interruption dans les travaux et d'une modification dans les procédés employés, doivent également être appliqués aux établissements autorisés depuis le décret.

Les industriels peuvent donc être mis en demeure de demander une nouvelle autorisation dès qu'ils se sont déplacés, qu'ils ont interrompu leurs travaux ou modifié les conditions admises par l'arrêté d'autorisation.

La plupart des difficultés que soulève la discussion de ces questions délicates peuvent être écartées très facilement; il suffit pour cela d'insérer dans les arrêtés d'autorisation une clause semblable à celle que nous trouvons dans un arrêté pris par M. le Préfet du Nord :

« L'administration se réserve en outre le droit de prescrire, en tout temps, les autres mesures de précaution et dispositions qu'elle jugerait utiles dans l'intérêt de la sûreté et de la salubrité publiques, et de révoquer la présente permission en cas d'inexécution de l'une des conditions qui précèdent, lesquelles sont toutes de rigueur. »

Cette clause est d'autant plus utile que souvent, au début de l'installation d'une industrie, il est difficile de prévoir tous les inconvénients qui pourront résulter de son exercice ; par conséquent, il est convenable que l'autorité préfectorale se réserve la faculté de pouvoir compléter plus tard, sur l'avis des conseils d'hygiène et des maires, les dispositions prises dans l'arrêté d'autorisation.

Ainsi, nous arrivons à cette conséquence bien naturelle, c'est que l'autorisation est une garantie pour l'industriel, mais à la condition que celui-ci remplira les obligations que l'arrêté lui impose. Dans le cas même de l'exécution de toutes les prescriptions stipulées par cet arrêté, le préfet n'est pas désarmé pour assurer, s'il y a lieu, la salubrité publique.

CHAPITRE IX.

Examen des circonstances dans lesquelles les faits relatifs aux établissements classés peuvent être portés devant les tribunaux.

Les détails dans lesquels nous sommes entré relativement aux formalités à remplir pour l'autorisation d'un établissement classé comme insalubre, dangereux ou incommode, nous montrent que l'administration doit chercher à sauvegarder la salubrité publique et les intérêts des voisins, en imposant aux industriels des conditions que ceux-ci sont tenus de remplir.

Cependant il peut arriver qu'après la mise en pratique des opérations que nécessite l'exercice d'une industrie, il se présente, tant sous le rapport de l'intérêt général qu'au point de vue des intérêts purement privés, des inconvénients que l'on n'avait pu prévoir et qui sont dus à l'incurie du fabricant, ou bien tiennent à la nature même des opérations.

Ce que nous avons dit précédemment suffit pour indiquer la marche que doit suivre l'autorité, afin de remédier à ces inconvénients en ce qui touche la salubrité publique.

Mais si l'administration, en autorisant un établissement, a également cherché à protéger les intérêts privés, il peut se faire qu'elle n'y ait pas réussi, et tous les particuliers qui ont à se plaindre conservent toute liberté pour réclamer des dommages-intérêts et actionner directement les industriels.

Ici, nous trouvons en présence deux intérêts privés, celui de l'industriel et celui du voisin. L'administration n'a pas pu aliéner le droit de ce dernier, qui reste entier, quelles que soient les conditions dans lesquelles se trouve placé l'établissement.

Toute personne intéressée peut donc porter devant les tribunaux une action en réparation du dommage causé par un établissement industriel, même autorisé, et les tribunaux sont parfaitement compétents pour statuer sur ces demandes.

L'art. 11 du décret de 1810, après avoir déclaré que les établissements existants continueront à être exploités, ajoute :
« Sauf les dommages dont pourront être passibles les en» trepreneurs de ceux qui préjudicient aux propriétés des voi» sins ; ces dommages seront arbitrés par les tribunaux. »

Cette dernière disposition a toujours été considérée comme applicable à tous les établissements ouverts depuis le décret de 1810. Cette interprétation est la conséquence naturelle de l'art. 1382 du Code Napoléon : «. Tout fait quelconque de » l'homme qui cause à autrui un dommage, oblige celui par » la faute duquel il est arrivé à le réparer. »

Rien ne limite sous ce rapport les droits des tribunaux pour l'appréciation et l'estimation des dommages-intérêts.

Seulement, l'autorité judiciaire ne nous paraît pas avoir le droit d'imposer de nouvelles conditions à ces établissements ni de prononcer leur suppression ; en le faisant, elle usurperait une des attributions de l'autorité administrative.

Celle-ci a garanti l'existence de l'établissement sous certaines conditions ; si, par suite de cette circonstance, des intérêts privés sont en souffrance, il peut y avoir lieu d'accorder aux réclamants des dommages-intérêts, mais si la réglementation de l'établissement industriel doit être modifiée, ce soin appartient à l'autorité préfectorale.

Du reste, en même temps qu'un particulier saisit les tribunaux d'une demande en dommages-intérêts, rien ne l'empêche de signaler à l'administration les griefs dont il se plaint, et de pouvoir arriver à obtenir ainsi la réparation du dommage causé et la suppression des causes qui l'ont produit.

Quant aux contraventions constatées par la police locale et qui peuvent être déférées aux tribunaux, il faut, pour les indiquer, distinguer les établissements autorisés de ceux qui ne le sont pas.

S'il y a eu contravention aux dispositions stipulées par l'arrêté d'autorisation, et par conséquent s'il s'agit d'un établissement autorisé, cette contravention doit être déférée à l'autorité administrative. Il en est de même si l'établissement incriminé est antérieur au décret de 1810.

Mais si des contraventions sont relevées contre des établissements postérieurs à 1810, et non autorisés, elles doivent être portées devant le tribunal de simple police, qui peut dans ce cas prononcer l'amende et même la suppression de l'établissement.

CHAPITRE X.

Moyens d'assurer la salubrité des établissements industriels.

Dans toutes nos villes et surtout dans les grandes cités industrielles, on a fait depuis quelques années d'importants travaux pour l'assainissement du sol. La construction d'égouts, l'établissement de réservoirs fournissant de l'eau pour le lavage des rues, la création de promenades plantées et de jardins sur les places, l'élargissement des voies de communication, tels sont les moyens qu'emploient nos administrations municipales pour assurer la salubrité publique.

L'insuffisance des ressources peut seule expliquer aujourd'hui l'absence de ces mesures dont on constate partout les heureux effets, et dont l'application tend à se propager chaque jour davantage.

Mais le complément indispensable des efforts fai par les autorités locales, c'est l'entretien dans un état constant de propreté des habitations particulières. Aussi les conseils d'hygiène ont-ils souvent rédigé des instructions pour faire connaître les soins qu'il convient de prendre, et dans beaucoup de villes les maires ont publié de nombreux arrêtés pour assurer l'exécution des mesures prescrites.

Toutes les précautions conseillées pour l'entretien des maisons d'habitation deviennent encore plus indispensables, lorsqu'il s'agit d'établissements industriels, dans lesquels on est souvent obligé de conserver et de travailler des matières susceptibles d'éprouver promptement une altération qui les rend dangereuses et insalubres.

En général on est trop porté à négliger, en temps ordinaire, les conseils donnés sur ce qui regarde la propreté des maisons et des ateliers. L'attention de l'autorité n'est guère éveillée sur ces points que dans les moments d'épidémie et, par suite de cette insouciance, on se trouve amené à détruire un mal qu'il aurait été souvent très facile de prévenir.

Le point qui nous paraît le plus important, c'est d'empêcher d'une manière absolue le dépôt et l'accumulation, dans les cours et les ateliers, de débris de matières organiques qui, sous l'influence de la chaleur, de l'air et de l'humidité peuvent entrer en putréfaction, répandre des odeurs désagréables et servir de moyens de développement, de transport ou de diffusion aux miasmes dangereux dont l'action est encore si mystérieuse.

Dans tous les établissements où les manipulations laisseront des résidus de cette nature, ils devront être chaque jour enlevés avec soin. Un balayage fréquent, le lavage du sol dans toutes les parties carrelées, dallées ou pavées doivent également être conseillés.

L'eau suffit ordinairement pour ces lavages, mais dans les cas d'infection ou de malpropreté invétérées, il faut ajouter à l'eau environ un pour cent de son volume d'eau de javelle.

Ce que nous venons de dire sur les dangers de laisser s'accumuler les dépôts de matières organiques putrescibles, explique les précautions particulières dont les eaux ménagères et les fosses d'aisances sont l'objet dans la plupart des villes, et nous ne saurions trop recommander aux industriels l'obéissance rigoureuse à tous les règlements publiés sur ces différents points, car l'agglomération des ouvriers augmentera certainement les inconvénients qui existent déjà dans les maisons ordinaires.

L'aération des ateliers et des magasins doit aussi attirer très sérieusement l'attention des chefs d'établissement, les effets produits sur la santé des ouvriers par l'altération permanente de l'air étant toujours très graves. On s'assurera que cet air est suffisamment renouvelé, et s'il existe dans les opérations quelque cause spéciale dont le résultat serait de répandre des gaz ou des vapeurs, on devra employer tous les moyens pour les faire disparaître ou supprimer leurs fâcheux effets.

Ces considérations générales suffisent pour montrer combien il est important de veiller à la salubrité des ateliers et des établissements industriels de toute nature. Les arrêtés d'autorisation ne peuvent contenir sous ce rapport que ce qui est immédiatement lié à l'exercice des opérations qui se pratiquent dans ces établissements. Tout le reste est du ressort des règlements de la police locale, dont l'exécution est d'autant plus urgente que les inconvénients résultant des infractions peuvent devenir plus considérables et plus pernicieux.

CHAPITRE XI.

Nouveau règlement des appareils à vapeur.

Nous avons cru devoir consacrer un chapitre spécial à la réglementation des appareils à vapeur, parce que nous allons trouver dans les modifications qu'elle a subies depuis 1810 la confirmation complète des principes qui nous ont servi de guide dans ce travail.

Après la publication du décret du 15 octobre 1810, les machines et chaudières à vapeur furent toutes placées, sous le nom de *pompes à feu*, dans la deuxième classe des ateliers dangereux et par conséquent soumises à toutes les mesures concernant cette classe d'établissements.

Une nouvelle nomenclature des ateliers dangereux et insalubres a été publiée à la suite de l'ordonnance royale du 14 janvier 1815. Dans celle-ci, les pompes à feu qui ne brûlaient pas leur fumée étaient placées dans la première classe, et celles qui brûlaient leur fumée dans la troisième.

Des règlements spéciaux assujettissaient les fabricants de machines à vapeur et les personnes qui employaient ces machines à des formalités non exigées pour les autres industries.

L'ordonnance royale du 24 mai 1843 vint encore modifier la législation des machines à vapeur et coordonner les prescriptions dont ces appareils avaient été successivement l'objet. Seulement leur division en deux classes n'a pas été conservée ; on les ramena toutes dans la deuxième classe.

Cette législation est demeurée en vigueur jusqu'au mois de janvier 1865, et à cette époque un nouveau décret a déclassé tous les appareils à vapeur autres que ceux qui sont placés à bord des bateaux. Ces appareils ne figurent plus par conséquent sur la liste des établissements dangereux, et dès lors ne sont plus soumis aux formalités qui précèdent l'autorisation ; de toutes les mesures exigées avant 1865, on n'a conservé que l'épreuve de la chaudière.

Ainsi les appareils auxquels on avait dû appliquer une législation spéciale, et des plus sévères, se trouvent aujourd'hui devancer tous les autres établissements dans cette voie où nous espérons que ceux-ci pourront plus tard entrer, sans aucun préjudice pour la salubrité publique.

La cause de ce résultat est facile à déterminer, elle existe tout entière dans la manière dont les règlements ont été appliqués pour ces sortes d'appareils. Partout, en effet, les lois et ordonnances relatives aux machines à vapeur ont été strictement exécutées dans leurs moindres détails.

Si ces appareils figuraient sur les listes des établissements dangereux et étaient soumis à toutes les formalités imposées à ces établissements, leur essai et leur surveillance étaient régis par des règlements spéciaux dont l'exécution était confiée aux ingénieurs des mines et aux agents placés sous leurs ordres.

L'éducation des industriels s'est donc faite rapidement sous l'influence de ce régime sévère et plus salutaire, qui n'a du reste apporté aucun obstacle à la propagation et au développement de ces machines. Les progrès de la science et de l'industrie sur ce point particulier, ont même été singulièrement favorisés par la sécurité qui a bientôt succédé à la crainte que les appareils à vapeur inspiraient dans le principe. Toutes ces circonstances réunies ont ainsi permis de faire sans danger ce qui aurait été, il y a cinquante ans, une grave imprudence.

Maintenant une très grande liberté est laissée au fabricant

et à l'industriel pour la construction et l'emploi des appareils mus par la vapeur.

Le fabricant n'est plus lié par les règlements pour le choix et l'épaisseur des matériaux qu'il emploie; l'industriel n'a plus besoin de se faire autoriser pour introduire dans ses ateliers un appareil à vapeur, il lui suffit d'adresser au préfet une simple déclaration, et par conséquent tout le monde peut établir et faire fonctionner chez soi un de ces appareils.

Il ne faudrait pas conclure de ces nouvelles dispositions qu'elles ont fait disparaître toutes mesures de prévoyance.

La marche à suivre pour l'établissement et le fonctionnement de ces appareils, les règles à observer, les précautions à prendre sont indiquées très nettement et très minutieusement par le décret du 25 janvier 1865 et les instructions qui l'accompagnent. Seulement ce sont les fabricants, ce sont les industriels qui doivent d'eux-mêmes se les imposer; la loi leur en fait un devoir, elle leur fait connaître toutes leurs obligations; s'ils y manquent, les tribunaux sont là pour leur demander un compte sévère de leur conduite et des abus dont ils se sont rendus coupables.

Il va nous être facile de résumer les principales dispositions du décret du 25 janvier 1865; nous les recommandons aux industriels dont la sécurité dépend de leur exécution.

L'épreuve de la chaudière a été maintenue et aucun de ces appareils ne peut être livré ni employé, qu'il soit neuf ou qu'il ait été seulement réparé, sans avoir été préalablement éprouvé et timbré.

Les ingénieurs des mines sont chargés de cette opération.

Aucune machine à vapeur destinée à être placée à demeure, ne peut être établie sans qu'il en ait été fait préalablement la déclaration au préfet du département.

Cette déclaration doit faire connaître : 1° l'origine de la chaudière ; 2° la commune et le lieu précis où elle doit fonctionner ; 3° sa forme, sa capacité et sa surface de chauffe ; 4° le numéro du timbre exprimant en kilogrammes, par centimètre carré, la pression effective maximum sous laquelle elle doit marcher ; 5° le genre d'industrie ou l'usage auquel elle doit servir.

Le décret divise les chaudières en trois catégories, suivant leur capacité et la tension de la vapeur.

Pour savoir à quelle catégorie une chaudière appartient, on exprime en mètres cubes la capacité de cette chaudière, avec ses tubes bouilleurs ou réchauffeurs, mais sans y comprendre les surchauffeurs de vapeur, puis on multiplie ce nombre par le numéro du timbre augmenté d'une unité.

Les chaudières sont de la première catégorie quand le produit est plus grand que 15 ; dans la seconde, si ce produit surpasse 5 et n'excède pas 15, et dans la troisième si ce produit est égal ou inférieur à 5.

Si plusieurs chaudières doivent fonctionner ensemble dans le même emplacement, ou si elles ont entre elles une communication quelconque, directe ou indirecte, on prend, pour former le produit dont il vient d'être question, la somme des capacités de ces deux chaudières.

Les chaudières comprises dans la première catégorie doivent être établies en dehors de toute maison et de tout atelier surmonté d'étages.

On ne doit pas considérer comme un étage une construction légère située au-dessus d'une chaudière et dans laquelle ne s'exécute aucune main-d'œuvre nécessitant la présence d'ouvriers ou d'employés travaillant à poste fixe.

Dans ce cas, le local ainsi utilisé doit être séparé des ateliers contigus par un mur ne présentant que les passages nécessaires pour le service.

Il est interdit de placer une chaudière de première catégorie à moins de trois mètres de distance du mur d'une maison d'habitation appartenant à des tiers.

Si la distance de la chaudière à la maison est plus grande que trois mètres et moindre que dix mètres, la chaudière doit être généralement installée de façon que son axe longitudinal prolongé ne rencontre pas le mur de ladite maison, ou que, s'il le rencontre, l'angle compris entre cet axe et le plan du mur soit inférieur au sixième d'un angle droit.

Dans le cas où la chaudière n'est pas installée dans les conditions ci-dessus, la maison doit être garantie par un mur de défense.

Ce mur, en bonne et solide maçonnerie, doit avoir au moins 1 mètre d'épaisseur en couronne. Il sera distinct du parement du fourneau de la chaudière et du mur de la maison voisine et séparé de chacun d'eux par un intervalle libre de 0^m30 de largeur au moins.

La hauteur de ce mur dépassera de 1 mètre la partie la plus élevée du corps de la chaudière, quand il sera à une distance de celle-ci comprise entre 0^m30 et 3 mètres. Si la distance était plus grande que 3 mètres, l'excédant de hauteur serait augmenté en proportion de la distance, sans toutefois excéder 2 mètres.

L'établissement d'une chaudière de première catégorie à une distance de 10 mètres ou plus des maisons d'habitation n'est assujetti à aucune condition particulière.

Ces distances de 3 mètres et de 10 mètres sont réduites respectivement à 1^m50 et 5 mètres, lorsque la chaudière est enterrée de façon que la partie supérieure de ladite chaudière se trouve à 1 mètre au moins en contrebas du sol, du côté de la maison voisine.

Les chaudières comprises dans la deuxième catégorie peuvent être placées dans l'intérieur de tout atelier, pourvu que cet atelier ne fasse pas partie d'une maison habitée par des personnes autres que le manufacturier, sa famille et ses employés, ouvriers ou serviteurs.

Les chaudières de troisième catégorie peuvent être établies dans un atelier quelconque, même lorsqu'il fait partie d'une maison habitée par des tiers.

Il est de toute nécessité que les fourneaux des chaudières comprises dans la deuxième et la troisième catégorie soient entièrement séparés des maisons d'habitation appartenant à des tiers. L'espace vide doit être de 1 mètre pour les chaudières de la deuxième catégorie, et de 0^m50 pour les chaudières de la troisième.

Ces dernières conditions d'emplacement, ainsi que celles relatives aux chaudières de première catégorie, cessent d'être obligatoires lorsque les tiers intéressés renoncent à s'en prévaloir.

Le foyer des chaudières de toute catégorie doit brûler la fumée.

Si, postérieurement à l'établissement d'une chaudière à vapeur, un terrain contigu vient à être affecté à la construction d'une maison d'habitation, le propriétaire de ladite maison a le droit d'exiger l'exécution des mesures prescrites ci-dessus, comme si la maison avait été construite avant l'établissement de la chaudière.

Toutes les dispositions qui précèdent sont applicables aux machines fixes. L'emploi des locomobiles est également soumis à la déclaration préalable aux préfets, et les chaudières de ces machines doivent être soumises aux mêmes épreuves.

Aucune locomobile ne pourra être employée sur une propriété particulière, à moins qu'elle ne soit placée à 5 mètres de tout bâtiment d'habitation et de tout amas découvert de matières inflammables appartenant à des tiers, sans le consentement formel de ceux-ci.

Quant au fonctionnement des locomobiles sur la voie publique, il est régi par les règlements de police locaux.

La circulation des locomotives sur les chemins de fer et sur les routes ordinaires a lieu dans des conditions déterminées par des règlements d'administration publique. Leurs chaudières sont du reste soumises aux épreuves que nous avons mentionnées pour celles des autres machines.

Telles sont les dispositions du nouveau décret qui réglemente l'emploi des appareils à vapeur. Ceux qui sont placés à bord des bateaux sont exceptés et sont soumis à une législation spéciale, dans le but de sauvegarder la vie des voyageurs.

Tous les industriels possédant des machines à vapeur dont le fonctionnement est antérieur à 1865, et a été autorisé par conséquent aux termes de l'ordonnance royale du 24 mai 1843, peuvent demander à passer sous le régime du nouveau décret. Il leur suffit de faire au préfet la déclaration demandée et de satisfaire aux conditions d'emplacement suivant la catégorie à laquelle appartiennent leurs machines ; mais ces conditions ne peuvent pas être imposées aux machines autorisées.

Le décret du 25 janvier 1865 fait donc connaître aux industriels toutes les prescriptions qu'ils ont à remplir. L'exécution leur en est laissée sous leur responsabilité et sous la réserve de la déclaration préalable qu'ils doivent adresser au préfet.

La réserve des droits des tiers intéressés entraine comme conséquence la possibilité pour tous les voisins de déférer à l'administration et même aux tribunaux tous les faits qui leur porteraient préjudice, afin d'en demander la réparation.

De son côté, l'administration doit veiller à l'exécution des mesures prescrites par le décret. Les ingénieurs des mines et les agents sous leurs ordres sont chargés spécialement de visiter fréquemment les machines déclarées, et les maires doivent signaler aux préfets celles qui s'établiraient dans leurs communes sans déclaration. Ainsi la surveillance s'exerce par les ingénieurs des mines, sous la direction des préfets et avec le concours des autorités locales.

Toutes les contraventions relatives aux prescriptions du décret du 25 janvier 1865 sont constatées par les ingénieurs des mines, les ingénieurs des ponts et chaussées, les garde-mines et les conducteurs commissionnés à cet effet, les maires et les adjoints, les commissaires de police et les membres des commissions de surveillance instituées en exécution des règlements. Ces contraventions sont poursuivies et réprimées conformément à la loi du 21 juillet 1856, sans préjudice de la responsabilité civile que les contrevenants peuvent encourir aux termes des articles 1382 et suivants du Code Napoléon.

Ainsi, en résumé, tout le monde a le droit d'établir une machine à vapeur, à la seule condition d'en faire la déclaration au préfet et d'exécuter les prescriptions du décret. Les droits des tiers sont réservés et la sécurité publique est assurée par une surveillance imposée à des fonctionnaires spéciaux et aux autorités locales.

CHAPITRE XII.

Attributions et organisation des Conseils d'hygiène.

Nous avons appelé successivement l'attention sur les attributions de l'autorité préfectorale et des administrations municipales, en matière d'établissements industriels classés comme dangereux, et nous avons énuméré les obligations imposées aux chefs de ces établissements.

Nous avons eu souvent à signaler la participation des conseils d'hygiène aux actes nécessités par les dispositions législatives sur la formation de ces établissements. Il nous paraît donc utile d'insister plus particulièrement sur le rôle de ces conseils et sur leur organisation, car on est quelquefois porté à les rendre responsables de faits dont ils n'ont pas connaissance et qui ne leur ont pas été communiqués par l'autorité compétente. Souvent aussi ces conseils sont disposés à s'abstenir parce qu'ils méconnaissent ou restreignent le sens de leurs diverses attributions.

L'organisation actuelle des conseils d'hygiène et de salubrité, a été établie par un arrêté du chef du pouvoir exécutif, en date du 18 décembre 1848. Les dispositions de cet arrêté sont assez importantes pour que nous les reproduisions textuellement :

TITRE Ier.

Des institutions d'hygiène publique et de leur organisation.

« Art. 1er. — Dans chaque arrondissement il y aura un conseil d'hygiène publique et de salubrité.

» Le nombre des membres de ce conseil sera de sept au moins et de quinze au plus.

» Un tableau dressé par le ministre de l'agriculture et du commerce, règlera le nombre des membres et le mode de composition de chaque conseil.

» Art. 2. — Les membres du conseil d'hygiène d'arrondissement seront nommés pour quatre ans par le préfet et renouvelés par moitié tous les deux ans.

» Art. 3. — Des commissions d'hygiène publique pourront être instituées dans les chefs-lieux de canton par un arrêté spécial du préfet, après avoir consulté le conseil d'arrondissement.

» Art. 4. — Il y aura au chef-lieu de la préfecture un conseil d'hygiène publique et de salubrité du département

» Les membres de ce conseil seront nommés pour quatre ans par le préfet et renouvelés par moitié tous les deux ans.

» Un tableau dressé par le ministre de l'agriculture et du commerce règlera le nombre des membres et le mode de composition de chaque conseil.

» Ce nombre sera de sept au moins et de quinze au plus.

» Il réunira les attributions des conseils d'hygiène d'arrondissement aux attributions particulières qui sont énumérées à l'art. 12.

» Art 5. — Les conseils d'hygiène seront présidés par le préfet ou le sous-préfet, et les commissions de canton par le maire du chef-lieu.

» Chaque conseil élira un vice-président et un secrétaire qui seront renouvelés tous les deux ans.

» Art. 6. — Les conseils d'hygiène et les commissions se réuniront au moins une fois tous les trois mois, et chaque fois qu'ils seront convoqués par l'autorité.

» Art. 7. — Les membres des commissions d'hygiène cantonales pourront être appelés aux séances du conseil d'hygiène d'arrondissement; ils ont voix consultative.

» Art. 8. — Tout membre des conseils ou des commissions cantonales qui, sans motifs d'excuse approuvés par le préfet, aura manqué de se rendre à trois convocations consécutives, sera considéré comme démissionnaire.

TITRE II.

Attributions des conseils et des commissions d'hygiène publique.

» Art. 9. — Les conseils d'hygiène d'arrondissement sont chargés de l'examen des questions relatives à l'hygiène publique de l'arrondissement qui leur seront renvoyées par le préfet ou le sous-préfet.

» Ils peuvent être spécialement consultés sur les objets suivants :

» 1º L'assainissement des localités et des habitations;

» 2º Les mesures à prendre pour prévenir et combattre les maladies endémiques, épidémiques et transmissibles;

» 3º Les épizooties et les maladies des animaux;

» 4º La propagation de la vaccine;

» 5º L'organisation et la distribution des secours médicaux aux malades indigents;

» 6º Les moyens d'améliorer les conditions sanitaires des populations industrielles et agricoles;

» 7º La salubrité des ateliers, écoles, hôpitaux, maisons d'aliénés, établissements de bienfaisance, casernes, arsenaux, prisons, dépôts de mendicité, asiles, etc.;

» 8º Les questions relatives aux enfants trouvés;

» 9° La qualité des aliments, boissons, condiments et médicaments livrés au commerce ;

» 10° L'amélioration des établissements d'eaux minérales appartenant à l'État, aux départements, aux communes et aux particuliers, et les moyens d'en rendre l'usage accessible aux malades pauvres ;

» 11° Les demandes en autorisation, translation ou révocation des établissements dangereux, insalubres ou incommodes ;

» 12° Les grands travaux d'utilité publique, constructions, d'édifices, écoles, prisons, casernes, ports, canaux, réservoirs, fontaines, halles, établissements des marchés, routoirs, égouts, cimetières, lavoirs, etc., sous le rapport de l'hygiène publique.

» Art. 10. — Les conseils d'hygiène publique d'arrondissement réuniront et coordonneront les documents relatifs à la mortalité et à ses causes, à la topographie et à la statistique de l'arrondissement, en ce qui touche la salubrité publique.

» Ils adresseront régulièrement ces pièces au préfet qui en transmettra une copie au ministre du commerce.

» Art. 11. — Les travaux des conseils d'arrondissement seront envoyés au préfet.

» Art. 12. — Le conseil d'hygiène publique et de salubrité du département aura pour mission de donner son avis :

» 1° Sur toutes les questions d'hygiène publique qui lui seront renvoyées par le préfet ;

» 2° Sur les questions communes à plusieurs arrondissements ou relatives au département tout entier.

» Il sera chargé de centraliser et de coordonner, sur le renvoi du préfet, les travaux des conseils d'arrondissement.

» Il fera chaque année au préfet un rapport général sur les travaux des conseils d'arrondissement. Ce rapport sera immédiatement transmis par le préfet, avec les pièces à l'appui, au ministre du commerce.

» Art. 13. — La ville de Paris sera l'objet de dispositions spéciales.

» Art. 14. — Le ministre de l'agriculture et du commerce est chargé de l'exécution du présent arrêté. »

Nous trouvons dans ce décret que les demandes en autorisation, translation ou révocation des établissements dangereux, insalubres ou incommodes peuvent être renvoyées aux conseils d'hygiène.

A cet objet spécial viennent s'en rattacher plusieurs autres qui rentrent également d'une manière directe dans l'hygiène des établissements industriels, tels sont : l'assainissement des localités et des habitations, les mesures à prendre pour prévenir les maladies épidémiques, les moyens d'améliorer les conditions sanitaires des populations industrielles, la salubrité des ateliers et des établissements publics, les grands travaux d'utilité générale.

Nous avons donc à faire ressortir quelles sont sur ces différents points les attributions des conseils d'hygiène, et quelle peut être leur influence. Nous trouverons tous les renseignements nécessaires pour nous éclairer sur cette question dans les instructions ministérielles envoyées à diverses reprises aux préfets pour la mise en pratique des dispositions de l'arrêté de 1848.

La mission des conseils d'hygiène, disent les circulaires

de 1851, a été considérablement agrandie depuis 1848; elle ne doit plus se borner à donner un avis sur l'autorisation ou le classement des établissements réputés insalubres, elle embrasse, en se rattachant à une organisation régulière et permanente qui comprend le pays tout entier, l'étude de toutes les questions sanitaires.

Placés près de l'administration pour répondre à son appel et l'éclairer de ses avis, les membres de ces conseils ne sauraient se dispenser de recueillir spontanément tous les renseignements qui pourront intéresser l'hygiène des localités de leur circonscription et de signaler à l'autorité toutes les mesures d'assainissement, toutes les améliorations qui peuvent paraître utiles.

Aussi paraît-il désirable au ministre que la réunion des conseils qui est prescrite au moins une fois tous les trois mois, soit habituellement beaucoup plus fréquente. Dans tous les arrondissements où il a été pratiqué, le système des réunions fixes a produit d'excellents résultats et donné aux travaux des conseils plus de suite et d'intérêt.

Ces observations s'appliquent seulement aux séances ordinaires, car dans certaines circonstances, en cas d'épidémie, par exemple, les conseils doivent être convoqués d'urgence et sans délai.

Ainsi, les attributions et les devoirs des conseils d'hygiène sont de deux ordres :

D'une part, ces conseils peuvent être saisis par l'administration de questions spéciales et urgentes qui réclament une prompte solution; d'un autre côté, ils ont, par le fait même de leur constitution, à s'occuper d'une manière continue de certains travaux déterminés et d'intérêt plus général, et ils ont le droit de mettre à l'étude toutes les questions sanitaires intéressant leur circonscription.

C'est donc une erreur de croire que les conseils doivent se borner à répondre aux questions qui leur sont adressées et sont privés de toute initiative. L'autorité supérieure a toujours protesté contre cette manière d'interpréter la législation actuelle, et elle n'a jamais entendu réduire nos conseils d'hygiène à ce rôle peu compatible avec la dignité des membres qui les composent.

Parmi les obligations des conseils d'hygiène des chefs-lieux de département, nous trouvons qu'ils doivent centraliser les travaux des conseils d'arrondissement et faire chaque année un rapport au préfet sur les travaux de ces conseils.

La publication de ces rapports annuels nous paraît devoir être un moyen puissant d'arriver à faire l'éducation d'une contrée, au point de vue de toutes les questions qui touchent à l'industrie, et surtout de celles qui se rattachent au régime des établissements insalubres.

Seulement il faut qu'on ait soin de ne pas se contenter de faire dans ces rapports une sèche énumération des affaires étudiées par les conseils. Si les principales questions sont examinées au point de vue de chaque localité, si les solutions proposées sont appréciées et discutées d'une manière raisonnée, après quelques années, un pareil travail contiendra l'histoire complète des industries du département, et il sera facile de mesurer l'étendue des progrès qui auront été réalisés dans chaque période.

Cette indication des attributions des conseils d'hygiène serait insuffisante, si nous n'ajoutions pas quelques détails au sujet de l'organisation des corps servant à compléter cette utile institution.

L'article 13 du décret de 1848 avait décidé que la ville de Paris, laissée en dehors de l'organisation des conseils d'hygiène créés dans les départements, serait l'objet de dispositions spéciales. Cette lacune fut comblée par le décret du 15 décembre 1851, sur l'institution du conseil d'hygiène publique et de salubrité du département de la Seine.

Ce conseil a été chargé dans tout le ressort de la préfecture de police des attributions déterminées par les art. 9, 10 et 12 de l'arrêté du 18 décembre 1848.

Il a de plus été établi, dans chaque arrondissement, une commission d'hygiène et de salubrité, présidée à Paris par le maire, et dans les arrondissements de Sceaux et de Saint-Denis par le sous-préfet.

Le rôle de ces commissions ressemble beaucoup à celui des commissions municipales d'hygiène qui, dans les villes, peuvent, comme nous l'avons montré plusieurs fois, être d'utiles auxiliaires des conseils d'hygiène. Aussi, nous recommandons aux maires qui voudraient en établir de bien se pénétrer de l'esprit des instructions rédigées par le Préfet de police de la Seine, sur les travaux de ces commissions.

Elles se réunissent une fois par mois et sont chargées de recueillir toutes les informations qui peuvent intéresser la santé publique dans l'étendue de leur circonscription ; elles concourent en outre à l'exécution de la loi du 13 avril 1850, relative à l'assainissement des logements insalubres.

En cas de maladies épidémiques, elles sont appelées à prendre part à l'exécution des mesures extraordinaires qui peuvent être ordonnées pour combattre les maladies ou pour procurer de prompts secours aux personnes qui en seraient atteintes.

Les causes d'insalubrité qui doivent fixer l'attention des commissions sont de deux natures. Les unes peuvent affecter par leur intensité plusieurs localités, tels sont : les eaux stagnantes, les canaux mal entretenus, les cours d'eau infects, les cimetières placés dans de mauvaises conditions, le mauvais état de la voie publique ; les autres ont leur siége dans les habitations particulières, et elles comprennent les amas d'immondices dans les cours, allées ou enclos, les stagnations d'eau provenant du mauvais état ou de l'absence de pavage, le défaut d'entretien des conduites d'eau ménagères, la mauvaise odeur des fosses, des cabinets d'aisances, des puits et des puisards, etc., et toutes les autres causes d'insalubrité inhérentes au logement lui-même, humidité, défaut d'air, malpropreté, encombrement.

Enfin il nous reste à mentionner le comité consultatif d'hygiène publique de France, institué près de l'administration centrale.

Ce comité est chargé de l'examen de toutes les questions qui concernent : les quarantaines et les services qui s'y rattachent, les mesures à prendre pour prévenir et combattre les épidémies et pour améliorer les conditions sanitaires des populations manufacturières et agricoles, la propagation de la vaccine, l'amélioration des établissements thermaux et les moyens d'en rendre l'usage de plus en plus accessible aux malades pauvres ou peu aisés, les titres des candidats aux places de médecins inspecteurs des eaux minérales, l'institution et l'organisation des conseils et des commissions de salubrité, la police médicale et pharmaceutique, la salubrité des ateliers.

Ce comité se réunit une fois par semaine ; il est composé de dix membres qui ne peuvent faire partie d'aucun autre conseil ou commission de salubrité.

C'est à lui que viennent aboutir tous les travaux des conseils d'hygiène ; sa mission est de les centraliser et d'éclairer l'autorité supérieure sur toutes les questions sa itaires.

Tel est l'ensemble de l'organisation de nos institutions publiques d'hygiène; toutes les questions qui se rattachent à la salubrité sont dans leurs attributions, et par conséquent tout ce qui concerne les établissements industriels dont nous nous sommes occupés dans ce travail y rentre d'une manière complète.

CHAPITRE XIII.

Décret du 31 décembre 1866.

Nous venions de revoir les épreuves du chapitre précédent qui devait être le dernier de cette notice, lorsque le *Moniteur universel* du 18 janvier 1866 nous a donné le texte d'un décret promulguant une nouvelle division des établissements insalubres, dangereux ou incommodes.

Ce décret ne modifie, du reste, en aucune manière la législation sur les établissements conservés dans ce classement, et tout ce que nous avons dit demeure applicable.

Nous devons donc, pour compléter notre travail et le rendre profitable aux industriels, faire connaître ce décret ainsi que les motifs qui ont décidé le ministre à modifier la classification adoptée.

RAPPORT A L'EMPEREUR.

« SIRE,

» La formation des établissements industriels considérés au point de vue de leur nocuité est soumise à un régime dont les bases sont fixées par le décret du 15 octobre 1810, l'ordonnance royale du 15 janvier 1815 et le décret de décentralisation du 25 mars 1852.

» Sous ce régime, qui a pour but de sauvegarder les intérêts du voisinage sans exposer les industriels à ce qu'il y aurait de trop incertain et de trop variable dans l'action de la police locale, des décrets délibérés en conseil d'État arrêtent la nomenclature des ateliers réputés insalubres, dangereux ou incommodes, qui ne peuvent, à ce titre, être formés sans une autorisation administrative, et cette autorisation indique, s'il y a lieu, les conditions jugées nécessaires pour prévenir tout sérieux inconvénient.

» Les établissements sont divisés en trois classes, dont la première se compose de ceux dont les inconvénients sont assez graves pour qu'ils doivent être indispensablement éloignés des habitations. La permission, en ce qui les concerne, ne pouvait d'abord être accordée que par décret rendu en conseil d'État; mais elle est, depuis 1852, dans les attributions des préfets, qui prononcent sur les demandes après apposition d'affiches, pendant un mois, dans un rayon de cinq kilomètres, enquête *de commodo et incommodo*, et s'il y a des oppositions, après avis du conseil de préfecture. Quant aux ateliers rangés dans la deuxième et la troisième classe, ils sont autorisés, les premiers par les préfets, sans l'obligation des affiches, mais après enquête, et les derniers par les sous-préfets, sans nécessité d'affiches ni d'enquête.

» Les demandeurs et les voisins peuvent du reste attaquer par la voie contentieuse les décisions intervenues, et ceux-ci ont même le droit, s'ils se prétendent lésés, d'agir en dommages-intérêts devant les tribunaux ordinaires.

» Les tableaux annexés au décret du 15 octobre 1810, et à l'ordonnance royale du 14 janvier 1815 contenaient une nomenclature d'établissements industriels, répartis dans les trois classes. Depuis lors, des ordonnances royales ou des décrets y ont ajouté beaucoup d'autres industries, et plusieurs tableaux complémentaires ont été publiés successivement. Enfin, des décisions préfectorales ou ministérielles, rendues conformément à l'avis du comité des arts et manufactures, ont opéré pour des industries nouvelles un assez grand nombre de classements provisoires, en vertu du pouvoir que l'ordonnance du 14 janvier 1815 donne à l'administration, et il était d'autant plus utile et opportun d'en user, que l'industrie traversait une période de rapide transformation pendant laquelle des classements définitifs eussent été souvent impossibles à déterminer convenablement, au moins pour un certain temps.

» Mais il m'a paru, Sire, qu'après les progrès si considérables accomplis aujourd'hui dans les sciences appliquées à l'industrie, un grand nombre d'ateliers pourraient, sans danger, être descendus de classe ou même dispensés de l'autorisation, et que, dans leur ensemble, les classements actuels pourraient être améliorés en même temps qu'ils seraient fondus dans une nomenclature générale; j'ai chargé, en conséquence, le comité consultatif des arts et manufactures de procéder à une révision pour laquelle ce conseil offre toutes les garanties désirables.

» Le comité a examiné avec le plus grand soin l'état actuel de toutes les industries, sous le rapport de leurs inconvénients pour le voisinage. Il n'a pas hésité à reconnaître que, par des causes diverses, les perfectionnements introduits ont eu pour résultat d'atténuer ou même d'annuler dans beaucoup de cas la nocuité qui, à l'origine, avait déterminé les classements, et que la situation opposée se présente très rarement. Il a dressé un tableau général destiné à remplacer tous les classements définitifs ou provisoires antérieurement admis, en s'attachant à n'y comprendre que les industries qui, dans l'état actuel des choses, sont réellement insalubres, dangereuses ou incommodes, et ce projet a été renvoyé au conseil d'État, qui a fait lui-même un examen approfondi des diverses questions qu'il soulève.

» La nouvelle nomenclature des établissements insalubres, dangereux ou incommodes, que j'ai l'honneur de vous soumettre, rentrera, Sire, j'ose l'espérer, dans les vues de Votre Majesté. Il a été possible, en effet, sans compromettre aucun intérêt, de supprimer les classements définitifs ou provisoires pour plus de cent industries, et d'en descendre de classe près de quatre-vingts, tandis que quelques-unes seulement ont dû être introduites dans la nomenclature ou relevées de classe. La mesure projetée aura ainsi l'avantage de diminuer le nombre des cas dans lesquels les industries ont besoin de recourir à l'autorité, et, dans les circonstances où une autorisation préalable a paru justifiée, de réduire souvent les formalités et les délais. Enfin, la réunion dans un seul tableau de tous les classements en rendra la connaissance plus facile aux intéressés. La mesure dont il s'agit n'aura donc, à tous les points de vue, que des résultats utiles pour l'industrie, et j'ai l'honneur en conséquence de présenter avec confiance, à la signature de Votre Majesté, le décret destiné à la réaliser.

» J'ai l'honneur d'être, etc.

» *Le ministre de l'agriculture, du commerce et des travaux publics,*

» ARMAND BÉHIC. »

DÉCRET.

« NAPOLÉON,

» Par la grâce de Dieu et la volonté nationale, Empereur des Français,

» A tous présents et à venir salut :

» Sur la proposition de notre ministre de l'agriculture, du commerce et des travaux publics ;

» Vu le décret du 16 octobre 1810, l'ordonnance royale du 14 janvier 1815, et le décret du 25 mars 1852 sur la décentralisation administrative ;

» Vu les ordonnances des 29 juillet 1818, 25 juin 1823, 20 août 1824, 9 février 1825, 5 novembre 1826, 20 septembre 1828, 31 mai 1833, 5 juillet 1834, 30 octobre 1836, 27 janvier 1837, 25 mars, 15 avril et 27 mai 1838, 27 janvier 1846, et les décrets des 6 mai 1849, 19 février 1853, 21 mai 1862, 26 août 1865 et 18 avril 1866, portant addition ou modification aux classements des établissements réputés insalubres, dangereux ou incommodes ;

» Vu les avis du comité consultatif des arts et manufactures ;

» Notre conseil d'État entendu,

» Avons décrété et décrétons ce qui suit :

» Art. 1er. — La division en trois classes des établissements réputés insalubres, dangereux ou incommodes aura lieu conformément au tableau annexé au présent décret. Elle servira de règle toutes les fois qu'il sera question de prononcer sur les demandes en formation de ces établissements.

» Art. 2. — Notre ministre de l'agriculture, du commerce et des travaux publics est chargé de l'exécution du présent décret qui sera inséré au *Bulletin des Lois.*

» Fait au palais des Tuileries, le 31 décembre 1866.

» NAPOLÉON.

Par l'Empereur :

» *Le ministre de l'agriculture, du commerce et des travaux publics,*

» ARMAND BÉHIC. »

Le décret qui précède ne peut manquer d'être favorablement accueilli par l'industrie, car la publication d'une nomenclature complète, mise en harmonie avec les progrès accomplis, rendra l'exécution des règlements plus facile, et par conséquent préparera les voies à une nouvelle simplification du classement conservé.

Les motifs développés dans le rapport que nous avons reproduit sont, du reste, tout à fait d'accord avec les idées que nous avons cherché à faire prévaloir dans ce travail : maintien de la législation protectrice de 1810, émancipation successive et graduelle des industries à mesure que les méthodes se perfectionnent et que les inconvénients disparaissent, tels sont les deux termes dans lesquels se résume ce que le principe de la liberté industrielle nous présente d'immédiatement applicable.

CHAPITRE XIV.

Nomenclature des établissements compris dans le tableau de classement annexé au décret du 31 décembre 1866.

Nous devons compléter les renseignements qui précèdent en faisant connaître la nouvelle nomenclature des établissements insalubres, dangereux ou incommodes, telle qu'elle a été publiée à la suite du décret du 31 décembre 1866. Dans cette énumération nous n'avons pas reproduit l'indication sommaire des inconvénients que présentent les industries mentionnées dans le chapitre II ; nous n'avons fait cette mention que pour les industries qui ne figuraient pas sur notre première liste.

ÉTABLISSEMENTS DE Ire CLASSE.

ABATTOIRS PUBLICS.

ACIDE ARSÉNIQUE (fabrication de l') au moyen de l'acide arsénieux et de l'acide azotique, quand les produits nitreux ne sont pas absorbés. — Vapeurs nuisibles. *(Voyez à la deuxième classe.)*

ACIDE CHLORHYDRIQUE (production de l') par décomposition des chlorures de magnésium, d'aluminium et autres, quand l'acide n'est pas condensé. — Émanations nuisibles. *(Voyez à la deuxième classe.)*

ACIDE MURIATIQUE. (*Voyez* ACIDE CHLORHYDRIQUE.)

ACIDE OXALIQUE (fabrication de l') par l'acide nitrique, sans destruction des gaz nuisibles. — Fumée. *(Voyez à la deuxième et à la troisième classe.)*

Acide picrique (fabrication de l'), quand les gaz nuisibles ne sont pas brûlés. — Vapeurs nuisibles. *(Voyez à la troisième classe.)*

Acide stéarique (fabrication de l') par distillation. — Odeur et danger d'incendie. *(Voyez à la deuxième classe.)*

Acide sulfurique (fabrication de l'), par combustion du soufre et des pyrites. *(Voyez à la troisième classe.)*

Affinage de l'or et de l'argent par les acides.

Aldehyde (fabrication de l'). — Danger d'incendie.

Allumettes (fabrication des) avec matières détonantes et fulminantes.

Amidonneries par fermentation. *(Voyez à la deuxième classe.)*

Amorces fulminantes (fabrication des).

Arcansons ou résines de pins *(Voyez Résines.)*

Arséniate de potasse (fabrication de l'), au moyen du salpêtre quand les vapeurs ne sont pas absorbées. — Émanations nuisibles. *(Voyez à la deuxième classe.)*

Artifices (fabrication des pièces d').

Baches imperméables (fabrication des) avec cuisson des huiles. — Danger d'incendie. *(Voyez à la deuxième classe.)*

Benzine (fabrication et dépôts de). *(Voyez Huiles de pétrole.)*

Bleu de prusse (fabrication de). *(Voyez Cyanure de potassium.)*

Boues et immondices (dépôts de) et voiries.

Boyauderies. — Travail des boyaux frais pour tous usages.

Boyaux et pieds d'animaux abattus (dépôts de). *(Voyez* Chairs, Débris, etc.)

Caillette et Caillons pour la confection des fromages. *(Voyez* Chairs, Débris, etc.)

Carbonisation des matières animales en général.

Cendres gravelées (préparation des) avec dégagement de la fumée au dehors. *(Voyez à la deuxième classe.)*

Chairs, débris et issues (dépôts de), provenant de l'abattage des animaux.

Chanvre (rouissage du) en grand. *(Voyez* Rouissage.)

Charbon animal (fabrication ou revivification du). *(Voyez* Carbonisation des matières animales.)

Chiens (infirmeries de).

Chrysalides (ateliers pour l'extraction des parties soyeuses des).

Coke (fabrication du), en plein air ou en fours non fumivores. *(Voyez à la deuxième classe.)*

Colle forte (fabrication de la).

Cordes a instruments en boyaux (fabrication de). *(Voyez* Boyauderies.)

Combustion de plantes marines dans les établissements permanents.

Cretons (fabrication de).

Crins et soies de porc (préparation des) par fermentation.

Cuirs vernis (fabrication de).

Cyanure de potassium (fabrication de) et de bleu de Prusse, par la calcination directe des matières animales avec la potasse. *(Voyez à la deuxième classe.)*

Débris d'animaux (dépôts de). *(Voyez* Chairs, etc)

Dégras (fabrication de) ou huile épaisse à l'usage des chamoiseurs et des corroyeurs.

Dégraissage des tissus et déchet de laine par les huiles de pétrole et autres hydrocarbures.

Eaux grasses (extraction pour la fabrication du savon et autres usages des huiles contenues dans les), quand cette opération se fait en vases ouverts. *(Voyez à la deuxième classe).*

Eaux savonneuses des fabriques. *(Voyez* Huiles extraites des débris d'animaux.)

Échaudoirs pour la préparation industrielle des débris d'animaux. *(Voyez à la troisième classe.)*

Encre d'imprimerie (fabrique d').

Engrais (fabrication des) au moyen des matières animales.

Engrais (dépôts d') au moyen des matières provenant de vidanges ou de débris d'animaux, quand les engrais ne sont pas préparés ou que les magasins ne sont pas couverts. *(Voyez à la deuxième et à la troisième classe.)*

Équarrissage des animaux.

Éther (fabrication et dépôts d').

Étoupilles (fabrication d'), avec matières explosibles.

Feutres (fabrication de) et visières vernis.

Fulminate (fabrication du) de mercure.

Galipots. *(Voyez* Résines.*)*

Goudrons (usines spéciales pour l'élaboration des) d'origines diverses.

Graisses (fonte des) à feu nu.

Graisses (fabrication des) pour voitures.

Grillage des minerais sulfureux.

Guano (dépôts de), quand l'approvisionnement excède 25,000 kilogrammes.

Huiles de Bergues (fabriques d'). *(Voyez* Dégras.*)*

Huiles de Pétrole (fabrication, distillation et travail en grand des), de schiste et de goudron, essences et autres hydrocarbures. — Pour les dépôts de ces liquides rien n'est changé aux dispositions prescrites par le décret du 18 avril 1866. Ainsi les dépôts des substances très inflammables, c'est-à-dire émettant des vapeurs susceptibles de prendre feu au contact d'une allumette enflammée à une température moindre de 35° sont dans la première classe si la quantité emmagasinée est même temporairement de 1,050 litres ou plus. Quant aux dépôts de substances moins inflammables, c'est-à-dire n'émettant de vapeurs susceptibles de prendre feu qu'à une température de 35° et au-dessus, ils ne sont dans la première classe que si la quantité emmagasinée est, même temporairement, de 10,500 litres ou plus (1) *(Voyez à la deuxième classe.)*

HUILE DE PIEDS DE BŒUF (fabrication d') avec emploi de matières en putréfaction.

HUILE DE POISSON (fabriques d').

HUILE ÉPAISSE. *(Voyez* DÉGRAS.*)*

HUILES DE RÉSINE (fabrication des).

HUILES et autres corps gras extraits des débris des matières animales (extraction des).

HUILES extraites des schistes bitumineux. *(Voyez* HUILES DE PÉTROLE.*)*

HUILES (mélange à chaud ou cuisson des) en vases ouverts.

HUILES ROUSSES (fabrication des) par extraction des cretons et débris de graisse à haute température.

LIGNITES (incinération des). — Fumée, émanations nuisibles.

LIN (rouissage du). *(Voyez* ROUISSAGE.*)*

MÉNAGERIES.

NITRATE DE FER (fabrication du), lorsque les vapeurs nuisibles ne sont pas absorbées ou décomposées. — Émanations nuisibles.

---

(1) Le fût généralement employé par le commerce pour les pétroles est de 150 litres; par conséquent 1,050 litres représentent sept fûts et 10,500 soixante-dix fûts.

Noir d'ivoire et noir animal (distillation des os ou fabrication du), lorsqu'on n'y brûle pas les gaz.

Orseille (fabrication de l'), en vases ouverts.

Os (torréfaction des), pour engrais lorsque les gaz ne sont pas brûlés.

Os frais (dépôts d'), en grand.

Phosphore (fabrication de).

Porcheries.

Poudres et matières fulminantes (fabrication de).

Poudrette (fabrication de) et autres engrais au moyen de matières animales.

Résines, Galipots et Arcansons (travail en grand pour la fonte et l'épuration des).

Rouge de Prusse et d'Angleterre. — Émanations nuisibles.

Rouissage en grand du chanvre et du lin. — Émanations nuisibles et altération des eaux.

Sabots (ateliers à enfumer les) par la combustion de la corne ou d'autres matières animales dans les villes.

Sang. Ateliers pour la séparation de la fibrine et de l'albumine du sang. Dépôts de sang pour la fabrication du bleu de Prusse et autres industries. Fabriques de poudre de sang pour la clarification des vins.

Soies de porc (préparation des) par fermentation.

Soudes brutes de varech (fabrication des), dans les établissements permanents.

Suie brun (fabrication du).

Suif en branches (fonderies de), à feu nu. *(Voyez à la deuxième classe.)*

Suif d'os (fabrication du). — Odeur, altération des eaux, dangers d'incendie.

Sulfate d'ammoniaque (fabrication du), par le moyen de la distillation des matières animales.

Sulfate de cuivre (fabrication du), au moyen du grillage des pyrites.

Sulfate de mercure (fabrication du), quand les vapeurs ne sont pas absorbées. *(Voyez à la deuxième classe.)*

Sulfate de soude (fabrication du) par la décomposition du sel marin par l'acide sulfurique sans condensation de l'acide chlorhydrique. *(Voyez à la seconde classe.)*

Sulfure de carbone (fabrication du). — Odeur, danger d'incendie. Les dépôts de sulfure de carbone sont soumis au même régime que ceux des huiles de pétrole.

Sulfure de carbone (manufactures où l'on emploie en grand le). — Danger d'incendie.

Tabac (incinération des côtes de).

Taffetas et toiles vernis ou cirés (fabrication de).

Terres pyriteuses et alumineuses (grillage des).

Térébenthine (distillation et travail en grand de la). *(Voyez* Huiles de Pétrole.)

Toiles cirées. *(Voyez* Taffetas et Toiles vernis.)

Tourbe (carbonisation de la) à vases ouverts. — Odeur et fumée. *(Voyez à la seconde classe.)*

— 457 —

Tourteaux d'olives (traitement des), par le sulfure de carbone). — Danger d'incendie.

Triperies annexes des abattoirs. — Odeur et altération des eaux.

Vernis gras (fabriques de).

Visières et Feutres vernis (fabriques de). *(Voyez* Feutres et Visières*).*

Voiries. *(Voyez* Boues et Immondices.*)*

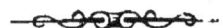

ÉTABLISSEMENTS DE 2ᵉ CLASSE.

Acide arsénique (fabrication de l') au moyen de l'acide arsénieux et de l'acide azotique quand les produits nitreux sont absorbés. — Vapeurs nuisibles. *(Voyez à la première classe.)*

Acide chlorhydrique (production de l') par décomposition des chlorures de magnésium, d'aluminium et autres, quand l'acide est condensé. — Emanations accidentelles. *(Voyez à la première classe.)*

Acide muriatique. *(Voyez* acide chlorhydrique.*)*

Acide oxalique (fabrication de l') par la sciure de bois et la potasse. — Fumée. *(Voyez à la première et à la troisième classe.)*

Acide pyroligneux (fabrication de l') quand les produits gazeux ne sont pas brûlés. *(Voyez à la troisième classe.)*

— 458 —

Acide pyroligneux (purification de l'). — Odeur.

Acide stéarique (fabrication de l') par saponification. — Odeur et danger d'incendie. *(Voyez à la première classe.)*

Acide urique. (*Voyez* Murexide.)

Alcool (rectification de l'). — Danger d'incendie.

Agglomérés ou briquettes de houille (fabrication des) au brai gras. — Odeur, danger d'incendie. *(Voyez à la troisième classe.)*

Amidonneries par séparation du gluten et sans fermentation. — Altération des eaux. *(Voyez à la première classe.)*

Arséniate de potasse (fabrication de l') au moyen du salpêtre, quand les vapeurs sont absorbées. — Emanations accidentelles. *(Voyez à la première classe.)*

Asphaltes et bitumes (travail des) à feu nu. — Odeur et danger d'incendie. *(Voyez à la troisième classe.)*

Ateliers de construction de machines et wagons. *(Voyez* Machines et Wagons.)

Baches imperméables (fabrication des) sans cuisson des huiles. — Danger d'incendie. *(Voyez à la première classe.)*

Battage des tapis en grand.

Benzine (fabrication et dépôts de). (*Voyez* Huiles de pétrole, etc.

Bitumes. (*Voyez* Asphaltes.)

Blanchiment : 1º des fils, des toiles et de la pâte à papier par le chlore ; 2º des fils et tissus de laine et de soie par l'acide sulfureux. — Odeur et émanations nuisibles. *(Voyez à la troisième classe.)*

Bleu de prusse (fabrication de). *(Voyez* Cyanure de potassium.)

Briquettes ou agglomérés de houille. *(Voyez* Agglomérés.)

Bruleries des galons et tissus d'or ou d'argent. *(Voyez* Galons.)

Carbonisation du bois : 1° à l'air libre dans des établissements permanents et autre part qu'en forêt; 2° en vases clos avec dégagement dans l'air des produits gazeux de la distillation. — Odeur et fumée. *(Voyez à la troisième classe.)*

Caoutchouc (travail du) avec emploi d'huiles essentielles ou de sulfure de carbone. — Odeur, danger d'incendie.

Caoutchouc (application des enduits du). — Danger d'incendie.

Cendres gravelées (préparation des) avec combustion ou condensation des fumées. — Fumée et odeurs. *(Voyez à la seconde classe.)*

Chamoiseries.

Chanvre (teillage et rouissage du) en grand. *(Voyez* Teillage et Rouissage.)

Chanvre imperméable. *(Voyez* Feutre goudronné.)

Chapeaux de soie (fabrication des) ou autres préparés au moyen d'un vernis. — Danger d'incendie.

Charbons agglomérés. *(Voyez* Agglomérés.)

Chaudronnerie. *(Voyez* Forges de grosses œuvres.)

Chaux (fours à) permanents. — Fumée, poussière. *(Voyez à la troisième classe.)*

Chlore (fabrication du).

Chlorure de chaux (fabrication du) en grand. *(Voyez à la troisième classe.)*

Chlorures alcalins (fabrication des), eau de javelle, etc.

Cocons (traitement des frisons de). — Altération des eaux. *(Voyez à la troisième classe.)*

Coke (fabrication du) en fours fumivores — Poussière. *(Voyez à la première classe.)*

Construction (ateliers de). *(Voyez* Machines et Wagons.*)*

Corroieries.

Crins et soies de porc (préparation des) sans fermentation. — Odeur et poussière. *(Voyez à la première classe.)*

Cristaux (fabrication de). *(Voyez* Verreries.*)*

Cuirs verts et peaux fraiches (dépôts de). — Odeur.

Cyanure de potassium et de bleu de prusse (fabrication de) par l'emploi de matières préalablement carbonisées en vases clos. — Odeur. *(Voyez à la première classe.)*

Eau de javelle (fabrication d'). *(Voyez* Chlorures.*)*

Eaux grasses (extraction, pour la fabrication du savon et autres usages, des huiles contenues dans les), quand cette opération se fait en vases clos. — Odeur, danger d'incendie. *(Voyez à la première classe.)*

Engrais (dépôts d') au moyen des matières provenant de vidanges ou de débris d'animaux, quand ces engrais sont desséchés ou désinfectés et en magasin couvert, et quand la quantité en dépôt excède 25,000 kilogrammes. *(Voyez à la première et à la troisième classe.)*

Faïence (fabriques de) avec fours non fumivores.— Fumée. *(Voyez à la troisième classe.)*

Feutre goudronné (fabrication du).

Forges et chaudronneries de grosses œuvres, employant des marteaux mécaniques. — Fumée, bruit.

Fourneaux a charbon de bois. *(Voyez* Carbonisation du bois.*)*

Fourneaux (hauts).

Fours à plâtre et fours à chaux. *(Voyez* Platre et Chaux.

Galons et tissus d'or et d'argent (brûleries en grand des) dans les villes. — Odeur.

Gaz d'éclairage et de chauffage (fabrication du) pour l'usage public. — Odeur, danger d'incendie. *(Voyez à la troisième classe.)*

Goudrons (traitement des) dans les usines à gaz où ils se produisent.

Goudrons (dépôts de) et de matières bitumineuses fluides.

Houille (agglomérés de). *(Voyez* Agglomérés.*)*

Huiles de pétrole (dépôts d') de schiste et de goudron, essences et autres hydrocarbures employés pour l'éclairage, le chauffage, la fabrication des couleurs et vernis, le dégraissage des étoffes et autres usages, quand la quantité emmagasinée varie de 150 litres à 1,050 litres, s'il s'agit de substances très inflammables, c'est-à-dire émettant des vapeurs susceptibles de prendre feu à une température inférieure à 35°; et quand la quantité emmagasinée varie de 1,050 litres à 10,500 litres, s'il s'agit de substances n'émettant de vapeurs susceptibles de prendre feu qu'à une température de 35° et au-dessus. *(Voyez à la première classe.)*

Huile de pied de bœuf (fabrication d') quand les matières employées ne sont pas putréfiées. *(Voyez à la première classe.)*

Huiles essentielles ou essences de térébenthine, d'aspic et autres. *(Voyez* Huiles de pétrole, etc.*)*

Huiles (mélange à chaud ou cuisson des) en vases clos.

Jute (teillage du). *(Voyez* Teillage.*)*

Laiteries en grand dans les villes. — Odeur.

Lavage des cocons. *(Voyez* Cocons.*)*

Lin (teillage du) en grand. *(Voyez* Teillage *)*

Liquides pour l'éclairage (dépôts de) au moyen de l'alcool et des huiles essentielles. — Danger d'incendie et d'explosion.

Machines et wagons (ateliers de construction de).

Métaux (ateliers de) pour construction de machines et appareils. *(Voyez* Machines.*)*

Morues (sécheries des). — Odeur.

Murexide (fabrication de la) en vases clos par la réaction de l'acide azotique et de l'acide urique du guano. — Emanations nuisibles.

Nitro-benzine, aniline et matières dérivant de la benzine (fabrication de la). — Odeur, émanations nuisibles et danger d'incendie.

Noir (revivification du) des raffineries et des sucreries.

Noir de fumée (fabrication du) par la distillation de la houille, des goudrons, des bitumes, etc.

Noir d'ivoire et noir animal (distillation des os ou fabrication du), lorsque les gaz sont brûlés. (*Voyez à la première classe.*)

Oignons (dessiccation des) dans les villes. — Odeur.

Os (torréfaction des) pour engrais, lorsque les gaz sont brûlés. — Odeur et danger d'incendie. (*Voyez à la première classe.*)

Pate a papier (préparation de la) au moyen de la paille et autres matières combustibles. — Altération des eaux.

Peaux de lièvre et de lapin. (*Voyez* Secrétage.)

Peaux fraiches. (*Voyez* Cuirs verts.)

Pétrole. (*Voyez* Huiles de pétrole.)

Pipes a fumer (fabrication des), avec fours fumivores. — Fumée. (*Voyez à la troisième classe.*)

Platre (fours à) permanents. (*Voyez à la troisième classe.*)

Poêliers fournalistes, poêles et fourneaux en faïence et terre cuite. *Voyez* (Faience.)

Poils de lièvre et de lapin. (*Voyez* Secrétage.)

Poissons salés (dépôts de). — Odeur désagréable.

Porcelaine (fabrication de la), avec fours non fumivores. *(Voyez à la troisième classe.)*

Potasse (fabrication de), par calcination des résidus de mélasse. — Fumée et odeur.

Protochlorure d'étain (fabrication de) ou sel d'étain. — Émanations nuisibles.

Prussiate de potasse. *(Voyez* Cyanure de potassium.*)*

Raffineries et fabriques de sucre.

Rogues (dépôts de salaisons liquides connues sous le nom de).

Rouissage en grand du chanvre et du lin par l'action des acides, de l'eau chaude et de la vapeur.

Salaisons (ateliers pour les) et le saurage des poissons.

Sardines (fabriques de conserves de), dans les villes.

Saucissons (fabrication en grand de).

Schistes bitumineux. *(Voyez* Huiles de Pétrole.*)*

Sècheries des morues *(Voyez* Morues.*)*

Secrétage des peaux ou poils de lièvre et de lapin.

Sel ammoniac (fabrication de) et de sulfate d'ammoniaque par l'emploi des matières animales. — Odeurs, émanations nuisibles.

Sel ammoniac (fabrication spéciale de), extrait des eaux d'épuration du gaz. — Odeur.

Sel d'étain (*Voyez* Protochlorure d'étain.)

Soie. (*Voyez* Chapeaux.)

Soies de porc (préparation des), sans fermentation. (*Voyez à la première classe.*)

Soude. (*Voyez* Sulfate de soude.)

Soufre (fusion ou distillation du). (*Voyez à la troisième classe.*)

Sucre. (*Voyez* Raffineries.)

Suif en branches (fonderies de), au bain-marie ou à la vapeur. (*Voyez à la première classe.*)

Sulfate de baryte (décoloration du), au moyen de l'acide chlorhydrique à vases ouverts. — Émanations nuisibles.

Sulfate de mercure (fabrication du), quand les vapeurs sont absorbées. (*Voyez à la première classe.*)

Sulfate de peroxyde de fer (fabrication du), par le sulfate de protoxide de fer et l'acide nitrique.

Sulfate de soude (fabrication du), par la décomposition du sel marin par l'acide sulfurique, avec condensation complète de l'acide chlorhydrique.

Sulfure de carbone (dépôts de). Ces dépôts suivent le régime des dépôts d'huiles de pétrole.

Tabacs (manufactures de).

Tanneries.

Teillage du lin, du chanvre et du jute en grand. — Poussière et bruit.

Térébenthine. (*Voyez* Huiles de pétrole.)

Terres émaillées (fabrication des), avec fours non fumivores. *(Voyez à la troisième classe.)*

Tissus d'or et d'argent (brûleries en grand des). *(Voyez* Galons.)

Toiles (blanchiment des.) *(Voyez* Blanchiment.)

Toiles grasses pour emballage (fabriques de), tissus, cordes goudronnées, papiers goudronnés, cartons et tuyaux bitumés, quand le travail s'opère à chaud. — Odeur, danger d'incendie. *(Voyez à la troisième classe.)*

Tonnellerie en grand, opérant sur des fûts imprégnés de matières grasses et putrescibles. — Bruit, odeur et fumée.

Torches résineuses (fabrication de).

Tourbe (carbonisation de la), en vases clos. *(Voyez à la première classe.)*

Tueries d'animaux. — Danger des animaux et odeur.

Vernis a l'esprit de vin (fabriques de). — Odeur et danger d'incendie.

Verreries, Cristalleries et Manufactures de glaces, avec fours non fumivores. *(Voyez à la troisième classe.)*

Wagons et Machines (construction de). *(Voyez* Machines, etc.)

ÉTABLISSEMENTS DE 3ᵉ CLASSE.

ABSINTHE. (*Voyez* DISTILLERIES.)

ACIDE NITRIQUE (production de l').

ACIDE OXALIQUE (fabrication de l') par l'acide nitrique avec destruction des gaz nuisibles. — Fumée accidentelle. (*Voyez à la première et à la deuxième classe.*)

ACIDE PICRIQUE (fabrication de l'), avec destruction des gaz nuisibles. (*Voyez à la première classe.*)

ACIDE PYROLIGNEUX (fabrication de l'), quand les produits gazeux sont brûlés. *(Voyez à la deuxième classe.)*

ACIDE SULFURIQUE (fabrication de l'), de Nordhausen par la décomposition du sulfate de fer. (*Voyez à la première classe.*)

ACIER (fabrication de l'). — Fumée.

AGGLOMÉRÉS ou Briquettes de houille *(fabrication des)*, au brai sec. *(Voyez à la seconde classe.)*

ALBUMINE (fabrication de l'), au moyen du sérum frais du sang.

ALCALI VOLATIL. (*Voyez* AMMONIAQUE.)

ALCOOLS (production des), autres que celui de vin sans travail de rectification. Distilleries agricoles. — Altération des eaux. *(Voyez à la seconde classe.)*

ALUN. (*Voyez* SULFATE D'ALUMINE.)

AMMONIAQUE (fabrication en grand de l'), par la décomposition des sels ammoniacaux.

Appareils de réfrigération, soit à ammoniaque, soit à éther ou autres liquides volatils et combustibles. — Odeur et danger d'explosion et d'incendie.

Argenture sur métaux

Asphalte (dépôts d'), bitumes, brais et matières bitumineuses solides. — Odeur, danger d'incendie. (*Voyez à la deuxième classe.*)

Baleine (travail des fanons de). (*Voyez* Fanons de baleine.)

Battage, cardage et épuration des laines, crins et plumes de literie.

Battage des cuirs (marteaux pour le). — Bruit et ébranlement.

Battage et lavage (ateliers spéciaux pour les) des fils de laine, bourre et déchets de filature de laine et de soie, dans les villes.

Batteurs d'or et d'argent.

Battoirs a écorces, dans les villes.

Bitumes (dépôts des). (*Voyez* Asphaltes.)

Blanc de plomb. (*Voyez* Céruse.)

Blanc de zinc (fabrication de), par la combustion du métal.

Blanchiment des fils et tissus de lin, de chanvre et de coton par les hypochlorites alcalins. — Odeur, altération des eaux. (*Voyez à la deuxième classe.*)

Bougies de paraffine (moulage des) et autres d'origine minérale. — Odeur, danger d'incendie.

Bougies et autres objets en cire et en acide stéarique. — Danger d'incendie.

Bouillons de bière (distillation de). (*Voyez* Distilleries.)

Bourre. (*Voyez* Battage.)

Boutonniers et autres emboutisseurs de métaux par moyens mécaniques. — Bruit.

Brasseries.

Briqueteries, avec fours non fumivores.

Briquettes ou agglomérés de houille. (*Voyez* Agglomérés.)

Buanderies.

Café (torréfaction en grand du). — Odeur et fumée.

Cailloux (fours pour la calcination des). — Fumée.

Calcination des cailloux. (*Voyez* Cailloux.)

Carbonisation du bois en vases clos, avec combustion des produits gazeux de la distillation.

Cartonniers.

Cendres d'orfèvres (traitement des), par le plomb.

Céruse (fabrication de la) ou blanc de plomb.

Chandelles (fabrication des).

Chantiers de bois a bruler, dans les villes.

Chapeaux de feutre (fabrication de)

Charbons agglomérés. (*Voyez* Agglomérés.)

Charbons de bois (dépôts ou magasins de), dans les villes.

Chaux (fours à), ne travaillant pas plus d'un mois par an. (*Voyez à la deuxième classe.*)

Chiffons (dépôts de).

Chlorure de chaux (fabrication du), dans les ateliers fabriquant au plus 300 kilogrammes par jour. (*Voyez à la deuxième classe.*)

Chromate de potasse (fabrication du).

Cire a cacheter (fabrication de la). — Danger d'incendie.

Cochenille ammoniacale (fabrication de la). — Odeur.

Cocons (filature de). (*Voyez* Filature.)

Cotons (blanchisserie des déchets de) et coton gras. — Altération des eaux.

Crins (teinture des). (*Voyez* Teintureries.)

Cristaux (fabrication de). (*Voyez* Verreries.)

Cuivre (dérochage du) par les acides. — Odeur, émanations nuisibles.

Cuivre (fonte du). (*Voyez* Fonderies.)

Cyanure rouge de potassium ou prussiate rouge de potasse. — Emanations nuisibles.

Déchets de matières filamenteuses (dépôts de) en grand dans les villes. — Danger d'incendie.

Dérochage du cuivre. (*Voyez* Cuivre.)

Distilleries en général, eau-de-vie, genièvre, kirsch, absinthe et autres liqueurs alcooliques.

Dorure sur métaux.

Eau-de-vie. (*Voyez* Distilleries.)

Eau-forte. (*Voyez* Acide nitrique.)

Echaudoirs, pour la préparation des parties d'animaux propres à l'alimentation. (*Voyez à la première classe.*)

Email (application de l') sur les métaux.

Emaux (fabrication d') avec fours non fumivores.

Engrais (dépôts d') au moyen des matières provenant de vidanges ou de débris d'animaux, quand ces engrais sont desséchés ou désinfectés et en magasin couvert, et que la quantité est inférieure à 25,000 kilogrammes (*Voyez à la première et à la deuxième classe.*)

Engraissement des volailles (établissement pour l') dans les villes.

Eponges (lavage et séchage des).

Etamage des glaces.

Faïence (fabriques de) avec fours fumivores. — Fumée accidentelle (*Voyez à la deuxième classe.*)

Fanons de baleine (travail des.)

Farines (moulins à). (*Voyez* Moulins.)

Féculeries.

Fer-blanc (fabrication du.)

Filature des cocons (ateliers dans lesquels la) s'opère en grand, c'est-à-dire en employant au moins six tours.— Odeur, altération des eaux.

Fonderie de cuivre, laiton et bronze.

Fonderies en deuxième fusion.

Fonte et laminage du plomb, du zinc et du cuivre.

Formes en tôle pour raffinerie. *(Voyez* Tôles vernies. *)*

Fourneaux a charbon de bois. (*Voyez* Carbonisation du bois.)

Fours pour la calcination des cailloux. (*Voyez* Cailloux.)

Fours a platre et fours a chaux. (*Voyez* Platre, Chaux.)

Fromages (dépôts de) dans les villes.

Gaz d'éclairage et de chauffage (fabrication du) pour l'usage particulier. *(Voyez à la deuxième classe)*

Gazomètres pour l'usage particulier, non attenant aux usines de fabrication.

Gélatine alimentaire (fabrication de la) et des gélatines provenant de peaux blanches et de peaux fraîches non tannées.

Genièvre. (*Voyez* Distilleries.)

Glaces (étamage des). (*Voyez* Etamage.)

Glace. *(Voyez* Appareils de réfrigération.)

Guano (dépôts de) pour la vente au détail. *(Voyez à la première classe.)*

Harengs (saurage des).

Hongroieries.

Houille (agglomérés de). *(Voyez Agglomérés.)*

Huileries ou moulins à huile.

Huiles (épuration des).

Impressions sur étoffes. *(Voyez Toiles peintes.)*

Kirsch. *(Voyez Distilleries.)*

Laine. *(Voyez Battage.)*

Lard (ateliers à enfumer le).

Lavage et séchage des éponges. *(Voyez Eponges.)*

Lavoirs a houille.

Lavoirs a laine.

Liqueurs alcooliques. *(Voyez Distilleries.)*

Litharge (fabrication de).

Maroquineries.

Massicot (fabrication du).

Mégisseries.

Minium (fabrication du).

Moulins à broyer le plâtre, la chaux, les cailloux, les pouzzolanes, etc.

Moulins a huile. *(Voyez Huileries.)*

Nitrate de fer (fabrication du) quand les vapeurs nuisibles sont absorbées ou décomposées. *(Voyez à la première classe.)*

Noir minéral (fabrication du) par le broyage des résidus de la distillation des schistes bitumineux. — Odeur et poussière.

Olives (confiserie des). — Altération des eaux.

Orseille (fabrication d') à vases clos et en employant de l'ammoniaque à l'exclusion de l'urine. *(Voyez à la première classe.)*

Ouates (fabrication des). — Poussière et danger d'incendie.

Papiers (fabrication de).

Parchemineries.

Peaux de mouton (séchage des).

Perchlorure de fer (fabrication de) par dissolution de peroxyde de fer. — Emanations nuisibles.

Pileries mécaniques des drogues.

Pipes a fumer (fabrication des) avec fours fumivores. — Fumées accidentelles. *(Voyez à la deuxième classe.)*

Platre (fours à) ne travaillant pas plus d'un mois. *(Voyez à la deuxième classe.*

Plomb (fonte et laminage du. *(Voyez* Fonte.)

Poèliers fournalistes, poêles et fourneaux en faïence et erre cuite. (*Voyez* Faïence.)

Porcelaine (fabrication de la) avec fours fumivores.— Fumée accidentelle. (*Voyez à la deuxième classe.*)

Poteries de terre (fabrication de) avec fours non fumivores. — Fumée.

Pouzzolane artificielle (fours à).

Salaison et préparation des viandes.

Salaison (dépôts de) dans les villes.

Saurage des harengs. (*Voyez* Harengs.)

Savonneries.

Séchage des éponges. (*Voyez* Eponges.)

Sel de soude (fabrication du) avec le sulfate de soude.— Fumée et émanations nuisibles.

Sirops de fécule (fabrication des) et de glucose.

Soie. (*Voyez* Filature.)

Soufre (pulvérisation et blutage du). — Poussières, danger d'incendie. (*Voyez à la deuxième classe.*)

Sulfate de protoxide de fer (fabrication du), ou couperose verte par l'action de l'acide sulfurique sur la ferraille. — Fumée, émanations nuisibles.

Sulfate de fer (fabrication du) du sulfate d'alumine et de l'alun, par le lavage des terres pyriteuses et alumineuses grillées. — Fumée et altération des eaux.

Tabatières en carton (fabrication des). — Odeur et danger d'incendie.

Tan (moulins à).

Teintureries.

Teintureries de peaux.

Terres émaillées (fabrication de) avec fours fumivores. — Fumée accidentelle. (*Voyez à la deuxième classe.*)

Toiles (blanchiment des). (*Voyez* Blanchiment.)

Toiles grasses (fabriques de) pour emballage, tissus, cordes goudronnées, papiers goudronnés, cartons et tuyaux bitumés, quand le travail se fait à froid. (*Voyez à la deuxième classe.*)

Toiles peintes (fabriques de).

Tôles et métaux vernis.

Tréfileries. — Bruit et fumée.

Tuileries avec fours non fumivores.

Vacheries dans les villes de plus de 5,000 habitants. — Odeur et écoulement des urines.

Verreries, cristalleries et manufactures de glaces avec fours fumivores. (*Voyez à la deuxième classe.*)

Viandes (salaisons des). (*Voyez* Salaisons.)

Nous n'avons pas mentionné dans cette liste les générateurs et les machines à vapeur qui restent soumis au régime spécial dont nous avons précédemment donné les détails (voy. chap. xi, p. 82).

Il nous paraît inutile de faire ressortir les avantages que présentera désormais, pour l'application des règlements, la rédaction d'une liste exacte et complète de toutes les industries classées. Nous indiquerons seulement une conséquence qui découle d'elle-même de la lettre et de l'esprit du décret du 31 décembre 1866 : c'est que toutes les industries qui ne sont pas comprises dans cette liste, qu'elles aient été précédemment classées, ou qu'elles ne l'aient pas été, sont désormais dispensées de l'autorisation et soustraites au régime du décret du 15 octobre 1810.

Par conséquent, tout établissement autrefois classé, mais non conservé sur la nouvelle nomenclature, rentre dans les conditions ordinaires des établissements non classés. Quant à ceux qui sont abaissés d'une classe, ils n'ont plus à subir que les formalités indiquées pour la classe dans laquelle ils ont été conservés.

Si maintenant nous comparons la nouvelle nomenclature avec l'ancienne, voici ce que nous constaterons.

Tous les établissements placés autrefois dans la première classe sont conservés dans le nouveau classement, mais plusieurs sont abaissés de classe.

Parmi les établissements de la deuxième classe, quelques-uns ont été supprimés, beaucoup ont été abaissés à la troisième classe. Enfin un grand nombre d'établissements de troisième classe ont disparu de la liste.

Ainsi le décret du 31 décembre conduit doublement à une simplification, et par la rédaction d'une liste officielle, et par la suppression d'un grand nombre d'établissements classés.

Dijon, imp. E. Jobard.

www.ingramcontent.com/pod-product-compliance
Lightning Source LLC
Chambersburg PA
CBHW051618230426
43669CB00013B/2090